事例で学ぶ 医療機関で起きる 法的トラブル への対処法

編集
弁護士法人色川法律事務所・弁護士
加古 洋輔
増田 拓也
長谷川 葵
堀田 克明

編集協力
社会医療法人愛仁会・参事
田渕 一

山梨大学大学院総合研究部
医学域医療安全学講座・教授／
山梨大学医学部附属病院
医療の質・安全管理部・部長
荒神 裕之

医学書院

事例で学ぶ　医療機関で起きる法的トラブルへの対処法		
発　行	2024年9月15日　第1版第1刷Ⓒ	
編　集	加古洋輔・増田拓也・長谷川葵・堀田克明	
編集協力	田渕　一・荒神裕之	
発行者	株式会社　医学書院	
	代表取締役　金原　俊	
	〒113-8719　東京都文京区本郷1-28-23	
	電話　03-3817-5600（社内案内）	
印刷・製本	日本ハイコム	

本書の複製権・翻訳権・上映権・譲渡権・貸与権・公衆送信権（送信可能化権を含む）は株式会社医学書院が保有します．

ISBN978-4-260-05701-1

本書を無断で複製する行為（複写，スキャン，デジタルデータ化など）は，「私的使用のための複製」など著作権法上の限られた例外を除き禁じられています．大学，病院，診療所，企業などにおいて，業務上使用する目的（診療，研究活動を含む）で上記の行為を行うことは，その使用範囲が内部的であっても，私的使用には該当せず，違法です．また私的使用に該当する場合であっても，代行業者等の第三者に依頼して上記の行為を行うことは違法となります．

JCOPY　〈出版者著作権管理機構　委託出版物〉
本書の無断複製は著作権法上での例外を除き禁じられています．複製される場合は，そのつど事前に，出版者著作権管理機構（電話 03-5244-5088，FAX 03-5244-5089，info@jcopy.or.jp）の許諾を得てください．

執筆者一覧

編集・執筆

加古　洋輔	弁護士法人色川法律事務所・弁護士
増田　拓也	弁護士法人色川法律事務所・弁護士
長谷川　葵	弁護士法人色川法律事務所・弁護士
堀田　克明	弁護士法人色川法律事務所・弁護士

編集協力

田渕　一　社会医療法人愛仁会・参事

荒神　裕之　山梨大学大学院総合研究部医学域医療安全学講座・教授
　　　　　　　山梨大学医学部附属病院医療の質・安全管理部・部長

執 筆

高坂　敬三　弁護士法人色川法律事務所・弁護士
森　　恵一　弁護士法人色川法律事務所・弁護士
鳥山　半六　弁護士法人色川法律事務所・弁護士
小林　京子　弁護士法人色川法律事務所・弁護士
高坂佳郁子　弁護士法人色川法律事務所・弁護士
髙橋　直子　弁護士法人色川法律事務所・弁護士
久保田萌花　弁護士法人色川法律事務所・弁護士
進藤　諭　弁護士法人色川法律事務所・弁護士（執筆当時）
辻野　沙織　弁護士法人色川法律事務所・弁護士（執筆当時）

序

　医療機関では，日々様々なトラブルが起こっています．弁護士の立場からトラブルに関するご相談に与ると，医療機関は，患者や職員だけでなく，その家族，地域住民，取引先，警察，裁判所など様々な存在と関わりのある，いわば小さな"街"のような存在であると感じます．

　編集者らが所属する弁護士法人色川法律事務所は，医療機関，医療関連団体，製薬関連企業，学術研究機関，行政機関など，医療・製薬関連のクライアントから，幅広くご依頼・ご相談を頂いています．また，その実務経験を医療機関の皆様に還元すべく，2021年5月号から現在に至るまで，雑誌「病院」に「医療機関で起きる法的トラブルへの対処法」を連載してきました．本書は，読みやすさの観点や近時の法改正なども踏まえて連載時の原稿に相当量の加筆や修正を行うとともに，時代に即した新たなテーマを書きおろして取りまとめたものです．

　本書の特徴としては，病院，クリニックなどの医療機関で起こり得るトラブルを，（もちろんフィクションですが）具体的な事例として設定した上で，その対処や予防の方法について，法律知識にとどまらず，実務的なアドバイスを解説しています．また，より現場に即した内容とすべく，実際に医療現場でご活躍なさっている田渕一様，荒神裕之様から実務的視点に立ったご意見をテーマごとに頂いています．加えて，医療事故や労務管理といった伝統的な問題だけでなく，SNS，サイバー攻撃，医師の働き方改革といった最近の論点も取り上げています．本書が，医療現場の方々にとって，トラブルに直面したときに真っ先に手に取っていただき，少しでもお役に立つものになることを願っております．

　最後に，連載の開始にあたり様々なアドバイスを頂いた三谷和歌子弁護士，編集協力として貴重なコメントを頂いた田渕様，荒神様，編集者として連載を担当いただいた鈴木佳子氏，紙屋栞里氏，書籍化を担当いただいた川村真貴子氏をはじめとした医学書院の皆様，その他多くのご関係者の皆様には，本書の出版にあたり多大なるご尽力を賜りました．心から御礼を申し上げます．

2024年7月

弁護士法人色川法律事務所を代表して
編集者一同

凡例

法令の基準日
本書内の法令等の基準日は令和6年4月1日としています．

判決文・条文の引用
- 漢数字は，成句や固有名詞などに使われているものを除き，算用数字に改めています．
- 促音や拗音を表すひらがなは原文にかかわらず小書きとしています．

法令名の略称
以下の法令につき，本書内では略称のみを記載しています．

正式名称	略称
精神保健及び精神障害者福祉に関する法律	精神福祉法
個人情報の保護に関する法律	個人情報保護法
私的独占の禁止及び公正取引の確保に関する法律	独占禁止法
労働者派遣事業の適正な運営の確保及び派遣労働者の保護等に関する法律	労働者派遣法

判例・裁判例の表示
下記のように，略語を用いて裁判所名・言渡日・主な掲載判例集（または事件番号）を示しています．

例：最判平成13・11・27民集55巻6号1154頁
　…「最高裁判所」で「平成13年11月27日」に言い渡された「判決」であり，「最高裁判所 民事判例集」の「55巻6号1154頁」に掲載されている．

東京地判令和4・3・10〔令3（ワ）1088号〕
　…「東京地方裁判所」で「令和4年3月10日」に言い渡された「判決」であり，事件番号は令和3年（ワ）第1088号である．

なお，本書内では最高裁判所によるものを「判例」，高等裁判所や地方裁判所等によるものを「裁判例」と表記しています．

掲載判例集の略語
民集…大審院民事判例集，最高裁判所民事判例集
集民…最高裁判所民事裁判集
判タ…判例タイムズ　　　判時…判例時報
金判…金融・商事判例　　労判…労働判例

省庁による通知等の表示
例：令元・12・25厚労省医政局長通知（医政発1225・4）「応招義務をはじめとした診察治療の求めに対する適切な対応の在り方等について」

Contents

\#：各事例で想定される医療機関

I 患者等とのトラブル 1

1 対応困難患者への対応（1）
必要な診療を拒む患者への対応 　　#病院　#クリニック
　Point　患者への正確な説明（場合によっては療養上の指導）・記録化が必要です
　　　　　　　　　　　　　　　　　　　　　　　　　　　小林京子・髙坂佳郁子　2

2 対応困難患者への対応（2）
医師・看護師への暴言・暴力への対応 　　#病院　#クリニック
　Point　患者とのやりとり等の記録化，固定された複数の窓口担当者で対応するなどの体制づくりが重要です
　　　　　　　　　　　　　　　　　　　　　　　　　　　小林京子・髙坂佳郁子　7

3 暴力・暴言を伴わない患者の
迷惑行為に対する診療拒否 　　#病院　#クリニック
　Point　調査による事実関係等の確定と方針検討，診療拒否する場合には段階的対応が必要です
　　　　　　　　　　　　　　　　　　　　　　　　　　　　　　　　　小林京子　13

4 医療機関で発生した転倒・転落事故により負う責任 　　#病院
　Point　転倒の危険性を具体的に予見しながら結果回避措置を講じていなかったために患者が転倒した場合には，損害賠償責任を負います
　　　　　　　　　　　　　　　　　　　　　　　　　　　　　　　　　堀田克明　19

5 患者への説明義務　　　　　　　　　　　　　　　　　　　　　　# 病院　# クリニック

Point 患者に対し，本人の理解が確認できる方法で，通常の医師であれば説明するであろう事項のほか，認識しうる患者の関心事項も含めて説明しましょう

辻野沙織　25

医療の現場から　荒神裕之　　　　　　　　　　　　　　　　　　　6, 12, 18, 24, 30

Ⅱ　債権回収に関するトラブル　31

1　医療費債権回収（1）
請求の手段　　　　　　　　　　　　　　　　　　　　　　　　# 病院　# クリニック

Point 段階に応じて適切な対応を検討し，毅然と対応しましょう

高坂佳郁子・増田拓也　32

2　医療費債権回収（2）
患者が死亡したときの対応　　　　　　　　　　　　　　　　　# 病院　# クリニック

Point 未払いの医療費は相続人に請求できますが，相続人を正確に把握するには相続人調査を実施し，事案に応じて対応する必要があります

森 恵一・久保田萌花　38

2　医療費債権回収（3）
患者が破産したときの対応　　　　　　　　　　　　　　　　　　　　　　# 病院

Point 過去の未払医療費債権については破産手続に則って対応するとともに，新たな診療関係についてはこれと切り分けて適切に対応する必要があります

進藤 諭　44

医療の現場から　田渕 一　　　　　　　　　　　　　　　　　　　　37, 43, 48

III インターネット関係のトラブル　49

1　インターネット上の誹謗中傷への対応 (1)
初動対応・削除　#病院　#クリニック
- **Point** インターネット上の誹謗中傷への対応は，初動が重要です

増田拓也　50

2　インターネット上の誹謗中傷への対応 (2)
発信者の特定・責任追及　#病院　#クリニック
- **Point** 匿名の発信者を特定する方法として，プロバイダ責任制限法に基づく発信者情報開示請求があります

増田拓也　56

3　職員のSNSによる患者のプライバシーの漏えい　#病院　#クリニック
- **Point** 医療機関が責任を負わなければならない可能性があります

増田拓也　61

医療の現場から　荒神裕之　55, 60, 64

IV 情報管理のトラブル　65

1　医療機関を標的としたランサムウェアによるサイバー攻撃　#病院　#クリニック
- **Point** 身代金要求には安易に応じるべきではありません

鳥山半六・増田拓也　66

2 医療機関内でのプライバシーへの配慮　　　　　　　　#病院　#クリニック

Point 必要性がある場合には直ちに問題になるわけではありませんが，名前も防犯カメラの映像もプライバシーや個人情報保護等の観点から慎重な取り扱いが求められます

長谷川葵　73

3 医療機関の広報と肖像権への配慮　　　　　　　　#病院　#クリニック

Point 写真・動画等を広報に利用する際は，肖像権侵害が生じないようあらかじめ被写体の同意を得ておきましょう

増田拓也　80

4 診療録を巡る問題点（1）
診療録の望ましい記載　　　　　　　　#病院　#クリニック

Point 少なくとも，その時点までの診療経過と診断の根拠を把握でき，その後の診療を適切に実施できるという程度の情報は記載しておかなければなりません

高坂佳郁子　85

5 診療録を巡る問題点（2）
保存期間は5年でよいか　　　　　　　　#病院　#クリニック

Point 医師法上の観点からは適切な対応ですが，損害賠償リスクの高い診療が含まれる場合は，保存期間の延長を検討しましょう

長谷川葵　92

6 医療機関に対するサイバー攻撃とベンダの責任　　　　　　　　#病院　#クリニック

Point 契約書類等を精査し，十分に準備して交渉に臨みましょう

増田拓也　98

医療の現場から　荒神裕之　　　　　　72, 79, 84, 91, 97, 103

V 取引先等とのトラブル　　105

1 いわゆる MS 法人との付き合い方　　#病院

Point MS 法人との業務提携について，医療法に形式的に反しない場合であったとしても，実質的に反する場合は問題があります

加古洋輔　106

2 医療機関情報システム開発の遅滞と契約解除　　#病院　#クリニック

Point 履行期の合意，医療機関側の協力義務違反の有無などを検討し，慎重に対応しましょう

増田拓也　111

3 人材紹介会社とのトラブルを回避するために　　#病院　#クリニック

Point 契約締結に先立つ事前の情報収集が重要です．事後の責任追及は困難です

加古洋輔　117

4 医療用医薬品の入札談合に医療機関は損害賠償請求を行えるか　　#病院　#クリニック

Point 相手方との契約書，民法上の不法行為や独占禁止法の要件を満たす場合は，損害賠償請求が可能です

小林京子・加古洋輔　124

医療の現場から　田渕 一　　110, 116, 123, 131

VI 労務に関するトラブル 133

1 非正規従業員を巡る問題（1）
労務管理一般と業務請負 #病院 #クリニック

Point 業務請負と労働者派遣は似て非なるものですので，違いを意識して契約を締結しましょう

高坂敬三・堀田克明 134

2 非正規従業員を巡る問題（2）
非正規従業員の労務リスク #病院 #クリニック

Point 派遣先は派遣労働者の雇用主ではありませんが，実質的に雇用主と同様の義務や制約が生じる可能性があります

高坂敬三・堀田克明 140

3 ハラスメント対応
パワーハラスメントの例をもとに #病院 #クリニック

Point ハラスメントに関する相談を受けた場合は，相談窓口への報告を勧め，報告を受けた医療機関は直ちに事実調査（ヒアリング等）を行いましょう

長谷川葵・堀田克明 147

4 労災事故への対応
「パワハラによるうつ病」と申請された例を中心に #病院 #クリニック

Point 直ちに事実関係の調査を進め，認定した事実に従って労災申請手続に協力してください

長谷川葵 154

5 奨学金や研修費用などの貸与・返還請求時の注意点 #病院 #クリニック

Point 奨学金返還も立替金の支払請求も，制度内容が合理的で職員の任意性が認められる必要があり，当然に全額請求が認められるとは限りません

長谷川葵 161

6 当直・宅直勤務が労働時間に当たるかどうか　　　　　　　　　　　　　　　＃病院

Point 当直も，宅直勤務も，労働時間に当たる可能性があります

　　　　　　　　　　　　　　　　　　　　　　　　　　　　　　　　　加古洋輔　167

7 自己研鑽が労働時間に当たるかどうか　　　　　　　　　　　　　　　＃病院　＃クリニック

Point 労働時間該当性は，医療機関の指揮命令下にある労務提供と評価することができるかどうかにより判断されます

　　　　　　　　　　　　　　　　　　　　　　　　　　　　　　　　　加古洋輔　173

8 労働組合の要求に対してどのように対処すればよいか　　　＃病院　＃クリニック

Point 労働三権〔団結権，団体交渉権，団体行動権（ストライキ権など）〕は，医師・看護師らでも認められます

　　　　　　　　　　　　　　　　　　　　　　　　　　　　　　　　　加古洋輔　178

9 トランスジェンダーの職員への合理的配慮　　　　　　　　　　＃病院　＃クリニック

Point 本人の申出の趣旨や状況等を確認し，「性自認に基づいた性別で社会生活を送る本人の利益」と，「他の職員等への配慮・適切な職場環境の構築」との調整を図ることが必要です

　　　　　　　　　　　　　　　　　　　　　　　　　　　　　　　　　髙橋直子　184

10 医師の働き方改革　　　　　　　　　　　　　　　　　　　　　　　　＃病院　＃クリニック

Point 経過措置として暫定的な特例措置が設けられていますので，措置の内容や要件を確認し，必要であれば措置を受けるための手続を行います

　　　　　　　　　　　　　　　　　　　　　　　　　　　　　　　　　堀田克明　192

医療の現場から　田渕 一　　　　139, 146, 153, 160, 166, 172, 177, 183, 191, 198

VII その他のトラブル　　199

1　医療機関の不祥事と第三者委員会の設置　　#病院　#クリニック

Point 不祥事はある日突然発覚します．平時から，第三者委員会を設置する趣旨目的，手続などを確認しておきましょう

増田拓也　200

2　院内で発生した刑事事件の捜査に対して，どのように対応するべきか　　#病院　#クリニック

Point 刑事事件の捜査への対応においては，被害者が警察の捜査等に協力できるかどうかなど事案に応じた慎重な検討が必要です

小林京子・久保田萌花　207

3　医療過誤を主張された場合の対応　　#病院　#クリニック

Point 問題とされる医療行為に関する調査を行い，弁護士や保険会社とも連携して，有責・無責，賠償の範囲などの方針を決めます

堀田克明　213

4　裁判所の差押命令への対応　　#病院　#クリニック

Point 差押命令が届いた後は，職員（債権者）に支払うことはできなくなります

髙橋直子　218

医療の現場から　荒神裕之　　206, 212, 217, 222

索引　223

本文イラスト：てらいまき

I

患者等との
トラブル

I-1

\#病院　\#クリニック

対応困難患者への対応（1）
必要な診療を拒む患者への対応

Point　患者への正確な説明（場合によっては療養上の指導）・記録化が必要です

Q 「交通事故で頭と背中を打った」と当院に救急搬送された患者に対し，取り急ぎX線検査を行いました．明らかな骨折は認められませんでしたが，頭部損傷や肝損傷などが疑われるため，MRIやエコーなどによる精査が必要であると強く説得しました．しかし，「急ぎの仕事がある」と帰ろうとします．そのまま**帰宅を認めて何かあった場合に責任を問われないか**心配です．どのように対応すればよいでしょうか．

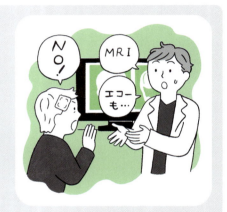

A ①患者に対しては，疑われる傷害の内容や想定される予後，MRIやエコーなどによる精査の必要性，これら検査を行うことによるベネフィット[1]，検査を行わない場合に想定されるリスクなどについて**正確な説明**を行う必要があります．

②それでもなお，患者が自身で判断して医療機関を退去するのであれば，急ぎの仕事が終われば直ちに医療機関を再受診するよう，また受診するまでの間は症状の変化に注意するよう**療養上の指導**を行っておくべきでしょう．高次医療機関の受診が必要な場合には，その旨や受診方法の説明を行い，紹介状を渡してください．

③指導した内容を診療録などに記載し，**記録化**しておくことも重要です．

---

[1] 骨髄穿刺など，検査の実施にリスクがあれば併せて伝えることが必要です．

解説

1 医療機関の責任

医師は，診療をしたときは，本人又はその保護者に対し，療養の方法その他保健の向上に必要な事項の指導をしなければならないとされています（医師法23条）．患者が自分の意思で診療を受けずに帰宅する場合でも，その後に患者の容態が悪化して悪しき結果が発生した場合において，例えば，以下の事情があれば，医師に「説明義務違反」や「療養指導義務違反」があったとして医療機関側が損害賠償責任を負うことがあります．

- 患者に対する説明が不十分であったため，患者が自身の状態を重篤ではないと誤解していたような場合
- 患者を帰宅させる際の療養指導などが不十分であったため，患者が再受診の必要性を適切に判断できなかったり，自宅での療養が適切になされなかったりした場合

冒頭のQのような交通事故による怪我ではなく疾病の治療に関するものですが，これまでの裁判例では，治療により予測される結果や治療による不都合は，専門的知識がなければ正確には認識できず，医師から説明されない限り患者が知り得ないのが通常であるとして，治療を行う医師としては，患者に対し，治療を受けるべきか否かを判断するのに十分な情報を説明すべき義務があり，この義務を果たしていなかったとして医療機関側の責任を認めたものがあります[2]．

つまり，専門的知識を有し，検査や治療により得られるベネフィットやリスクなどについて一定の予測ができる医師には，極めて高度な注意義務が課されていると言えます．裏を返せば，医師がこれらの注意義務を果たしているにもかかわらず，それでもなお患者が自らの意思で診療を拒否して帰宅する場合には，患者の自己決定によるものとして医療機関側が損害賠償責任などの法的責任を負うことはないと考えられます．

2 患者に対して説明するべきポイント

患者に一定の判断能力がある場合[3]，患者が自身の怪我や疾患の状態，検査や治療を受けた場合／受けない場合のベネフィットとリスクについて正確な情報を与えられていれば，いかなる検査や治療を受けるか／受けないかを自身で判断することができます．そこで，具体的には，以下のような点を

---

[2] 東京地判平成18・10・18判時1982号102頁．その他にも，東京地判平成元・3・13判タ702号212頁は，患者が当該医師の治療を受けることを止めた後であっても，再発癌を放置すれば重大な結果を招来することは明らかであること，唯一の主治医であったことなどを根拠に，患者が適切な治療を続けているかどうかを確認し，適切な助言をして病状の悪化を防止すべき注意義務があったと判示しています．

説明すべきと考えられます．

- 現在の怪我や疾患の状態
- どのような検査，治療が必要なのか（その内容・方法・所要時間など）
- 検査や治療を行うことによるベネフィット，検査や治療に伴う合併症などのリスク
- 検査や治療を行わない場合の予後，リスク
- 上記の検査や治療を受ける以外に採り得る選択肢がある場合はその選択肢

さらに，高度な医療機器による精密検査や治療が必要であるなど高次医療機関への転送（転医）が必要な場合には，適切な診療を受けさせるために次の点を説明するべきでしょう．

- 高次医療機関での検査・治療を受ける必要があること
- 必要な検査・治療を受けることができる高次医療機関の詳細（場所・診療科など）

患者の同意が得られれば，紹介状を作成して患者に渡し，速やかに受診するよう指導しましょう．

また，これまでの裁判例を踏まえると，以下のような事情がある場合には，別途の配慮が必要です．

- 重大な結果が生じることが予想される場合には，説明や説得は一度だけでなく，時間を置くなどして繰り返し行う，また家族など他の者からの説得も求める
- 患者が酩酊しているなど正常な判断ができていないおそれがある場合には，説明や説得は一度だけでなく，時間を置いて行う，また家族など他の者からの説得も求める
- 患者が現在の怪我や疾患について誤解し，または悪しき予後を過小評価していることが疑われるときには，これらの誤解，過小評価を解消するべく，改めて説明する
- 多忙などで入院できない事情がある場合には，急を要する検査だけ外来で行い，入院は後日とするなど医療機関においてできる範囲で治療が可能となるような工夫を行うか，自宅や職場近くなど支障の少ない他の医療機関への転医を提案する

これらの説明・説得を尽くしてもなお患者が検査や治療を拒否する場合には，帰宅を前提として，以下の点について説明し，療養について指導する必要があります．

---

3 例えば，患者が認知症の場合や未成年者である場合には，症状や年齢によっては，判断能力を欠いているか著しく不十分であることがあります．また，酩酊状態にある場合や怪我などにより一時的に意識障害が生じている場合には，説明を行うべき時点で判断能力を欠いているか著しく不十分であることもあります．このような場合には，法定代理人や家族など近親者に対する説明を検討することになります．

- ●療養上の留意，禁止事項など
- ●どのような症状，状態の変化がみられた場合に急ぎ医療機関を受診するべきか

このような説明や指導は，他の医師，看護師などの医療従事者の同席も得ることで，より冷静に，また必要事項を漏らすことなく行うことができます．

3 記録化の方法

医師や看護師が上記の説明や療養指導を行ったことについては，万一，紛争となった場合に備えて客観的な証拠を示すことができるよう記録しておく必要があります．

(1) 診療録などへの記録

診療録や看護記録には，医師や看護師による説明や療養指導の内容，それに対する患者の回答や行動について詳細に記載しておきます．

(2) 患者に対する説明書面の交付

説明や療養指導の際に，ポイントを記載した書類を渡すことによって，患者の理解の助けになり，また患者の誤解や過小評価といった事態を避けやすくなります．渡した書面の写しはカルテに残し，「○月○日に○○より患者に交付，説明」したことを記録しておきます．

加えて，それまでの患者とのやりとりからサインを拒絶されると見込まれるような状況[4]でなければ，「上記のとおり説明を受け，理解しました」という文言の後ろに患者のサインを得ることができればベターです．患者が「理解しました」という書類にサインすることで，患者が自らの判断で診療を希望しなかったことが，診療録の記載しかない場合に比べて明確になります．なお，「上記のとおり説明を受け，理解しました」と記載しているのに患者のサインが欠けている場合には，説明を受けなかったのではないか，患者が十分理解しなかったのではないか，といった疑義が生じます．そのため，患者がサインを拒否した場合には，カルテに「書面を交付して説明し，サインを求めたものの，特段の理由は述べずに本人がサインを拒否した」などと付記しておくとよいでしょう．

ただし，実際の診療時には，時間的な余裕がなく別途の説明書面を作成して渡すことは難しいことも多いと思われます．その場合には，(1)の診療録記載を可能な限り詳細にすることで対応するのが現実的でしょう．

---

[4] それまでの患者とのやりとりから，「そんな説明は受けていない」「説明に納得していない」などと患者が説明を受けた事実や説明内容を否定することが想定される状況などが考えられます．

⚠ トラブルを予防するために ⚠

●医療機関側の責任を問わない旨の誓約書の限界

　患者が診療を拒否して自身の判断で帰宅するわけですから，医療機関にとってみれば，その後の結果について損害賠償責任を追及されたり訴訟を提起されたりすることは理不尽です．このため，「貴院の責任を問いません」「訴えないことを約束します」といった誓約書を得ておきたい，と思うかもしれません．

　しかしながら，例えば，以下のような事情があったときにまで，誓約書があるからといって，医療従事者や医療機関の損害賠償責任は免責されません．

- ●患者が病状や予後について十分な説明を受けないまま上記のような誓約書にサインしたような場合
- ●患者が自身の病状について重篤ではないと誤解しており，そのことを医療機関側でも把握可能であったにもかかわらず誤解を解くための説明を欠いたような場合
- ●帰宅する際の療養指導などが不十分で，その後に患者が適切な対応をとることができなかった場合

　つまり，誓約書を得ていたとしても，それをもって，医療機関側が行うべき説明や療養指導を尽くしたかが不問とされるわけではないのです．第三者からみた場合には，医療機関が必要以上に責任逃れをしようとしているかの印象を与えかねませんし，誓約書へのサインを求めることにより診療現場でトラブルが生じる可能性もありますので，「誓約書」を作成させることは有用なトラブル回避手段とはいえないでしょう．

　大切なのは，仮に「十分な説明や療養指導がなされなかった」と患者から指摘された場合にも，**事実経過を立証できるよう記録を残しておくこと**であり，責任を問わない旨の誓約書を得ておくことではありません．

（小林京子・高坂佳郁子）

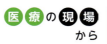

　診療拒否の背景には，誤情報の思い込みや偏ったベネフィットとリスクの認識，経済的な不安などの様々な要因があります．医師から正しい情報を伝えるだけでなく，看護師など他職種の協力も得ながら，患者に傾聴の姿勢を示すことで，意外な拒否の理由が明らかになり，問題対処につながる場合があります．

（荒神裕之）

I-2

\#病院　\#クリニック

対応困難患者への対応（2）

医師・看護師への暴言・暴力への対応

Point 患者とのやりとり等の記録化，固定された複数の窓口担当者で対応するなどの体制づくりが重要です

Q アトピー性皮膚炎で，毎月，当院を受診している患者がいます．症状が改善しないのが不満なのか，問題行動が次第にエスカレートしてきました．

①最初は，受診の際に「ちっともよくならない，ヤブ医者じゃないか」と看護師に対して詰め寄ったり，医師の前でも「薬が全然効かない，医者なら病気を治せ！」などと大声で言いながら机を叩いたりする行動が見られました．

②そのうち，診察室に呼ぶ順序の先後など些細なことでもたびたび「患者対応がなっていない．訴えてやろうか」と苦情の電話をかけてくるようになりました．その対応のために看護師や事務職員の業務に支障を来しています．

③前回の受診時には，晴れているのに長傘を持参し，医師や看護師の目につくようにわざわざ診察室にも持ち込んでいたので，今後，暴力を振るわれるのではないか心配です．

どのように対処すればよいでしょうか．

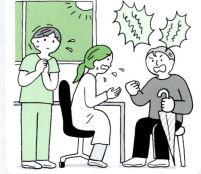

A ①の段階：患者の言動の背景事情や理由を確認し，医療機関の見解を伝え，迷惑行為を行わないよう求めましょう．

②の段階（迷惑行為が継続する場合）：毅然とした対応をとり，「迷惑行為が続く場合には受診をお断りすることがある」ことを口頭，書面で警告しましょう．弁護士への相談，警察への情報提供も検討しましょう．

③の段階（①や②の対応でも解消しない場合）：警察への相談や通報，診療の拒否，仮処分命令の申立てを検討しましょう．

解 説

1　暴言やクレームの背景事情や理由の確認と医療機関の見解の説明

患者が医療機関の職員に対して暴言を吐いたりクレームを述べたりするケースには，大きく分けて以下のような場合があります．

> ❶医療機関には何の落ち度もないのに言い掛かりをつけている場合
> ❷不適切な診療行為や対応があり患者の言い分にはそれなりの理由がある場合[1]

いずれの場合であっても，まずは患者のクレームなどの背景事情や理由を確認する必要があります．加えて，それぞれのケースにおける留意点は以下のとおりです．

> ❶のケース
> 　医療機関としては適切に対応しており，クレームを受ける理由がないことを明確に説明するべきでしょう．冒頭のQでは，症状が改善しないことを患者が不満に思っているのだろうと医療機関側がクレームの原因を推測していますが，まずは患者の思いに真摯に耳を傾けるのがよいでしょう．意外な理由が隠されているかもしれません．
> 　薬を塗っても直ちに症状が改善しないなど診療内容に関わることであれば，医師から丁寧に説明することで患者の理解や納得を得られることもあります．その際は患者の理解力に応じて分かりやすい説明を意識することが肝要です．
>
> ❷のケース
> 　不適切な診療行為や対応を特定した上で，不適切であったことを認め，お詫びして今後再発防止に努めることなどを説明します[2]．
> 　万一，後述するような民事裁判となった場合には，相応の理由があるクレームなどに対して医療機関が然るべき対応をとらなかったことは医療機関にとって不利益な事情となり得ますので，早い段階で謝罪と説明を行っておくべきでしょう．ただし，漠然と謝罪するのではなく，不適切と認める行為や対応を特定しておくことが必要です．

①②のいずれのケースにおいても，以上の説明に加えて，今後は暴言を吐くといった迷惑行為を行わないよう患者に対して明確に要望し，これらのやりとりについて記録を残しておきましょう〔記録

---

[1] 例えば，検査に不備があり後日追加の検査が必要となった，誤りに気づいてすぐに回収したが他人の処方箋を渡してしまった，などのインシデントのケースが挙げられます．
[2] 金銭的な賠償が必要とされる診療行為や対応があったケースでは，通常は弁護士に対応を委任することでクレーム対策もなされますので，本項では検討の対象外とします．

の際の留意点については，**3（3）**参照］．

2　毅然とした対応

(1) 警告

　医療機関の見解を説明し，迷惑行為を行わないよう要望しても迷惑行為が継続されるような場合には，今後，同様の行為を繰り返された場合には受診を断る場合があることを警告しておく必要があります．

　このような警告は，医療機関が後に患者に対して厳しい対応をとらざるを得なくなった場合に，当該対応をとる必要性や合理性があることの裏付けとなりますので，口頭で注意するだけではなく書面に記載[3]して患者に渡し，医療機関において写しを保管しておきましょう．後日，第三者が一読して理解できるよう，それまでに患者が行ってきた行為の概要を併せて記載しておくとよいでしょう．

　迷惑行為が継続される場合には，弁護士に相談することも検討しましょう．具体的な対応方法や留意点についてアドバイスを受けたり，警告文の作成やチェックを依頼したりすることができます．事案によっては，弁護士から内容証明郵便を送付してもらうことも選択肢となります．

　また，今後さらに迷惑行為がエスカレートし，警察への通報も想定されるようなケースでは，準備として，最寄りの警察署にあらかじめ情報提供し，迷惑行為が行われることがあれば速やかに駆けつけてもらうよう依頼しておくとよいでしょう．

(2) 警察への通報

　(1)で記載したような対応をとっても，患者の迷惑行為が収まらない場合には，警察に通報して，すぐに駆けつけてもらうことも検討しましょう．特に，以下のような場合は犯罪が成立する可能性がありますので，直ちに警察に通報しましょう[4]．

- 大声を出して騒いだり，職員らが長時間の電話対応を余儀なくされることなどによって通常業務に支障が出ている場合　⇒　威力業務妨害罪（刑法234条）
- 長傘等を持ち込むだけでなく振り上げるなどして医療機関の職員を脅す，強要するといった行為がある場合　⇒　脅迫罪（同222条）や強要罪（同223条）
- 長傘等を振り回して設備などを壊した場合　⇒　器物損壊罪（同261条）
- 職員を殴った場合　⇒　暴行罪（同208条）や傷害罪（同204条）

3　可能であれば，書面に「私が再度……のような行為に及んだときには，診療を断られても異議はありません」という一文を入れて患者のサインを得，医療機関において原本を保管し，患者には写しを交付するという対応がベターです．しかし，このような一文が入っていることにより，患者がサインを拒否し，書面の受領を拒むことも十分予想されます．そのため大抵のケースでは，警告を記載した書面を交付し，その書面のコピーに，○月○日に職員○○が患者に交付した旨を記録に残しておく（患者のサインは求めない）ことが現実的な対応策と考えられます．

4　**1**や**2**(1)の対応を取り，何度も警告しているにもかかわらず迷惑行為が継続している事情があれば（さらに事前に警察署に情報提供を行っていれば），対応の必要性について警察の理解を得やすくなります．

●医療機関からの退去を求めたにもかかわらず居座っている場合　⇒　不退去罪（同130条）

　また，警察OBが在籍していたり，警備員が常駐したりしている医療機関では，まずは当該スタッフが直ちに対応できるようあらかじめ情報共有し，連絡方法や駆けつけ体制を確認しておくことも重要です．

(3) 診療の拒否［診療契約の終了（解除）］

　迷惑行為が継続され，業務に支障が生じるような状況が発生していれば，診療契約の前提である医師との信頼関係も失われていると思われます．医療機関は，職員に対して安全配慮義務を負っていますので，その義務を履行するためにも，当該患者に対する今後の診療を断ることを選択肢として検討しましょう．

　ただし，ご承知のとおり，医師は応召義務を負っていますので（医師法19条1項），診療に応じないことが正当化される事由があることが前提です．これについては，厚労省の通知[5]で考え方が整理されています．冒頭のQでは，患者はアトピー性皮膚炎という慢性疾患ですので，特段の事情のない限り，緊急対応が不要な場合（病状の安定している患者等）に該当し，他の医療機関での治療も可能と思われます．したがって，迷惑行為の態様や継続期間などによっては，信頼関係が喪失しているとして患者の診療を拒否したとしても応召義務に反することはないと考えられます[6]．応召義務は医師法上（公法上）の義務であり，民事上の義務については別途検討する必要がありますが，上記のような正当化事由がある場合には，診療契約に基づき患者を診療するべき義務の違反（債務不履行や不法行為）もないと考えられます（診療拒否の法的性質についてはⅠ-3 → 13頁参照）．

(4) 仮処分命令の申立て

　仮処分命令（以下，仮処分）の申立てとは，自身に生じている著しい損害または急迫な危険を避けるために，裁判所に対して暫定的な措置をとることを求める手続です．仮処分の申立ては，法的手続の一種であり相応の手間と費用はかかりますが，医療機関と患者の二当事者間での解決が見通せない場合に，裁判所という第三者の関与を得て一定の解決が得られるという点で有用な手段です．手続が続いている間は，患者からクレーム等があったとしても「裁判手続の中で話をしましょう」と裁判外での話し合いを断ることができ，現場の負担を軽減できる点もメリットです[7]．

---

[5] 令元・12・25厚労省医政局長通知（医政発1225・4）「応招義務をはじめとした診察治療の求めに対する適切な対応の在り方等について」．

[6] ただし，診療拒否を巡っては患者から訴えられる可能性がありますので，具体的な迷惑行為の態様や継続期間，医療機関において 1 や 2 (1) の対応をとり患者に十分な説明と警告を行ったことなどを立証できるよう，具体的な証拠を残しておくことが重要です．

[7] 診療を拒否しても患者が医療機関に押しかけて迷惑行為を行うような場合や，疾患の内容などから診療拒否までは躊躇される場合で，医療機関の業務に支障が生じていると言える場合などに仮処分を申立てることが考えられます．申立てを認めるか否かは，迷惑行為の内容や継続期間，医療機関にどのような不都合が生じているか，医療機関として迷惑行為に対してどのような対応をとってきたかなどの諸事情から判断されますので，それらを裁判所が認めるに足りる客観的資料があるかどうかという観点が重要なポイントとなります．裁判所において医療機関の主張が認められる見通しが立たないケースでは，仮処分の申し立ては避けるべきでしょう．

仮処分で医療機関が患者に対してどのような暫定的な措置を求めるべきかは個別の事案によって異なりますが，例えば，「侮辱的内容を交えた発言をしないこと」「職員の身体に触れるなど有形力を行使しないこと」「粗暴あるいは威圧的な言動により医療機関の診療行為などの業務を妨害しないこと」などが挙げられます．

仮処分の手続でも，裁判所が患者を呼び出して反論の機会を与えることは多く，話し合いにより，例えば，「患者は○○の行為をしないことを約束する」といった内容の和解が成立することもあります．話し合いで解決できない場合には，裁判所において医療機関側の申立てに理由があると判断すれば，仮処分決定が下されます．

3　体制づくり

毅然とした対応をとるためにも，平時から以下のような体制を構築して対応することが望ましいといえます．

(1) 窓口対応者の固定

窓口対応者がまちまちですと，情報共有が不十分なことや対応にずれが生じることがあり，「Aはこう言っていた．Bが言ってることとは違うじゃないか」などとさらなるクレームなどを招く可能性がありますので，窓口対応者は固定しましょう．必要な場合には診療行為について医師から説明を行うべきですが，診療に関する説明が不要な場合には医師や看護師ら医療従事者はクレームなどへの対応はできるだけ関与せず，対処方法について一定の知識経験を有する事務職員が対応する方が望ましい場合が多いと思われます．このような体制を構築することにより，医療従事者が診療や看護に専念することができ，また医療従事者の離職防止にもつながります．

(2) 複数名での対応

一貫した対応をするために窓口対応者の固定化は必要ですが，一人での対応は負担が大きく，また患者と密室で協議した場合などには，後に，「職員から○○のようなことを言われた／された」といった，事実とは異なるクレームを受けることも皆無とは言えません．診療中であれば医師や看護師が複数で対応し，診療外であれば，事務職員などが複数で対応することを原則とすべきです．

(3) 記録による証拠化

最も重要なのは，客観的な証拠を残しておくことです．電話であれば録音を残しておく，廊下，受付や診察室の入口付近[8]に防犯カメラがあれば録画することが考えられます．診療中のやりとりについては診療録に記載する，診療外でのやり取りについては，別途の書類に記録を残しておくことが肝要です．

記録を残す際には，患者が，いつ，どこでどのようなことをしたのか（5W1H）を意識して記載

---

[8] 診察室での診察状況を録画することはプライバシーの点で問題となり得ますので，一般的には行うべきではないと思われます．

するようにしてください．例えば，時間的な要素が重要な場合（長時間の電話で業務が妨害された，長時間受付に居座られて業務が妨害されたなど）には，その時間帯（電話の開始時間と終了時間，受付にいた時間）を記録します．脅迫的な発言があった場合には，具体的にどのようなことを言われたのかが重要ですので，発言内容を具体的に記録します（録音があるとベターです）．不退去罪が成立し得るような場合には，医療機関の職員の誰が，どのような言葉でいつ退去を求めたのかを具体的に記録しておきます．もし職員に対する傷害行為があった場合には，医師の診断書を得ておくことも必要です．

警察への相談（情報提供），被害届の提出や仮処分などの裁判手続は，これらの証拠を踏まえて（特に重要な証拠については，これらを添えて）行うことになります．

(4) 専門職の配置

前述のとおり複数の事務職員で対応するとしても，担当する事務職員の心理的，時間的な負担は大きく，また対応困難者への対応には向き不向きもあります．できれば，苦情処理を専門的に扱える人材を配置するか，または職員がクレーム対応などの研修を受けることも一案です．

（小林京子・高坂佳郁子）

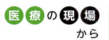
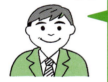

唐突な暴言・暴力も存在する一方，多くの場合，「怒り」の感情がその背景にあります．感情のエスカレートを防止するコミュニケーションをとることも対処方法の1つです．また，院内で応援要請するための「コードホワイト」などを取り決め対応訓練を行うなど日ごろからの備えが重要です．

（荒神裕之）

I-3

#病院　#クリニック

暴力・暴言を伴わない患者の迷惑行為に対する診療拒否

Point 調査による事実関係等の確定と方針検討，診療拒否する場合には段階的対応が必要です

Q 健康診断で不整脈を指摘されて当院を受診した患者がいます．24時間ホルター心電図検査，心エコー検査，トレッドミル運動負荷試験などを行ったところ，心肥大は認められず，患者に自覚症状もないため，1年に1度の経過観察で足りる旨を説明しました．ところが患者は，心配だと言って予約外でも当院を受診し，頻回の心電図検査や心エコー検査を要求するほか，主治医が何度も説明しているにもかかわらず，カテーテルアブレーションや心電図の読み方などについて詳細な説明を繰り返し求めており，対応に毎回，長時間を要しています．主治医だけでなく事務職員も，この患者への対応に時間をとられて本来業務に支障を来しています．主治医からは，どうにかしてもらえないか，できればもう診療を拒否したいと考えていると懇願されています．どのように対応していけばよいでしょうか．

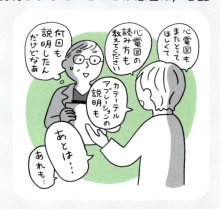

A ①まずは，主治医や事務職員などからのヒアリング，カルテといった客観的資料を踏まえて**事実関係や医学的判断**を確定させる必要があります．
②その上で，緊急に診療する必要がないか，他の医療機関でも診療することができる傷病かどうかといった点を中心に，当該患者の**診療を拒否することが正当化されるか否か**を検討します．
③診療拒否の方針を決めた場合でも，いきなり診療を拒否するのではなく，事前に患者に対して**警告**して，それでも改善しない場合には診療を拒否するなど段階を踏むのがよいでしょう．

解説

1 安全配慮義務と応召義務のジレンマ

　患者による迷惑行為は，医療機関経営において非常に悩ましい問題の一つです．漫然と放置すれば，迷惑行為を嫌がる他の患者が他の医療機関に流れてしまいかねないほか，他の急患への対応が遅延して，容体が悪化したような場合には，医療機関に損害賠償責任[1]が生じるおそれがあります．また，迷惑行為は，対応する医師，看護師や事務職員の多大な負担となり，離職の原因となりかねない上，対応に疲弊してうつ病などを発症した場合には，医療機関側の安全配慮義務[2]違反となる可能性があります．他方で，医師個人は応召義務[3]を負っており，医療機関も，患者からの診療の求めに応じて，必要にして十分な治療を行うことが求められ，正当な理由なく診療を拒んではならないとされていますので[4]，軽々に診療を拒否するべきではありません．迷惑患者へは，このようなジレンマを意識して，慎重に対応していく必要があります．

　迷惑患者への対応に関しては，一般論としては，Ⅰ-2（7頁）で解説したとおり，警察への通報[5]や仮処分命令の申立てなども考えられますが，本項では，冒頭のQのような暴力・暴言を伴わない患者の迷惑行為を念頭に，診療拒否に至るまでのプロセスおよび診療拒否の判断のポイントについて解説します．

2 事実関係の調査・医学的判断の確定

　冒頭のQでは，診療拒否の判断の前提として，患者が，いつ，どのような点について説明を求め，主治医による説明にどれほど時間がかかったのか，主治医が診療を終えようとしても患者は執拗に説明を求めてきたのか，仮に求めてきたのであれば執拗性の程度や，主治医がどのように対応せざるを得なかったのかなどの事実関係を時系列に沿って，5W1Hを意識しつつ整理し，確定させる必要があります．その際には，主治医や関係職員（冒頭のQでいえば，患者に対応している事務職員）などからヒアリング[6]を行い，カルテなどの客観的な資料を用いて，ヒアリング結果と齟齬がないか，

---

[1] 民法415条1項，709条．
[2] 労働契約法5条．
[3] 医師法19条1項「診療に従事する医師は，診察治療の求があった場合には，正当な事由がなければ，これを拒んではならない」．
[4] 令元・12・25厚労省医政局長通知（医政発1225・4）「応招義務をはじめとした診察治療の求めに対する適切な対応の在り方等について」．
[5] 警察への通報に留まらず，告訴・告発を検討する場合もあろうかと思います．患者の暴力行為を警察に告発する場合の留意点などについては，Ⅶ-2（207頁）をご参照ください．
[6] ヒアリングの手法やヒアリング結果の証拠化などに関しては，Ⅵ-3（147頁）にて解説した，看護師長によるパワーハラスメントの相談が院内相談窓口に寄せられた場合の対応方法を応用することができます．

欠落している重要な事実関係がないかといった点を確認するべきでしょう．また，1年に1度の経過観察で足りるかといった医学的な判断についても，主治医の判断を当然の前提とするのではなく，医療機関としても同様の判断でよいかどうかを確定しておくべきでしょう．ここで確定した事実関係や判断をその後に判明した資料などで後から変更することになれば，患者に揚げ足を取られかねず，裁判に至った場合には，医療機関の主張について裁判所が疑念を抱く原因ともなり得ますので，調査には丁寧さが要求されます．

3 診療拒否の判断

(1) 診療拒否と法的責任

上記のとおり，医師個人は応召義務[7]を負っており，診療拒否に「正当な事由」がなく応召義務違反となる場合には，「医師としての品位を損するような行為のあったとき」に該当するものとして，戒告などの行政処分を受ける可能性があります[8]．

また，応召義務それ自体は，医師が国に対して負う義務であり，患者に対して直接負う義務ではないものの，応召義務違反となるような診療拒否を行った場合，医師の患者に対する不法行為[9]が認められ，（応召義務違反としてではなく）不法行為責任を根拠に，医師は患者に対して損害賠償責任を負う可能性があります．

そして，医師個人のみならず医療機関も，上記のとおり医師は正当な理由なく診療を拒んではならないとされていますので，正当な理由なく診療を拒否した場合には，患者との診療契約に債務不履行[10]や不法行為があるなどとして損害賠償責任が成立する可能性があります．

したがって，診療拒否の判断にあたっては，調査で確定した医学的判断や事実関係を踏まえ，診療拒否が正当化される場面か否かを慎重に検討する必要があります．

(2) 診療拒否が正当化される場面

いかなる場面であれば診療拒否が正当化されるかについて，明確な判断基準を示した判例はありませんが，厚労省の通知[4]では，「最も重要な考慮要素は，患者について緊急対応が必要であるか否か（症状の深刻度）である」とされています[11]．そして，当該通知は，緊急対応が必要かつ診療時間内・勤務時間内に診療を求められたときには，「事実上診療が不可能といえる場合にのみ，診療しないこと

---

[7] 応召義務の適用場面に関しては，初診の場面のみならず，診療開始後の患者が診療継続を求めた場面も含まれるか否かについて争いがあります．

[8] 医師法7条1項．もっとも，応召義務違反のみを理由に，行政処分がなされた実例は確認できません［第67回社会保障審議会医療部会における資料2-3「医療を取り巻く状況の変化等を踏まえた医師法の応召義務の解釈に関する研究について」（令和元年7月18日）参照］．

[9] 民法709条．

[10] 民法415条1項．

[11] このほか，「重要な考慮要素」として，診療を求められたのが診療時間外・勤務時間外であるか否か，および患者と医療機関・医師の信頼関係が挙げられています．

が正当化される」とする一方で，緊急対応が不要かつ診療を求められたのが診療時間内・勤務時間内であるときには，診療しないことが正当化される場合については，医療の代替可能性や患者との信頼関係なども考慮して「緩やかに解釈される」としています．

また，近時の裁判例[12]の中には，自転車事故により縫合が必要な右手切創を負った女性患者が，以前，自身の主治医を務めたことのある男性医師宛ての紹介状を持参して診療を希望したものの，当該医師が拒否した事案において，緊急の診療の必要性がなく，他の医療機関による診療可能性があることを認めた上で，比較的緩やかに，診療拒否の正当性を認めているように見受けられるものがあります．この裁判例は，当該医師の診療拒否が不法行為に該当するか否かについて，以下の判断基準[13]を示しました．

> ❶ 緊急の診療の必要性の有無
> ❷ 他の医療機関による診療可能性の有無
> ❸ 診療拒否の理由の正当性の有無等の事情
> 上記①〜③等を総合考慮して判断する

この裁判例では，①があったとは認められず，②もなかったとは認められないとし，③については，当該医師が当該患者から，以前主治医を務めていた頃に，「義理チョコではありません」などと記載されたメッセージとともに手作りのお菓子などをもらったことから，交際を申し込まれたと思い，距離を置いた方がよいと考えたという診療拒否理由の正当性を認め，結論として，当該医師の不法行為責任を否定しています．

(3) 診療拒否の判断のポイント

冒頭のQについて診療拒否が正当化されるか否かを検討すると，1年に1度の経過観察で足りるような状態であれば，緊急の診療の必要性（①）はないと考えられ，また，同様の経過観察を行うことができる他の医療機関（②）は通常，多数存在すると考えられます．

そして，このような場面では上記の裁判例における診療拒否理由でも正当性が認められていることを踏まえると，主治医の患者に対する説明が客観的に見て十分なものであることや，患者による執拗な検査・説明の要求があること（主治医が診療時間をあらかじめ決めて患者に伝えているにもかかわらず，当該診療時間を超過しても質問を続けて診察室から退去しないといった事情），主治医および事務職員が患者の要求への対応に相当程度の時間を要していることなどが確認できた場合，後述するとおり，今後同じような行為を繰り返した場合には受診を断る場合がある旨の警告を行い，それでも

---

[12] 東京地判令和4・3・10〔令3（ワ）1088号〕．
[13] ほぼ同様の判断基準が東京高判令和元・5・16〔平31（ネ）272号〕でも用いられています．同判決は，（ⅰ）患者の生命・身体への危険の有無および程度（緊急の診療の必要性），（ⅱ）他の医療機関による診療の現実的可能性，（ⅲ）当該病院において診療を拒否した理由の正当性の有無および程度といった点を総合考慮して判断する，としています．

なお，患者が執拗に検査を求め，あるいは詳細な説明の要求を続けたときには，診療拒否をしたとしても正当化される可能性が十分にあると考えられます[14]．

　なお，現実に検討する際には，患者のどのような説明要求に対して，具体的にどの程度の説明を医師が行っていれば「客観的に見て十分な説明」といえるのか，また，具体的にどの程度の時間を患者の対応に要していれば「相当程度の時間」と評価してよいのかといった問題があり，厳密に考えると悩ましい点も少なくありません．もっとも，そのまま診療を続けた場合に職員に対する安全配慮義務違反や急患対応の遅延といった問題が生じ得ることを考慮すると，悩ましい点がわずかでもあれば，常に診療に応じる（診療を拒否しない）ことが正解とは言い難いように思われます．実務的には，緊急の診療の必要性がなく（患者の症状が深刻でない），他の医療機関による診療の可能性もある場合には，診療拒否が原因で患者が死亡したり後遺障害が残ったりする可能性は低く，万一，診療拒否が正当化されなかったとしても患者に対して高額の損害賠償責任を負う事態に陥る可能性は低いことから，緊急の診療の必要性の有無（①）および他の医療機関による診療の可能性の有無（②）の2点をメルクマールに，診療を拒否するか否かの判断をしていくことも考えられるでしょう．

4　警告

　診療拒否も選択肢とする判断をした場合には，患者に対し，口頭および書面[15]にて，今後，同種の行為を繰り返した場合には受診を断る場合がある旨の警告を行います．このような警告なしにいきなり診療拒否を行うことが必ずしも許されないわけではありませんが，警告を行い，患者に対して改善の機会を与えたという事情は，診療拒否の正当性を補強する要素となると考えられます．冒頭のQのような迷惑行為の場合，暴力・暴言を伴う典型的な迷惑行為の場合と比較して，診療拒否の理由の正当性が一見して明白ではありませんので，極力，診療拒否の前に警告を行うべきです．

　警告を行っても依然として迷惑行為が継続する場合，いよいよ診療を拒否することとなります．診療拒否を表明する方法としては，冒頭のQのような外来診療の場合，今後は診療を行わない旨の書面を郵送する方法が適当です．来院時に診療拒否を表明した場合には，診る／診ないで窓口等でトラブルになることが予想されるからです．

　また，診療拒否後に患者が他の医療機関を受診する際に従前の検査結果などが必要となることが見

---

[14] 仮に冒頭のQの患者が精神疾患に罹患していた場合であっても，結論には影響しないのではないかと考えられます．例えば，ADHD・神経発達症の診察・治療を受けていた患者への診療拒否の正当性が認められた裁判例では，「医師ないし被告病院と患者である原告との間で，診察・治療行為を行うために必要な信頼関係を失わせることになった原告の言動が，原告自身が抱える病気の症状として現出したものであることを否定できないが，そうだからといって，このような状況下で原告の診療に応じられないものと判断した被告病院の対応が違法であり，原告に対して損害賠償義務を負うべきものであると認めることは相当ではない」と判示されました〔東京地判平成27・9・28（平成25（ワ）3143号）〕．

[15] I-2（7頁）においても解説したとおり，警告の書面には，それまでの患者の迷惑行為の概要を記載しておくとよいでしょう．また，医療機関名での警告書面であっても，文面のチェックを弁護士に依頼することは有益です．

込まれるケースでは，診療情報提供書の交付やカルテ開示などにより情報を提供する用意がある旨を伝えておくとよいでしょう．

なお，実務的には，緊急の診療の必要性がなく，他の医療機関で診療が可能な傷病である場合には，他の医療機関の受診を勧めることも行われています．患者が自らの意思で転院する場合には，診療拒否の問題は生じないことになります．

> ⚠️ **トラブルを予防するために** ⚠️
>
> ● **医療機関全体としての対応**
>
> 迷惑患者に対し，今後は診療を行わない旨の書面を送付することでそれ以降の来院がなくなるケースもありますが，執拗に来院して診療を求めるケースもあります．そのような場合に，医療機関内で適切な情報共有・体制構築が行われていないと，誤って患者の受付を完了させてしまうなど対応に一貫性がなくなりクレームにつながる，エスカレートした患者が暴れ出した際に警備員の到着が遅れる，裁判に備えた十分な証拠の確保ができなくなるといった問題が生じる可能性があります．
>
> そこで，**どのような場合に，どの部署の誰が，どの場所で，どのように対応するのかなど，医療機関全体としての対応を決定するとともに，当該決定事項や必要な前提情報（当該患者の氏名や特徴，診療拒否に至った経緯など）を各部署に十分に共有しておく**ことが重要です．具体的には，あらかじめ警備員に説明して万一のときには直ちに駆けつけるよう依頼する，患者とのやり取りの記録方法（録音や防犯カメラでの録画など）を決めて全スタッフに徹底を求める，患者が従前関わりの薄かった部署を相談・クレームのために訪れた場合の対応方法も検討した上で確実に周知することなどが考えられます（Ⅰ-2→7頁も参照）．

（小林京子）

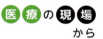

> 医学的判断を主治医任せにして診療拒否の対応に臨むと，前提となる判断が後になって覆り対応に苦慮する場合があるため，複数の医師による判断に基づくなど医療機関の立場で判断しておくことが望ましいです．また，応対する医師が変わると相手の態度が変わることもあり得るので，できる限り複数の医師の診察を経ておくことをお勧めします．　　　　（荒神裕之）

I-4 医療機関で発生した転倒・転落事故により負う責任

\# 病院

Point 転倒の危険性を具体的に予見しながら結果回避措置を講じていなかったために患者が転倒した場合には，損害賠償責任を負います

Q 当院に入院していた外傷性くも膜下出血や脳挫傷，認知症などの既往を有する80代後半の患者Aが先日トイレの個室内で転倒し，頸髄損傷による後遺障害を負いました．

事故が起きた当時の転倒・転落アセスメントシートのリスク評価では危険度Ⅲ（転倒・転落を起こす危険性がかなり高い），安全ベルトの使用に関しては院内ルールとして定めたレベル2（スタッフが当該患者の見守りをすることができる間は安全ベルトを解除する）として扱っていました．

事故の日，Aは他の患者とデイルーム内にいました．看護師がデイルーム内の患者に対して眠前薬を与薬していましたが，その際にAは看護師に断りもなく一人でデイルームから出てトイレに行ったところ，トイレ内で転倒したようです．この件でAの家族から当院に責任を取ってもらいたいと言われています．

当院としては，その看護師は当時デイルームにいた14人もの患者たちをしっかり見守っていましたが，あくまで事故はAが何らの声かけもなくトイレに行ったために起きたものですので，防ぎようがなかったものと考えています．当院はAの障害に関して責任を負うのでしょうか．

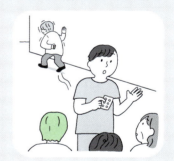

A ①その看護師が，Aがトイレに行くことや転倒する可能性を具体的に予見していたと認められる場合には，転倒を避けるための注意義務を負い，その注意義務に反すると，病院[1]はAに対して損害賠償責任を負います．

②今回の件も，Aの状態などを踏まえて（転倒の危険性やトイレに頻回に行くといった事情），看護師が，Aがトイレに一人で行き，転倒することなどを具体的に予見していたと認められる場合には，

---

1 後述のとおり，病院は債務不履行に基づく損害賠償責任（民法415条1項）や使用者責任に基づく損害賠償責任（民法715条1項）を負います．また，病院だけでなく，当該看護師も不法行為に基づく損害賠償責任（民法709条）を負います．

Aがトイレに行こうとする際には速やかに介助などができるよう見守るべき注意義務があると言えます．

③そして，当該看護師がこの注意義務に反していたと評価されれば，損害賠償責任を負います．

④なお，Aも看護師らに声かけなくトイレに一人で行ったことから過失があると評価され，過失相殺により賠償額が減額される可能性はありますが，事故がAの行動によって生じたことを理由に病院の責任が否定されることは考えにくいです．

解説

薬剤やドレーン・チューブと並び，転倒・転落事故は医療機関内のインシデントレポートの上位を占めています．転倒・転落があっても重大な結果にまで至らないケースが多いものの，中には重大な後遺症が残ったり，死亡事故に至ったりするケースもあります．

冒頭のQは実際の裁判例[2]を簡略化したものです．実際にはほかにも様々な事情が主張されましたが，結論としては病院側に約 2,800 万円の損害賠償責任が認められました[3]（なお，病院は過失相殺も主張しましたが，認められませんでした[4]）．

本項では医療機関内での転倒・転落事故に関し，医療機関が患者に対して負う法的責任の内容，そして，どのような点に留意するべきなのかを説明したいと思います．

1　法的責任の内容

医療機関は診療契約に基づく安全配慮義務として，患者が転倒・転落しないよう注意する義務を負います．そして，この義務に反し，かつ，それによって損害が生じた場合には債務不履行に基づく損害賠償責任（民法 415 条 1 項）を負います．

また，医療従事者も，不注意によって患者を転倒・転落させてしまった場合には不法行為に基づく損害賠償責任（民法 709 条）を負い，当該医療従事者を雇用する医療機関も使用者責任（民法 715 条 1 項）に基づく損害賠償責任を負います．

債務不履行責任も不法行為責任も法律上の要件などは厳密には異なるのですが，共通するところも

---

[2] 熊本地判平成 30・10・17〔平 27（ワ）413 号〕．

[3] 裁判所は，転落の危険性が高いと評価されていたこと，トイレに行く際には必ず職員が付き添うこととされていたこと，患者には頻尿傾向があり，一人で車椅子を操作してトイレに行ったりする様子が見られたことなどの事情を踏まえ，患者が一人で車椅子を操作してトイレに行くなどの行動に出ることも想定し，トイレに行った際には速やかに介助できるよう見守るべき注意義務があり，看護師は当該注意義務に反したと述べました．

この事案では，事故当時，デイルーム内を見守っていたのが看護師一人だけでしたが，この点について裁判所は，病院内で定めている業務内容などを踏まえると，他の看護師などが作業を終えてデイルームに戻ってきたタイミングなど十分な見守りが可能な状況下で与薬を開始するべきであったと述べました．

[4] 裁判所は，患者の認知機能の低下の度合いが重度であることや意思疎通に支障が生じていたことなどの事情を踏まえ，職員に声かけを行わなかった点を捉えて過失相殺をするのは相当でないと述べました．

多く，実際の裁判でも，どちらか一方ないしは両方の責任が請求されています．端的に言いますと，裁判では，**予見可能性**（結果発生について具体的に予見することができたか[5]），およびこれを前提とした**結果回避義務**が争われ，これらが認められる場合には医療機関に過失（＝注意義務違反）があると認定されます．これを転倒・転落の事案で言いますと，転落・転倒の危険性を具体的に予見しながら結果回避のための必要な措置を怠ったことによって患者に損害が生じた場合には，医療機関は損害賠償責任を負うということになります．

なお，ここでの注意義務は転倒・転落させないという結果を保証するものではありません．したがって，転倒・転落すれば直ちに義務違反ありと判断されるわけではなく，転倒・転落を防止するための手段・措置を講じていたかが問題となり，当該措置を講じたにもかかわらず結果が生じてしまったときには注意義務違反なしと判断されます．

2　注意義務の考え方

裁判では，転倒・転落に関する注意義務違反の認定は，以下の順で検討します．

> ❶当該患者に関する転倒・転落リスクの具体的な予見可能性：
>   当該患者に関する種々の要素（年齢や症状，薬剤の服用状況，転倒・転落歴の有無など）を考慮し，当時どのような転倒・転落リスクが予見されるかを具体的に検討
> ❷その予見可能性を前提とした結果回避義務：
>   そのリスクを回避するための転倒・転落防止措置はどのようなものかを検討
> ❸その結果回避義務を行ったか：
>   その措置を実際に実施したかを検討

また，裁判では診療録をはじめとする証拠に基づき事実認定が行われますが，転倒・転落事案では，転倒・転落アセスメントシートが非常に重要な証拠となります．実際，このアセスメントシートを重視して医療機関側の責任を否定している裁判例も多くあります．上記注意義務違反の認定プロセスは，転倒・転落アセスメントシートをはじめ，医療機関における日々の業務の中で行われているプロセスと同様でしょう．

3　身体拘束の可否

転倒・転落防止措置を考えるに際して，身体拘束（抑制帯の使用）が必要な場面もあります．実際，裁判例[6]でも，「拘束することにより失われる利益よりも得られるメリットの方が大きいこと等を考

---

[5] ここでの予見可能性とは具体的な予見可能性を指し，抽象的な予見では足りません．

慮すると，……抑制帯を用いて拘束するのも必要やむを得ない事情があった」として，抑制帯を用いなかったことが転落防止義務に違反すると述べているものもあります．もっとも，身体拘束は人権侵害のおそれが高いと考えられており，精神科病院[7]や介護施設[8]とは異なり，一般病院における身体拘束について一般的に定めた法令はありません．

　この点に関し，一般病院において看護師が行った身体拘束が問題になった事案について，最高裁[9]は「入院患者の身体を抑制することは，その患者の受傷を防止するなどのために必要やむを得ないと認められる事情がある場合にのみ許容される」と述べました．もっとも，この判決は事例判決[10]であり，身体拘束が認められるための一般的な要件や基準を示したものではありませんので，この点は注意が必要です．

　では，身体拘束ができるかはどのように判断すればよいのでしょうか．ここで参考になるのは厚労省「身体拘束ゼロへの手引き」[11]です．この手引きでは下記要件が全て満たされる場合には「緊急やむを得ない場合」として身体拘束が許されるとされています．

❶切迫性（利用者本人または他の利用者等の生命・身体が危険にさらされる可能性が著しく高いこと）
❷非代替性（身体拘束その他の行動制限を行う以外に代替する介護方法がないこと）
❸一時性（身体拘束その他の行動制限が一時的なものであること）

　この手引きは介護保険施設などを対象にしておりますが，一般病院でも参考になると思われます．なぜなら，上記最高裁の事案ではこの要件への当てはめを明示的には行っていないものの，実質的には同要件と同様の要素に基づき総合的に身体拘束の可否を検討していることからです[12]．

4　転倒・転落事案への対応のポイント

　転倒・転落事案への対応に関してどのような点に留意すればよいでしょうか．事故の発生前と後に

6　広島高判平成22・12・9〔平21（ネ）243号〕．
7　精神福祉法36条1項には「精神科病院の管理者は，入院中の者につき，その医療又は保護に欠くことのできない限度において，その行動について必要な制限を行うことができる」と定められています．
8　介護老人保健施設の人員，施設及び設備並びに運営に関する基準13条4項には，「介護老人保健施設は，介護保健施設サービスの提供に当たっては，当該入所者又は他の入所者等の生命又は身体を保護するため緊急やむを得ない場合を除き，身体的拘束その他入所者の行動を制限する行為（以下「身体的拘束等」という．）を行ってはならない」と定められています．
9　最判平成22・1・26〔平20（受）2029号〕．
10　当該事案の個別具体的な状況下においてのみ適用される法理を明らかにするもの．
11　厚労省 身体拘束ゼロ作戦推進会議「身体拘束ゼロへの手引き」（平成13年3月）．
12　実際に身体拘束を行うにあたっては，院内での判断手順，家族などへの説明と同意といったプロセスにも留意が必要ですが，本項では割愛します．

分けてポイントを説明します．

（1）転倒・転落事故の発生前

　上記のとおり，転倒・転落アセスメントシートなどの転倒・転落のリスク評価をきちんと行ったことを示す資料を作成しておく必要があります．アセスメントシートは，定められた基準に従い，一般に入院日，入院後2〜3日，1週間後などに見直されることが多いですが，当然ながら患者の容体は変化しますので，状況に応じて評価し直すことが重要です．アセスメントシートを定期的に見直すことも必要でしょう．また，同シートの記入欄を埋めるだけでなく，別途患者の症状や様子などについて特筆すべきことがあれば診療録に記載することも考えられます．さらに，評価した危険度に応じた対応マニュアルなどを作成することも有効でしょう．

　もっとも，このような評価シートやマニュアルを作成していれば問題ないというわけではありません．個々の患者の状態や状況に応じた具体的な転倒・転落のリスクを丁寧に詳細に検討し，対応を行ったという点が重要になりますので，この点を意識して記録を残しておくことが必要です．

（2）転倒・転落事故の発生後

　転倒・転落事故が生じたときもチェックリストなどを利用し，必要な措置に漏れがないように対応しましょう．特に転倒・転落時にまず確認すべきは頭部打撲の有無であり，頭部打撲を確認したことは診療録にも記載するのが望ましいです．診療録に記載がない場合においても，このようなチェックリストを用いることで転倒・転落後にスムーズに対応できることはもとより，後に裁判などの紛争になった際にも有効な証拠として機能します．実際，このようなチェックリストが重視された裁判例もあります[13]．

　なお，裁判例の中には，事故が起きた後に事故前の事情を診療録に記載し，その内容の信用性が問題になったものがあります．医師については，診療録には，診療後に「遅滞なく」記載することが求められており（医師法24条1項），看護師については，診療録の作成に関して医師と同様の法令はないものの，事故が起きる前に記載するのが望ましいと言えます．もっとも，診療時には詳細を記載する時間がとれなかったり，実際に事故が起きてから振り返ってみれば重要性を持つ事項が判明したりすることもあります．事故が起きた後に記載された「追記」も裁判では重要な証拠になりますので，追記する必要があると判断するのであればできるだけ早く追記するのが望ましいと言えます．ただし，裁判ではその信用性が争われる可能性がありますので，診療録に追記するとしても，追記であることが明確に分かるようにした上で，実際に追記した日時，追記した者の氏名も記載しておくようにしましょう．

　最近の裁判例として，ICUのベッドから患者が転落して死亡した事案では病院側の損害賠償責任を認める判決が出ています[14]．判決内容に関しては医療現場からの批判の声も強く，筆者個人として

---

[13] 岡山地判平成26・1・28［平23（ワ）1385号］．
[14] 高松高判令和4・6・2［令2（ネ）176号］．なお，上告不受理（最判令和5・2・10［令4（受）1542］）．

もかなり医療機関側に厳しい内容であるように思われます．

医療機関ではいかに注意を尽くしても事故自体が起きることは避けられません．限られた人員の中で医療機関を運営していくにあたって，本項が医療機関における転倒・転落事故への対策に役立つことを願います．

⚠ トラブルを予防するために ⚠

法的責任を追及されないようにするためには，転倒・転落という結果が生じないように講じていた様々な手段・措置を証拠化しておくことが重要になります．各医療機関では転倒・転落が生じないよう医学的に検討し，対策を講じられているものの，紛争化した場合にはそれらを立証することが重要になります．転倒・転落に関してはカルテに十分な記録を残すことが難しい場合も多いため，上記のとおりアセスメントシートやマニュアル，チェックリストなどの資料が，実際に起きた事故に対して講じていた手段・措置の立証に役立ちますので，これらの資料を整えておくことが重要になります．

（堀田克明）

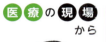
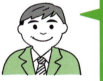

日本医療安全学会など10団体は，「介護・医療現場における転倒・転落～実情と展望～」という声明を発表し，転倒・転落事故に対する司法判断に対して医療現場が抱える苦悩を訴えました．避けがたい転倒・転落事故もあることから，この現実を患者・家族や法曹界を含めた社会に理解してもらう必要があります．

（荒神裕之）

I-5 患者への説明義務

#病院　#クリニック

Point 患者に対し，本人の理解が確認できる方法で，通常の医師であれば説明するであろう事項のほか，認識しうる患者の関心事項も含めて説明しましょう

Q ある乳がんの患者に対し，乳がんの転移を防ぐため乳房切除の手術を行うことについて，事前に病状，手術内容やリスクについて説明しようと考えています．
①患者にはどのような事項をどの程度説明すべきでしょうか．
②説明はどのような方法で行うべきでしょうか．
③医師は患者本人だけでなく患者の家族に対しても説明義務を負うのでしょうか．患者本人からは「家族には乳がんや手術のことは知らせないでほしい」と言われているのですが，患者の家族からは患者の病状などを教えてほしいと言われています．

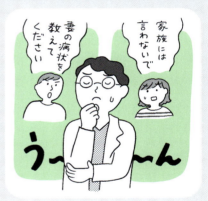

A ①医師は，当該疾患の診断（病名と病状），実施予定の手術の内容，手術に付随する危険性，他に選択可能な治療方法があれば，その内容とメリット・デメリット，予後などを説明する義務を負うとされ，これらの事項のほか，医師が認識し得る患者の関心事項があれば当該関心事項も含めて説明することが必要です．
②説明すべき事項を記載した書面を用意し，その内容を患者と共に口頭で確認するなど説明中に医師が患者の理解を確認できるような方法で行いましょう．
③原則として，説明する相手は患者本人であり，患者本人に説明できる場合には家族に対する説明義務は負いません．患者本人の意思に反して患者の家族に知らせると個人情報保護法違反や患者本人のプライバシー権侵害となる可能性があります．

解 説

1 医師の説明義務[1]

医師は，診療契約[2]に基づき説明義務を負うと最高裁は判示しています[3]（以下，最判）．説明義務を明確に定めた法律上の根拠はないものの，医療法1条の4第2項では，「医師，歯科医師，薬剤師，看護師その他の医療の担い手は，医療を提供するに当たり，適切な説明を行い，医療を受ける者の理解を得るように努めなければならない」旨，努力義務として規定されています．

そもそも，手術など患者の身体への侵襲を伴う診療行為は，刑法上の傷害罪や民法上の不法行為責任が成立し得る行為です．これが医療行為として正当化されるためには，診療行為を受けるか否かを自ら決定する権利（自己決定権）に基づき，患者が，医師から十分な説明を受けた上で診療行為に同意することが必要です．このように，医師からの「十分な説明」に基づき患者の「同意」を得ることをインフォームド・コンセント（informed consent）といいます．

以上より，医師の患者への説明が不十分であった場合には，たとえ診療行為自体に注意義務違反や過失がなく，手術に起因して症状が悪化したことなどによる損害が生じていない場合でも，診療契約上の説明義務違反などにより患者の自己決定権侵害に対する精神的損害（慰謝料）が生じたとして，当該医師や医療機関に債務不履行や不法行為に基づく損害賠償責任が発生する可能性があります．

2 説明すべき事項

最判[3]では，乳がん患者に対する胸筋温存乳房切除手術に際して医師が説明すべき事項の範囲について，「医師は，患者の疾患の治療のために手術を実施するに当たっては，診療契約に基づき，特別の事情のない限り，患者に対し，当該疾患の診断（病名と病状），実施予定の手術の内容，手術に付随する危険性，他に選択可能な治療方法があれば，その内容と利害得失，予後などについて[4]説明すべき義務があると解される」と判示しています．

また，厚生労働省の指針[5]では，医療従事者[6]が診療中の患者に対して説明すべき事項として，下記が挙げられています[7]．

---

[1] 診療行為に対する患者の有効な同意を得るための説明義務とは別に，療養方法の指導としての説明義務，他の医師の受診が望ましい場合の転医勧告義務，診療行為が終了した時点での顛末報告義務などについても医師の説明義務に含まれると解されますが，本項では患者の有効な同意を得るための説明義務について記載しています．

[2] 診療契約とは，医療機関または医師と患者の間に成立する診療関係に関する法的な合意をいいます．診療契約書などの書面がなくとも，患者が診療を求め（診療の申込み），医療機関または医師がこれを受諾（診療の受諾）することで診療契約が成立します．

[3] 最判平成13・11・27［平10（オ）576号］民集55巻6号1154頁．

[4] 最判の事案でいえば，「疾患が乳がんであること，その進行程度，乳がんの性質，実施予定の手術内容のほか，もし他に選択可能な治療方法があれば，その内容と利害得失，予後など」であるとされます．

> ❶ 現在の症状および診断病名
> ❷ 予後
> ❸ 処置および治療の方針
> ❹ 処方する薬剤について，薬剤名，服用方法，効能および特に注意を要する副作用
> ❺ 代替的治療法がある場合には，その内容および利害得失（患者が負担すべき費用が大きく異なる場合には，それぞれの場合の費用を含む）
> ❻ 手術や侵襲的な検査を行う場合には，その概要（執刀者および助手の氏名を含む），危険性，実施しない場合の危険性および合併症の有無
> ❼ 治療目的以外に，臨床試験や研究などの他の目的も有する場合には，その旨および目的の内容

3 説明の程度

(1) 学説

説明義務の程度について，学説では，下記があります．

> ⅰ）通常の医師であれば説明することを説明すべきとする説（合理的医師説）
> ⅱ）合理的な患者が重要視すると考えられることを説明すべきとする説（合理的患者説）
> ⅲ）当該患者が重要視したであろうことを説明すべきとする説（具体的患者説）
> ⅳ）当該患者が重要視し，通常の医師であれば認識できたであろうことも説明すべきとする説（二重基準説）

判例上，ⅰ）合理的医師説を採用したと解されることもありますが，各説の具体的内容が必ずしも対立するとはいえないことから，裁判所は上記説の対立自体を重要視せず，個々の事案により個別具体的に判断していると考えられます．

(2) 術式選択に関する考え方

説明すべき事項のうち，問題となることが多いのは，術式選択（**2** における，「他に選択可能な治療方法」や「代替的治療法」）です．

術式選択に関する説明義務の程度について，最判は，まず，「医療水準として確立した療法（術式）が複数存在する場合には，患者がそのいずれを選択するかにつき熟慮の上，判断することができるよ

---

5 厚労省「診療情報の提供等に関する指針」〔平 15・9・12 厚労省医政局長通知（医政発 0912001）「診療情報の提供等に関する指針の策定について」の別添〕．
『「診療情報の提供等に関する指針」の一部改正について』〔令 5・1・25 厚労省医政局長通知（医政発 0125・7）〕により一部改正．
6 医師，歯科医師，薬剤師，看護師その他の医療従事者をいいます．
7 日本医師会「診療情報の提供に関する指針（第 2 版）」（平成 14 年 10 月）でも，①～⑥とほぼ同様の記載があります．

うな仕方でそれぞれの療法（術式）の違い，利害得失を分かりやすく説明することが求められるのは当然である」と判示しました．

その上で，「一般的にいうならば，実施予定の療法（術式）は医療水準として確立したものであるが，他の療法（術式）が医療水準として未確立のものである場合には，医師は後者について常に説明義務を負うと解することはできない．とはいえ，このような未確立の療法（術式）ではあっても，医師が説明義務を負うと解される場合があることも否定できない．少なくとも，当該療法（術式）が少なからぬ医療機関において実施されており，相当数の実施例があり，これを実施した医師の間で積極的な評価もされているものについては，患者が当該療法（術式）の適応である可能性があり，かつ，患者が当該療法（術式）の自己への適応の有無，実施可能性について強い関心を有していることを医師が知った場合などにおいては，たとえ医師自身が当該療法（術式）について消極的な評価をしており，自らはそれを実施する意思を有していないときであっても，なお，患者に対して，医師の知っている範囲で，当該療法（術式）の内容，適応可能性やそれを受けた場合の利害得失，当該療法（術式）を実施している医療機関の名称や所在などを説明すべき義務があるというべきである」として，乳がんと診断され胸筋温存乳房切除手術を受けた患者に関し，当時医療水準として未確立であった乳房温存療法の適応可能性があり，乳房を残すことに強い関心を有することが表明されていたことを踏まえ，乳房温存療法についても説明義務を負う旨判示しました．

最判は，乳房切除による外見上の変貌による著しい影響も考慮した事例判断といえるものの，医療水準として未確立の術式についても説明義務を認めるものであり参考になります．

よって，実務上の対応としては，個別の事案によるものの，通常の医師が説明している事項のほか，医師が認識し得る患者の関心事項についても説明しておく必要があります．

4 説明の方法

(1) 書面による説明

説明方法としては口頭と書面による方法があります．前述のとおり，患者への説明が患者の自己決定権の前提となるものであることからすると，患者が自己決定に必要な情報についての説明内容を十分理解でき，かつ，説明中に医師が，患者が理解できているかを確認できるような方法で行うべきです．患者は，通常，医学の専門的知見を有しておらず，説明すべき事項を記載した書面（以下，説明文書）を読むだけでは診療行為について理解できません．そのため，説明文書の内容を口頭で説明し，適宜質疑応答などにより患者の理解状況を確認することが必要です．

また，後々説明義務に関する訴訟など争いが生じた際に，説明義務違反を否定するための証拠とするため，説明文書に関する説明を受け診療行為に同意する旨の文言を付した説明文書の末尾に署名するなどして，同意書を作成しましょう．加えて，同様に証拠とするため，患者に交付した説明文書や口頭で補足した内容，質疑応答の内容などはできる限りカルテに記載・添付しておきましょう．

(2) 説明の際の留意点

　患者に手術の必要性を伝えたいが故の発言でも，不安をあおるような発言をしたとして説明義務違反と判断される可能性があります．例えば，右側乳房の乳頭部腺腫と診断された患者に対し，担当医師が病状について，「あんたのはたちが悪い．再発するとがんになって危険ですよ．飛ぶかもしれませんよ」と言い，患者が手術の延期を求めた際も「構いませんよ．こちらは何も損はしませんからね．そちらが損をするだけですからね」などがん化の危険性を殊更に強調して患者の不安をあおるような発言をした事案において，患者が乳房切除術を受けるか否かを熟慮し選択する機会を一切与えず結果的に自己の診断を受け入れるよう心理的な強制を与えたものであるとして，説明義務違反による自己決定権侵害の精神的苦痛に対する慰謝料100万円および弁護士費用20万円の計120万円の賠償を命じたものがあります[8]．医師自身が不安をあおることを意図していなくとも，説明の仕方がぶっきらぼうな態度であったり言葉足らずな部分があったりすることにより客観的に不安をあおるような発言と判断される可能性もありますので，説明を受けている患者の理解の有無を質疑応答などで確認しながら説明を行うことが大切です．

5　説明の相手方

　医療行為に関する説明は，患者の自己決定権の前提となるものであることから，医師が説明をすべき相手は，原則として患者本人とされています．日本医師会の職業倫理指針[9]でも，医療における医師・患者関係の基本は，医師の患者に対する十分な説明および患者の当該説明についての十分な理解により，相互に協力しながら病気の克服を目指すことであることを前提に，「一般的にいえば，医師には患者を診察したときは患者本人に対して病名を含めた診断内容を告げ，今後の推移，および検査・治療の内容や方法などについて，患者が理解できるように丁寧に分かりやすく説明する義務がある」とされています．

　例外として，患者が未成年者，高齢者など判断能力を欠く者，意識不明である場合などには，患者本人以外の法定代理人や家族などに説明することもあります．

　しかし，原則のとおり患者本人に説明できる状況において，患者本人が家族に対し病状などを知らせることを望まない旨医師に伝えているのに家族から説明を求められた場合など，患者本人以外の家族への説明義務が問題となる場合があります．

　この点，個別の事案によりますが，患者本人に対し説明ができる状況なのであれば，さらに家族への義務はないと考えるのが原則です（患者本人に適切な説明をし，患者が治療法を選択したのであれば，さらに近親者にがんを告知する法的義務はないとした裁判例[10]もあります）．また，患者本人が

---

[8] 東京地判平成15・3・14判タ1141号207頁．
[9] 日本医師会「医師の職業倫理指針（第3版）」（平成28年10月）．
[10] 名古屋地判平成19・6・14判タ1266号271頁．

家族に対して病名や病状を知らせることを望まない旨意思表示をしている場合に，医師が家族に対し病状など診療情報を知らせることは，個人情報保護法上も違法な第三者提供となり，また，患者本人のプライバシー権の侵害となる可能性もありますので，患者の意思に反する家族への説明は極力避けるべきです．もっとも，医師，患者本人，家族が協力して病気に立ち向かうことが必要であるなど，患者本人が反対していても，家族に対し病名・病状を説明することが望ましい場合もあります．そのような場合，患者本人がどのような理由で家族へ知らせたくないのかなど患者の意向を確認した上で，家族への説明の有用性を患者本人へ伝え，理解を得るよう努めることが重要です．なお，当該患者本人や家族への対応の経過および事情は，後日紛争となった場合に備え，カルテなどに記録しておくべきです．

⚠️ トラブルを予防するために ⚠️

●説明経過の記録

説明義務違反により債務不履行責任や不法行為責任を請求され訴訟となった場合，被告となる医師や医療機関としては，説明義務を尽くした旨反論する必要があります．当該反論を根拠づける客観的証拠として，同意書やカルテの記載が重要です．前述のとおり，患者に署名押印してもらった説明文書兼同意書は医療機関側の客観的証拠として有用です．もっとも，訴訟においては説明の場面だけでなく，その前後の経緯も重要になります．そのため，カルテには，説明時に口頭で補足した内容や患者との質疑応答の内容に加え，従前の診療時の段階においても患者に伝えた説明内容，患者との質疑応答なども記載しておきましょう．このとき，できる限り，日時，場所および説明相手（例えば〇年〇月〇日，〇〇で〇〇に対し〇〇と説明．〇〇は〇〇と回答）を特定して記載することが望ましいです．

（辻野沙織）

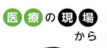

説明不足もさることながら，最近では，説明過剰ともとれるケースが生じています．まとめて行うセレモニー的なインフォームド・コンセントの場面に限らず，適宜，必要な情報を共有し患者と共に意思決定を進める，日ごろからの説明の姿勢が医療従事者に求められています．もちろん，説明したら記録も忘れずに！

（荒神裕之）

Ⅱ

債権回収に関するトラブル

Ⅱ-1

#病院　#クリニック

医療費債権回収（1）
請求の手段

Point 段階に応じて適切な対応を検討し，毅然と対応しましょう

Q 医療費を滞納している患者に電話したところ，「忙しいから」と言われて電話を切られてしまい，その後，電話がつながらなくなりました．着信拒否設定をされたのかもしれません．この患者は，当院に数か月入院していましたが，窓口で支払をせずにそのまま退院してしまいましたので，相当の額が未収となっています．入院時にこの患者の家族に連帯保証人になってもらったのですが，その連帯保証人も電話に出てくれません．どうすればよいのでしょうか．

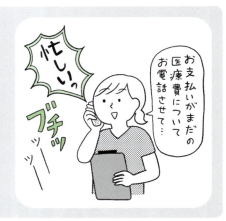

A ①まずは，医療機関名義で患者側（患者および連帯保証人[1]）に対し書面により支払を求めることが考えられます．
②それでも患者側が支払に応じない場合，弁護士に委任し，代理人弁護士名義の書面により支払を求めることが考えられます．
③それでも患者側が支払に応じない場合，支払督促や訴訟を検討します．

---

[1] 民法458条の3は，主たる債務者が期限の利益を有する場合において，その利益を喪失したときは，債権者は，保証人に対し，その利益の喪失を知った時から2か月以内に，その旨を通知しなければならない（1項），期間内に通知をしなかったときは，債権者は，保証人に対し，主たる債務者が期限の利益を喪失した時から通知をするまでに生じた遅延損害金（期限の利益を喪失しなかったとしても生ずべきものを除く）に係る保証債務の履行を請求することができない（2項），と規定しています．これらの規定は，保証人が法人である場合には適用されませんが（3項），入院時には患者の家族など法人でない者が保証人となる場合が多いでしょう．

解説

医療機関の未収金の問題は，厚労省の「医療機関の未収金問題に関する検討会報告書」（平成20年7月10日）や，各年度の病院経営管理指標及び医療施設における未収金の実態に関する調査研究事業等において繰り返し指摘されてきました．令和3年度の同調査研究事業の報告書[2]によれば，ある月単体で実患者数に対する未収金発生患者数の割合が10％以上であった医療機関も存在します．実務上，特に少額の医療費については，回収の手間，可能性などを考慮して，ついつい対応を後回しにしてしまう場合も少なくないと思いますが，「支払いを踏み倒せる」との風評がたってしまうことを避けるためにも，普段から毅然とした対応を意識しましょう．

本項では，医療費債権（未収金）を回収するための請求手段について概観します．

1 請求手段[3,4]

(1) 医療機関名義の書面による請求

滞納された医療費の回収手段として，まずは医療機関名義で患者側に対し書面により支払を求めることが考えられます．

冒頭のQでは，書面を郵送することになりますから，その内容が事後に立証できるよう，内容証明郵便[5]で送付することが望ましいでしょう．通常，内容証明郵便で送付する場合，患者側に到達した事実の立証を容易にするために，配達証明を付けます．

内容証明郵便を送付する場合，時間と手間の節約を考えると，インターネットで発送できる電子内容証明[6]も選択肢の1つになりますが，電子内容証明の文書には，差出人の押印がありません．差出人の押印があり改まった印象を与える通常の内容証明郵便の方が，受け取った者に対するインパクトが強く効果的であるとも考えられます．また，弁護士である筆者らの経験からいえば，電子内容証明を受領したクライアント等から，「押印がないが，これは本物の内容証明郵便か」「なりすましではな

---

[2] 厚労省（委託先：株式会社アリス）「令和3年度 医療施設経営安定化推進事業 病院経営管理指標及び医療施設における未収金の実態に関する調査研究」．
https://www.mhlw.go.jp/content/10800000/r3_shihyou.pdf

[3] 本項では，医療法人等の民間病院が有する，私債権である医療費債権の回収を想定して解説します．また，債権回収の手段としては，健康保険法等に基づく保険者徴収制度などの手段もあり得ますが，本項では，実務の状況に鑑み，病院が直接患者に対して請求する手段を概説します．

[4] 実務では，貸倒損失処理などにより事実上債権回収が中途で終了することもありますが，本項では，法的に取り得る手段の理解を目的として解説します．

[5] 内容証明の加算料金は480円（2枚目以降は290円増）であり，意外と手軽に利用できます（2024年2月1日現在）．内容証明郵便の利用方法の詳細は，郵便局の案内をご参照ください．なお，オプションサービスとしての配達証明には別途加算料金が発生します．
https://www.post.japanpost.jp/service/fuka_service/syomei/index.html

[6] 電子内容証明の詳細は，郵便局の案内をご参照ください．
https://www.post.japanpost.jp/service/enaiyo/index.html

いか」などと相談を受けることがあり，電子内容証明で送付した場合，受領者がそのような疑念を抱く可能性も否定できません．電子内容証明がいまだ世間一般に広く浸透しているとはいえない現状では，押印や謄本の準備などの手間が許容できるのであれば，さしあたり，通常の内容証明郵便を利用するという対応で問題ないと考えます．もちろん，時間と手間を考慮して電子内容証明を利用することもあり得ます．

なお，冒頭のQと異なり，患者が継続して通院しているようなケースでは，医療機関の窓口で支払を求める書面を直接交付する運用がなされていることが多いですが，このような場合であっても，患者の対応などから見て支払が期待できないのであれば，毅然とした態度を示すために，窓口での書面交付から，内容証明郵便の送付に切り替えることが選択肢となります．

(2) 代理人弁護士名義の書面による請求

それでも患者側が支払に応じない場合は，弁護士に債権回収を委任し，代理人弁護士名義の書面により支払を求めることが考えられます．

一般に，弁護士に委任するメリットとしては，回収に取り組む医療機関の強い意向を示すことや，職員の負担軽減などが考えられます．また，冒頭のQのように，電話番号が判明している場合，対応について委任を受けた弁護士であれば，弁護士法に基づく照会などにより，住居所を調査できる可能性があります．

それでも患者側が支払に応じない場合は，支払督促，または訴訟を検討します．

(3) 支払督促

支払督促とは，債権者の申立てにより，裁判所が支払督促を発付し，債務者に金銭の支払を求める手続です．債務者である患者側が支払督促を受け取ってから2週間以内に異議の申立てをしなければ，裁判所は，債権者である医療機関の申立てにより，支払督促に仮執行宣言を付さなければならず，医療機関はこれに基づいて強制執行の申立てをすることができます[7]．

支払督促は，訴訟と比較すると，書類審査のみの手続であり裁判所に出頭する必要がない，手数料が安いなどのメリットがあるとされています．

しかしながら，支払督促は，患者側から異議を申し立てられると，訴訟手続に移行しますから，その場合は結局，訴訟対応が必要になります．また，原則として患者側の住所地を管轄する簡易裁判所に申し立てることになるので，訴訟に移行すると，遠方の裁判所に出頭するための旅費日当などのコストが発生する可能性があります．ほかにも，患者側は，消滅時効完成後に支払督促が確定した場合でも，時効を援用できる可能性がある[8]など，医療機関側から見ると不都合な点があります．

(4) 訴訟

訴訟は，支払督促と比較すると，医療機関の住所地を管轄する裁判所に提起できる点などにメリッ

---

[7] 支払督促の手続についての詳細は，裁判所の手続案内に分かりやすくまとめられていますのでご参照ください．
https://www.courts.go.jp/saiban/syurui/syurui_minzi/minzi_04_02_13/index.html

[8] 宮崎地判令和2・10・21消費者法ニュース126号141頁参照．

トがあるとされています．最近は，原告，被告の双方が代理人弁護士を選任すれば，ウェブ会議システムなどを活用して，代理人が現実に裁判所に出頭することなく審理を進める例も増えましたが，本項執筆時点（2024年2月）では，当事者の一方が代理人弁護士を選任しないケース（いわゆる本人訴訟）では，ほとんどの場合，双方が現実に裁判所に出頭することを求められるという印象です．滞納されている医療費に関する訴訟では，被告となる患者側が代理人弁護士を選任しないことがしばしばありますから，医療機関の近くの裁判所に訴訟を提起できる点は，いまだに大きなメリットであると考えます．

また，滞納金額が60万円以下の場合には，少額訴訟手続を利用できます[9]．少額訴訟手続では，裁判所は原則として1回の期日で審理を終えて，即日判決をしますので，迅速に裁判所の判断を得ることができます．しかし，患者側の申出などにより，通常の訴訟手続に移行してしまうことなどから，実務では，滞納金額が60万円以下の場合でも，あえて少額訴訟手続を利用しないことがあります．

2　裁判手続選択のポイント

裁判手続のうち，支払督促は，患者側が異議を申し立てない場合，訴訟より低コストで迅速に医療費を回収できる可能性がありますが，患者側が異議を申し立てた場合には，結局，訴訟に移行するので，最初から訴訟を提起するよりも手間がかかってしまいます．

そのため，患者側が異議を申し立てる可能性が低いと見込まれる場合に支払督促を選択すればよい，という考え方もあり得ます．しかしながら，支払督促か，それとも訴訟かという選択を迫られる場合，内容証明郵便による請求などを経ても患者側が支払に応じていないという状況であると想定されますから，通常は，患者側が異議を申し立てる可能性が低いと断定する材料は見つかりにくいのではないでしょうか．ケースバイケースですが，そのような材料が見当たらない限り，原則として訴訟を選択するのが適当であると考えられます．

ちなみに，他の制度としては，裁判所における調停手続などがあり，この調停を利用して，患者側と，医療費の弁済について協議する方法も存在しますが，患者側が事実上調停に出頭しない可能性があること，訴訟の手続内でも和解協議は可能であることなどから，実務では，医療機関の債権回収の方法としては，あまり利用されていないという印象です．

3　分割払いの合意

高額滞納，一時的な手元不如意などの理由から，一括での支払が難しい場合には，分割払いの合意

---

[9] 少額訴訟手続の詳細は，裁判所の手続案内（https://www.courts.go.jp/saiban/syurui/syurui_minzi/minzi_04_02_02/index.html）や，法務省「少額訴訟手続について」（https://www.moj.go.jp/MINJI/minji68-2.html）などに分かりやすくまとめられていますので，これらをご参照ください．

をすることがあります．裁判外での合意であれば，証拠を残すために，合意書を作成し，各当事者が署名押印して締結しておく必要があります．

合意書は，基本的には，完済まで毎月○日までに○円を支払う，という内容になりますが，分割回数が多くなれば，それだけ債権を管理すべき期間[10]が長くなりますから，注意が必要です．

また，実務では，合意の後に，分割払いの初回から支払がなされないようなケースも見受けられます．筆者らの私見ですが，消滅時効の完成が差し迫っているなど特段の事情がない場合には，合意書の締結に先行して，滞納額の一部だけでも支払を受けた上で，分割払いの合意書を締結することが望ましいと考えます．または，合意書を締結する場合，押印の際に患者側と対面することが多いと考えられますから，その場で現金を受領し，合意書を締結すると同時に一部の支払を受けることも考えられます．

法的には，訴訟などを経由せずに強制執行を可能とするために，支払を怠ったときには直ちに強制執行に服する旨の文言を記載した公正証書により分割払いの合意をする方法もあり得ますが，手間と費用（公正証書作成手数料など），実効性（強制執行の対象となる財産が見当たらないことが多い）などの問題から，医療費債権回収の場面では，あまり利用されていない印象です．

⚠️ トラブルを予防するために ⚠️

● 電話番号の確保

いわゆる保険証の提示がない患者などの場合，未収金が発生し，債権を回収する段階になって，発送した郵便が戻ってくるなど，正確な連絡先が分からずに困ってしまうことがあります．住居所が分からない場合，郵便が送付できず，支払督促や訴訟による解決も困難です．このような場合，患者の電話番号が調査に役立ちます．法律[11]により携帯電話等の契約締結時に本人確認が義務付けられていること，電話番号については事実上虚偽の申告がしにくいことなどから，いわゆる保険証の提示がなく，患者の申告する住所などの正確性の確認が難しいときであっても，電話番号の記載があれば，対応を委任した弁護士により，患者本人に書面が到達する住居所を調査できる可能性があります．患者が申告する住居所の正確性に疑問がある場合，まず電話番号を確保することを意識するとよいでしょう．なお，いわゆる携帯電話のキャリアメールアドレスを利用して同様の調査ができることもありますが，一般的には，電話番号がより有用です．

（高坂佳郁子・増田拓也）

---

[10] 実務上，債務者が途中で分割金を支払わなくなる場合も少なくないことから，分割払いの合意の際に，一定の支払を怠ったときには期限の利益を喪失し直ちに残額全部を請求できるという条件をつけることが多く，単純に分割払いの期間＝実際に債権を管理する期間とはならない可能性があります．

[11] 携帯音声通信事業者による契約者等の本人確認等及び携帯音声通信役務の不正な利用の防止に関する法律．

　未収督促フロー等を作成し，期日までに入金がない場合には督促方法を順に強化していく体制を整えておくと統一された運用を行うことが可能です．当院では最終手段の督促方法として，書面に「弁護士，法的措置による督促を検討している」と明記し郵送を行い，弁護士事務所に委託しています．支払契約書も併せて準備し，未収発生時の対応に努めています．　（田渕　一）

Ⅱ-2

#病院　#クリニック

【医療費債権回収（2）】
患者が死亡したときの対応

Point 未払いの医療費は相続人に請求できますが，相続人を正確に把握するには相続人調査を実施し，事案に応じて対応する必要があります

Q 医療費未払いの患者が死亡しました．
①患者には妻と子1人がいると把握しているのですが，これらの者に請求してよいのでしょうか．その場合，妻と子それぞれにいくら請求できるのでしょうか．
②当院が把握している情報は患者の携帯電話番号のみでした．誰に請求すればよいのか見当もつかないのですが，どうすればよいでしょうか．
③患者の相続人である妻と子に患者の医療費を請求したところ，子から，「遺言で被相続人の全財産を母（患者の妻）が相続するとされており，債務は全て母が負うことになるので，自分には関係ない」などと言われましたが，子には請求できないのでしょうか．
④患者の相続人である子に患者の医療費を請求したところ，「相続放棄[1]をしたから関係ない」と言われました．どうすればよいでしょうか．

A ①患者が死亡した場合，患者の債務は相続によりその**相続人に引き継がれます**ので，医療機関は，相続人に請求することが可能です．相続人は法定相続分の割合で債務を引き継ぐので，**相続人を正確に把握**しなければ，誰にいくら請求できるかは明らかになりません．医療機関が把握している妻と子のみが患者の相続人なのか，他にも相続人がいるのか明らかではないので，正確に相続人を把握するためには，戸籍謄本などを取り寄せて**相続人調査を実施**すべきです．その上で各相続人に法定相続分あるいは指定相続分の割合で請求をすることが理想です[2]．
②医療機関が把握している情報が限られている場合でも，携帯電話番号などの情報を手掛かりに弁護

---

1 相続する権利を放棄することをいいます（民法915条）．
2 実務ではまずは医療機関が把握している妻と子に連絡を取り，これらの者をいわば相続人の「代表者」として取り扱い，請求していることが多いと思われます．

士らの専門職に依頼することにより，相続人の調査が可能です．
③遺言や遺産分割で債務の負担について法定相続分とは異なる定めがされた場合でも，医療機関は，その内容にかかわらず**法定相続分に従った債務**の履行を請求できます．
④患者の相続人が相続放棄をした場合，医療機関が当該相続人に請求することはできません[3]．相続放棄が本当にされているのかについて，家庭裁判所書記官が発行する**相続放棄申述受理通知書の写し**[4]の提出を求めるなどして確認する必要があります．

解説

1 患者・連帯保証人が死亡した場合の相続人への請求

　医療費未払いの患者やその連帯保証人が死亡したという場合，医療機関としては，当該患者や当該連帯保証人[5]の相続人に医療費を請求することとなります．患者や連帯保証人の負っていた債務は，相続により，相続人に引き継がれるからです（民法896条）．

2 相続人が承継する債務の範囲

　医療費の未払金は金銭債務で可分ですから，この債務は，法律上当然に分割され，相続分の指定がある場合にはその指定のとおり，指定がないときは法定相続分[6]に従って相続人に承継されます．以下，相続分の指定がない場合について説明します．

　相続人が複数いる場合，各相続人が法定相続分に応じてその債務を引き継ぐのであり，各相続人が

---

3 相続放棄の有無を争うことは可能な場合があります．相続放棄のためには自己のために相続の開始があったことを知ったときから3か月以内（熟慮期間）に相続放棄の申述をする必要があるとされていますが，例外として熟慮期間経過後に申述された相続放棄も受理される場合もあります．実務では，家庭裁判所が相続放棄の申述を受理した場合〔当事者から家庭裁判所による相続放棄申述受理通知書や相続放棄申述受理証明書（後述）が提出された場合〕でも，相続放棄の要件を充足しているかどうか，他の相続人からの回収が可能かなどを事案ごとに検討し，訴訟にて相続放棄の効力を争うことがあります．

4 相続放棄の申述を受理するとの審判の場合，審判書は作成されず，手続費用負担の裁判と併せて，相続放棄の申述書に記載され（家事事件手続法201条7項・8項，76条），書記官が別途作成する相続放棄申述受理通知書で通知されるのが一般的とされています．

5 医療費の場合，保証人は個人の場合がほとんどかと思われます．個人根保証（一定の範囲に属する不特定の債務を主たる債務とする保証契約であって保証人が法人でないもの）の場合，保証人の死亡時に元本が確定し，その確定した債務が保証人の相続人に引き継がれることとなります（民法465条の4第1項3号）．なお，民法改正により個人根保証の場合，極度額（保証すべき金額の上限額）を定めなければ効力がないとされますので（民法465条の2第2項），患者の親族などとの間で連帯保証に関する合意書などを取り付ける場合は，極度額を記載しなければなりません．

6 法定相続分について，相続人が子と配偶者の場合は各1/2，配偶者と直系尊属の場合は配偶者2/3，直系尊属1/3，配偶者と兄弟姉妹の場合は，配偶者3/4，兄弟姉妹1/4であり，それぞれ数人いる場合には頭数で割った割合となります（民法900条）．

それぞれ全額の責任を負うわけではありません．

例えば，以下のようになります．

> ❶債務者である患者の相続人が子 1 人と配偶者であった場合
> 　子と配偶者は，それぞれ 1/2 ずつの債務を引き継ぐことになります．
> 　例えば債務総額が 100 万円の場合，子と配偶者おのおの 50 万円ずつ相続します．
> ❷患者の相続人が子 2 人と配偶者であった場合
> 　子 1 人につき 1/4，配偶者が 1/2 の債務をそれぞれ引き継ぐことになります．
> 　例えば債務総額が 100 万円の場合，子は 25 万円ずつ，配偶者は 50 万円を相続します．

連帯保証人がいる場合についても同様であり，連帯保証人の相続人は，法定相続分に応じて分割された債務を承継し，各自その承継した範囲において，主債務者である患者と連帯して債務を負担することになります[7]．

3　相続人の正確な把握の必要性，把握の方法

上記の例でも分かるように，各相続人が法定相続分に応じて債務を承継する以上，相続人を正確に把握しなければ，各相続人が負担する債務も正確に把握できません．医療機関が患者の相続人に医療費を請求する場合，誰にどの範囲で請求できるかを知るためには，まず，相続人を正確に把握することが必要となります．

相続人を正確に把握するためには，被相続人である患者や連帯保証人の住民票の除票を取り寄せ，本籍地を調べた上で，本籍地所在の市区町村役場から戸籍謄本を取り寄せる必要があります．過去に本籍地を異動している場合には，従前の本籍地の戸籍謄本（除籍謄本）を取り寄せて被相続人が生まれてから死亡するまでの全ての戸籍謄本（除籍謄本）を取得する必要があります．そして，被相続人の子など相続人が途中で本籍地を異動している場合には，その相続人の異動後の本籍地の戸籍謄本を取り寄せることで，相続人の現在の生死なども調査する必要があります[8]．また，戸籍が改製されている場合には改製原戸籍謄本の取り寄せも必要となります．

弁護士や司法書士などの専門職は，受任している事件又は事務に関して必要がある場合には，これらの戸籍謄本（除籍謄本）を職務上の請求（戸籍法 10 条の 2 第 3 項）により入手可能です．そこで，

---

[7] 最判昭和 34・6・19 民集 13 巻 6 号 757 頁．
[8] 医療機関が仮に患者の生前に得た情報から患者に配偶者と子 1 人がいることを把握していたとしても，相続人がその 2 人だけとは限らないので注意が必要です．同居している子のほかに認知している子や養子がいる可能性がありますし，被相続人より前に死亡した子がいる場合，その者の子が代襲相続（民法 887 条 2 項）により相続人となるというケースもあります．したがって，被相続人が生まれてから死亡するまでの戸籍謄本（除籍謄本）の確認が必要となります．

相続人の調査を実施する場合には，弁護士らの専門職へ依頼するのがよいでしょう．

なお，医療機関としては，医療費回収案件ごとにこのような相続人の調査をして多くの時間と費用をかけることが必ずしも合理的でない場合もあります．そこで実務では，医療機関において相続人調査を行わず，既に把握できている範囲の相続人に対して連絡を取り，当該相続人に相続関係の調査書類を取り寄せて提出してもらい，相続人の調査の負担を一部軽減したり，あるいは当該相続人との間で債務全額の支払いが可能かについて交渉を試みることもあります[9]．

4 被相続人の遺言がある場合

冒頭のQ③の場合のように，相続人である子に被相続人の医療費を請求したところ，「遺言で被相続人の全財産を母（患者の妻）が相続するとされており，債務は全て母が負うことになるので，自分には関係がない」などと言われた場合でも，医療機関としては，当該相続人に対し，その法定相続分に従って支払うように請求することが可能です（民法902条の2本文）．相続分の指定（民法902条）がなされていた場合においても，債権者としてはその指定に拘束されることはありません．自ら関与していないところで，一方的に法定相続分より少ない満足を強いられるいわれがないからです．これに対して，債権者が自ら遺言書で指定された相続分に応じた割合による債務の承継を承認することもできます．この場合には，その割合に応じて請求することになりますが，改正相続法原則施行日（令和元年7月1日）以降に相続が開始した事例では，債権者が，いったん遺言などで指定された相続分に応じた債務の履行請求を選択した場合には，法定相続分に応じた請求はできません（民法902条の2ただし書）．

例えば，冒頭のQの場合，法定相続分に従えば，妻に1/2，子に1/2ずつ請求できるところ，医療機関が当該相続人の言葉を信じて妻に全額を請求しようと考え，その指定相続分（遺言で指定された相続分）による債務の承継を承認した場合（妻が債務全額を承継することを承認）には，後に妻の資力がないことが分かり，やはり子に1/2を請求したいと考えても，いったん指定相続分による債務の承継を承認している以上，法定相続分に従った請求はできません．このように，各相続人の資力などを十分に把握しないまま，指定相続分による債務の承継を承認することは相当なリスクとなりますので，遺言があると聞いた場合であっても直ちにそれに従って請求するのではなく，留意が必要です．

---

[9] 仮に医療機関が把握している相続人を相手に交渉し（この場合，相続人の「代表者」として交渉することになります．以下，相続人代表者），その結果，医療費債務全額を支払うことに同意した場合にはその内容を書面化し，債権者と引受人となる者との間での合意により併存的債務引受（民法470条2項）がされたことを明確にすることになります（他の相続人の承継した分を代表者として立替払いするという意思にとどまらず，債務引受の意思まであることを明確にするためです）．その結果，引受人となった相続人代表者は，債権者たる他の相続人と連帯して，債務者が負う債務を負担することになります（同条1項）．この場合，例えば相続人代表者に債務の履行の請求をしても，連帯債務であるため，その効力は他の相続人には及ばず，相続人代表者に対して催告をしたからといって，他の相続人には，催告による時効の完成猶予の効力は及ばないと評価され得ますので，このように相続人代表者として一部の相続人との間で交渉などを行う場合には，留意が必要です．

5　患者の住所が分からず，住民票（除票）を取り寄せられないので相続人も分からないという場合

　患者の携帯電話番号[10]を把握していれば，弁護士に依頼することにより，弁護士法23条の2に基づく照会によってその電話番号の契約者を照会することが可能です．照会できた場合，契約者が患者本人であればその住所を知り得ますし，契約者が相続人の場合にもその情報を基に住民票や戸籍謄本を取り寄せて，他の相続人を知り得ます．このように，医療機関において把握している情報が限られている場合でも，弁護士に依頼することによる関係機関への照会など相続人調査によって相続人を特定できる場合があります．

6　相続放棄がなされた場合

　患者が死亡した場合，医療機関が，既に把握していた相続人に請求をしたところ，当該相続人が，「相続放棄をしたので，支払う義務はない」と反論してくる場合もあります．

　相続放棄をした場合，最初から相続人でなかったことになりますので（民法939条），仮に本当に相続放棄がなされていれば，医療機関は，この者には請求できないことになります．また，子が放棄した場合には患者の両親などの直系尊属に，患者の直系尊属が放棄した場合には，患者の兄弟姉妹に請求することになります．

　もっとも，相続人から「相続放棄をした」と言われてもそれを鵜呑みにするのではなく，実際に相続放棄がされているか確認する必要があります．

　相続人が相続放棄をするためには，被相続人の最後の住所地を管轄する家庭裁判所に相続放棄の申述をしなければなりません．家庭裁判所が相続人からこの申述を受理した場合には，その旨の審判がなされます．そして，当該相続人が申請したときには，相続放棄申述受理証明書が交付されます．

　したがって，相続人から「相続放棄をした」という話があった場合には，相続放棄申述受理がなされたかどうかを確認するために相続放棄申述受理通知書の写しの提出あるいは相続放棄申述受理証明書を提出するように求めましょう．仮に相続人がこれらの提出を拒むなどしてその確認が困難な場合には，債権者である医療機関が家庭裁判所に相続放棄の申述の有無について照会を行うという方法もあります．

　以上のとおり，債務者たる患者や連帯保証人が死亡した場合は，相続人調査の結果を踏まえて，誰にいくら請求できるのかを正確に把握することが重要です．相続が絡む事案では，本項で取り上げた以外にも様々なケースがありますので，必要に応じて弁護士らの専門職に相談するなど事案ごとに慎

---

[10] 固定電話の場合には，医療機関が利害関係人として，電気通信事業法施行規則68条3項に基づいて利用者の住所又は居所および氏名などを記載した帳簿の記載事項証明を請求することもできます．

重な対応が必要となります．

⚠️ トラブルを予防するために ⚠️

● **連帯保証契約の締結**

　患者が死亡した場合でも，患者の債務について連帯保証人が連帯して保証する旨の契約が締結されていれば，医療機関は，当該連帯保証人に対し，（相続ではなく）当該連帯保証契約に基づき，患者の未払いの債務について履行の請求をすることが可能です．

　ほとんどの医療機関では，患者の親族等から連帯保証人になることについての同意書に署名をもらうなどして対策が講じられていますが，改正民法では，個人の根保証契約（脚注5参照）においては，極度額（保証の上限額）を定めないと，有効な保証契約とはいえないこととされましたので注意が必要です（民法465条の2第2項）．せっかく連帯保証人から署名をもらっていても，極度額の記載がないために連帯保証人に請求できないケースも散見されますので，今一度，連帯保証契約のひな型に極度額の記載欄があるか，署名をもらう際に極度額を記入する運用となっているか確認し，極度額の記載には十分にご留意ください．

（森　恵一・久保田萌花）

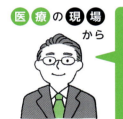

　実際に医療現場でもこういったケースが増えています．当院では，できる限り入院誓約書等の書類記入時に保証人の連絡先なども入手し，職員が対応に困らないようにしております．ただし，いずれにしてもこのようなケースは，患者自身が死亡しているため，家族へ配慮した対応が必要であると感じております．

（田渕　一）

II-3

医療費債権回収（3）
患者が破産したときの対応

#病院

Point 過去の未払医療費債権については破産手続に則って対応するとともに，新たな診療関係についてはこれと切り分けて適切に対応する必要があります

Q 医療費未払いの患者の代理人を名乗る弁護士から，自己破産の申立てを予定しているとして，債務整理[1]の受任通知[2]が届きました．
①医療費が回収できなくなるのは困るのですが，患者が破産してしまう前に請求をして支払ってもらうことはできるのでしょうか．
②破産が認められると債務が帳消しになると聞いたことがあります．未払医療費の回収は諦めるしかないのでしょうか．
③その患者は今も当院に入院しています．今後の入院治療やその費用の取り扱いはどうすればよいのでしょうか．

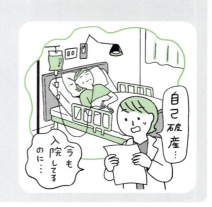

A ①債務整理の受任通知を受領した以上，当該患者に対する未払医療費債権については，あくまで破産手続に則って行使する必要があります[3]．
②医療費を滞納した方が破産した場合には，通常配当は期待できませんし，特別な事情がない限り免責[4]も許可されるでしょうから，事実上，未払医療費の回収は難しいでしょう．
③入院中の患者が破産した場合であっても，**応召義務**の観点から入院治療は継続する必要がありますが，破産手続開始決定後の入院治療に基づいて発生した医療費について請求して支払いを受けることは問題ありません．

---

1 債務整理の方法としては，任意整理や個人再生などの方法もありますが，本項では破産の場合について解説します．
2 弁護士などの専門家が債務者から債務整理の委任を受けた旨の通知書をいいます．この際，債権調査票（債権の種類や取引内容，債権残高などを調査するもの）が同封されており，その返送を求められるのが通常です．
3 仮に破産手続の開始前に支払を受けたとしても，後の破産手続において，破産管財人による否認権（破産法160条以下）の行使によってその効力が否定され，返還を求められることが必至です．
4 免責は，破産手続によって弁済されない破産債権（破産法2条5項）につき，破産者がその責任を免れるための，破産手続とは別の裁判上の手続きです．もっとも，債務者が破産申立てをした場合は原則として同時に免責許可の申立てをしたものとみなされます（破産法248条4項本文）．

解 説

1 破産手続の概要

(1) 破産と免責

　破産手続とは，支払不能[5]または債務超過にある債務者の財産などを清算する手続きです（破産法1条および2条1項）．債務者がその債務の全額を支払うことができなくなった場合に，債務者の財産を売却するなどして金銭に替え，これを債権者に公平に分配して清算することまでが破産手続であり，清算後に残った債務を支払う責任は残るため，債務者がこれを免れるためには，免責手続において免責許可決定（破産法248条，252条）を受ける必要があります．もっとも，実際には破産手続が終了すれば特別な事情がない限り[6]免責許可決定がなされる運用となっているため，破産＝債務の免責という理解もあながち間違いではありません．

(2) 破産手続の流れ

　破産手続は，裁判所に申立てをして裁判所が破産手続開始決定をすることにより始まりますが，債務者の財産を換価して清算する手続きですので，破産管財人を選任して換価作業を行い，その金銭を原資として配当を行うのが原則的な形になります（破産手続が始まると，各債権者は基本的に手続き外で個別に債権を行使することができなくなり，破産手続を通じて配当として弁済を受けることになります）．他方で，債務者にめぼしい財産がなく，換価・配当ができない場合には，例外的に，破産手続開始決定と同時に破産手続の廃止決定を行い，破産手続を終了させることになります（破産法216条）．これを同時廃止といいますが，例外といいつつも，個人事業主ではない個人の破産の場合（おそらく，患者が医療費を滞納して破産する場合の多くがこの場合に含まれます），ほとんどが同時廃止により処理されています．また，破産手続を開始したものの，破産管財人による調査の結果配当実施に至らないことが判明した場合にも破産手続を廃止して手続きを終了することになりますが，これを異時廃止といいます（破産法217条）．

　したがって，患者が破産した場合については，当該患者が個人事業主であった場合など一部の場合には破産管財人が選任されて原則どおり処理されることになると思われます（この場合も，配当に至らず異時廃止となる場合もあります）が，多くの場合は同時廃止の形で処理されるでしょう．以下では，それぞれの場合の医療費債権の取り扱いについて解説します．

---

[5] 債務者が，支払能力を欠くために，その債務のうち弁済期にあるものにつき，一般的かつ継続的に弁済することができない状態をいいます（破産法2条11項）．

[6] 免責不許可事由（破産法252条1項各号）がある場合は免責不許可となる場合もありますが，免責不許可事由がある場合であっても，よほどのことがなければ裁判所の裁量により免責が許可される（同条2項）のが実情です．

2　患者が破産した場合の医療費債権の取り扱い

(1) 原則的な処理について

　裁判所が破産手続開始決定をして破産管財人を選任すると，裁判所から債権者のもとに破産手続開始通知書と債権届出書が送付されてきますので，債権届出期間内に未払いの医療費債権を届け出る必要があります．もし，債権届出期間内に債権届出をしなければ破産手続に参加できず，配当も受けられなくなるおそれもありますので，裁判所からの書面をよく確認して遺漏なく記載・提出することが重要です．

　なお，医療費債権について債権届出をしたとしても，破産管財人によりその全部または一部が否認される場合もあり，この場合には，裁判所に対して査定の申立て（破産法125条1項）をして，医療費債権の存在を認めるよう求める手続きを取ることが必要になります[7]．

　このような債権確定の手続きや財産の換価の手続きが終わると，配当手続に入ることになります．このとき，破産者に対する債権の取り扱いについては，法律上の優先劣後関係として，税金や労働債権の一部などが一般の破産債権よりも優先されます[8]．医療費債権については通常は一般の破産債権に当たりますので，税金などの優先される債権に配当した上でなお財源が残っている場合に限り，配当が実施されることになります．そのため，実際には，一般の破産債権である医療費債権について配当が実施されることはまれであり，仮に配当が実施されるとしても，配当率はせいぜい数％という事案がほとんどです．配当手続も終われば破産手続は終了し，免責手続に入ることになります．

(2) 異時廃止の場合

　破産手続が開始され，破産管財人が選任される場合であっても，先に述べた異時廃止となる見込みがある場合（患者が個人事業主であったため同時廃止にはならないものの，財産は乏しい場合などが想定されます）には，破産債権の届出などに係る手続きが留保されたまま破産手続が進められます[9]．この場合，破産手続開始通知書が送付される際にも債権届出書は同封されておらず，基本的に配当がないまま破産手続も終了して免責手続に入ることになりますので，この段階で医療機関としてできることはないというのが実情です．

(3) 同時廃止の場合

　同時廃止の場合は，換価・配当ができない場合ということで破産手続開始決定と同時に破産手続の廃止決定がされることになりますので，上記のような債権確定の手続きや配当の手続きは行われず，免責手続のみが残ります．異時廃止の場合と同様，この段階で医療機関としてできることはありません．

---

[7] ただし，後述のとおり破産手続上での回収は現実的には期待し難いことからすると，実益は乏しいかもしれません．
[8] 破産手続においては，財団債権，優先的破産債権，一般破産債権，劣後的破産債権の順に優先して弁済されることとされています（破産法151条，98条，99条）．
[9] もっとも，東京地裁などでは，運用としてこのような留保型の手続を採用しないこととされているため，管轄裁判所の運用次第で，異時廃止が見込まれる場合であっても通常どおり債権届出に係る手続が行われることがあります．

(4) 免責手続

免責手続においては，意見申述期間が設けられ，債権者はこの期間内に破産者の免責について意見を述べることができますが，先にも触れたとおり，実際にはよほどの事情がない限り免責されるのが通例です．

(5) まとめ

以上を踏まえますと，**患者が破産した場合の未払医療費についての回収は，ほとんど期待できない**というのが実情といわざるを得ないでしょう[10]．なお，回収不能となった医療費債権につき損金処理するに当たっては，各医療機関の債権管理規程などの定めによることになりますが，損金処理の時期が免責許可決定時と定められている場合には留意が必要です．すなわち，免責許可決定書は当然には債権者には送付されませんので，あらかじめ，破産管財人または申立代理人に対し，免責許可決定が出た場合には決定書を FAX などで送付するよう依頼しておく必要があります．

また，患者が破産した場合であっても，当該医療費債権について（連帯）保証人が存在する場合には同人に請求して回収を図ることは可能です．この場合の請求の手段などについては，II-1（32頁）をご参照ください．

3　患者の破産と応召義務

上記のように，患者が破産した場合には，資力のある（連帯）保証人が存在する場合でない限り，事実上未払医療費は回収できないままとなります．そこで，当該患者が改めて受診して診療を求めてきた場合に，破産の事実を根拠に診療を拒むことができるかという問題がありますが，厚労省の通達[11]でも「以前に医療費の不払いがあったとしても，そのことのみをもって診療しないことは正当化されない」とされており，基本的に，上記のような理由で診療を拒むことは，応召義務[12]違反と評価されると考えるべきでしょう．

これに関連して，冒頭のQ③のケースのように，入退院を繰り返している患者などの場合に，現に入院している期間中に破産手続開始決定（および破産手続の廃止決定）がなされる場合もなくはありません．この場合には，破産手続開始決定がなされるまでに既に発生している医療費債権の回収は困難となりますが，上記の応召義務の観点から，**医療費不払いを理由に入院治療を打ち切ることはできない**と考えるべきでしょう．

他方，破産手続後の免責の対象となるのは，破産手続開始決定前に既に発生していた債権に限られ，その後に発生した債権については破産手続とは関係なく通常どおり行使することが可能ですので，**破**

10　このような実情に鑑みると，債権確定手続において医療費債権の一部または全部を否認された場合に，どこまで争うのかは一考の余地があります．

11　令元・12・25厚労省医政局長通知（医政発1225・4）「応招義務をはじめとした診察治療の求めに対する適切な対応の在り方等について」．

12　医師法19条1項．なお，応召義務については，I-3（13頁）もご参照ください．

産手続開始決定後の入院治療に基づいて発生した医療費については，当該患者に対して請求して支払いを受けることができます．なお，このような場合においては，破産手続を経て従前の債務については免責を受けたとしても支払能力に不安が残るのではないかという懸念もありますが，一般論としては，破産申立てに至る過程において，申立てを代理した弁護士などの専門家の協力を得た上で，生活保護の受給といった適切な福祉の助けを受けるなどして，当面の治療費の支払いの確保が図られることが望ましく，実際にもそのような措置が取られることが多いといえるでしょう．

⚠ トラブルを予防するために ⚠

●患者の破産に備える

　応召義務があるため，医療機関においては支払能力で患者をスクリーニングして破産のリスクを避けることは困難です．そのため，患者が破産する事態はあり得るものとして，（連帯）保証人を確保しておく（Ⅱ-2 → 38 頁参照）などの方法で事前にこれに備えておくことが重要です．また，現に患者の破産により医療費債権の回収が困難となった場合の損失を最小限にとどめるためには適切な損金処理が必要ですので，スムーズな対応が可能となるよう，事前に破産手続の流れや債権管理規程などの定めを踏まえた事務フローを整えておくことが望ましいでしょう．

（進藤　諭）

当院では，未収金が発生する患者に対してスムーズに支払いしていただけるよう分割支払い等の支払い計画を立て，長期間の未収状態を防ぐことに注力しております．また，早急に医療ソーシャルワーカーにつなぎ，利用できるサービスを提案し，今後発生し得る未収にも対策を講じております．

（田渕　一）

Ⅲ

インターネット関係のトラブル

Ⅲ-1

＃病院　＃クリニック

インターネット上の誹謗中傷への対応（1）

初動対応・削除

Point インターネット上の誹謗中傷への対応は，初動が重要です

Q 当院（フィクション記念病院）の従業員が休み時間にクチコミサイトを閲覧していたところ，「昨日，地元のフィクション記念病院の総合診療科で，痛い痛いと叫んでいるのに無理やり採血されました．神経が傷つけられて指が曲がりません．ひどいヤブです」という投稿を見つけました．まったくの事実無根ですから，これ以上誤った情報が拡散しないように早急に投稿を削除したいと考えています．どのように対応すればよいのでしょうか．

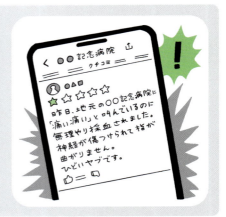

A ①初動対応として，問題となる投稿を迅速に**証拠保全**する必要があります．
②実務上，まずはクチコミサイトの管理者（運営会社）を相手方として**削除を依頼する**ことが多いです．
③削除依頼によって問題が解決しない場合は，**裁判により削除を求める**ことも考えられます．

解説

　総務省の令和元年通信利用動向調査によれば，個人のソーシャルネットワーキングサービス（SNS）の利用割合は全体で69.0％，20代で87.1％，60代でも51.7％であり，多くの人がインターネット上で情報発信する時代になりました．病院のクチコミがクチコミサイトや地図情報サービスに投稿されることも珍しくありませんから，医療機関にとっても，インターネット上の誹謗中傷への対応の重要性はますます高まっています．このような誹謗中傷への法的対応としては，概ね，投稿の削除と，発信者の責任追及（発信者の特定を含みます）の2つが考えられます[1]．本項では，これら2つの法的対応に共通して必要となる初動対応と，投稿の削除について解説します．発信者の責任追及につい

ては，**Ⅲ-2**（56 頁）で解説します．

なお，特に本項および**Ⅲ-2**との関係で，2024 年，プロバイダ責任制限法（特定電気通信役務提供者の損害賠償責任の制限及び発信者情報の開示に関する法律）の改正がありましたが（令和6年改正法），本書執筆時点で施行日などが未確定のため，本書では改正前の法令に基づいて解説します．

1 初動対応

(1) 証拠保全

一般に，インターネット上の情報は，紙媒体上の情報のように固定されているわけではないので，事後的に削除・修正される可能性があります．例えば，問題となるクチコミに，ある時点では「フィクション記念病院の……」と実名が記載されていたのに，ある時点では「某病院の……」と修正されており，どの病院の話なのか一見して分からなくなっているということがあります．また，情報が拡散されて同じまたは似たような情報が複数のウェブページに掲載される可能性があること[2]などから，URL[3]を用いて問題となる情報が掲載されている場所を特定する必要があります．したがって，初動対応として，問題となる情報の内容および URL を確認し，迅速にこれらを証拠として保全することが重要となります．

最も基本的な証拠保全の方法は，問題となる投稿が表示されるウェブページを PC のブラウザで閲覧して印刷することです．その際，**URL および印刷年月日が表示される設定で印刷すること**が必要です．裁判実務上，URL および印刷年月日はウェブページの特定などのために重要な事項であり，これらを欠くと証拠として機能しない可能性があるからです[4]．

(2) 初動対応の段階から弁護士に相談すべきか

投稿の削除について明確な期限はありませんが，発信者の特定には時間的制約があり，かつ，通常は外部の弁護士に委任して手続を進めることになります．そこで，問題となる投稿が削除されれば足りるという場合であればともかく，（発信者の責任追及の前提として）発信者の特定を検討する可能

---

[1] なお，法的対応以外の対応として，プレスリリースにより医療機関側から積極的に情報発信を行うなどの対応が考えられますが，本項では，法的対応について解説します．

[2] 例えば，「5ちゃんねる」などの電子掲示板の投稿は，日々，外部のブログに転載されています．

[3] Internet Explorer，Google Chrome などのブラウザのアドレスバーに表示される「http」から始まる文字列が URL です．

[4] 実務上起こりがちな事例として，投稿をスクリーンショットした画像を使って資料を作成し院内で案件対応を進めていた結果，外部の弁護士に相談した段階で初めて「URL がない」と指摘を受け，改めて投稿を印刷しようとしたところ，既に投稿が削除されていた，という例が挙げられます．

特に，病院の場合，自身専用のパソコンを支給されていないスタッフの方が多いため，問題となる投稿を見つけたスタッフが私物のスマートフォンで投稿をスクリーンショットし，院内に情報提供することによって組織としての対応が始まることがしばしばあります．

スマートフォンのスクリーンショットには，URL および印刷（撮影）年月日が表示されていないことが多いので，改めてパソコンで閲覧し印刷することにより証拠保全する必要があります．

性がある場合は，初動対応の段階から，できる限り速やかに，弁護士に相談することが重要です[5]．事案によっては，早急に弁護士に委任して法的措置をとらなければ発信者を特定できる可能性が相当低くなるようなものもありますので，時間との闘いであることを強く意識しておく必要があります．

なお，弁護士への相談の際には，前記の方法で確認・保全したURLを伝えることにより，正確かつ迅速に情報を伝達することができます．ちなみに筆者は，できる限り事前に問題となる投稿のURLをメールで送信してもらい，急いで法的措置をとるべき案件かどうかなどをあらかじめ検討するようにしています．弁護士との面談の前に，取り急ぎ，問題となる投稿のURLをメールで送信し，確認を依頼しておくのがよいでしょう．

2 投稿の削除

(1) 法的根拠

医療機関（法人）が投稿の削除を求める法的根拠は，主に当該法人の人格権に基づく差止請求権（削除請求権）です[6]．医療機関である法人が被害を受ける事案では，実務上，人格権のうち名誉権の侵害が問題となることが多いという印象です[7]．削除請求権が認められるためには，法人の名誉権が違法に侵害されていることが必要です．投稿により，法人の社会的評価が低下したといえる場合には，名誉権の侵害自体は認められます[8]．ただし，この場合であっても，その投稿が，公共の利害に係り，公益を図る目的でなされ，投稿が摘示した事実が真実であるときなどには，違法性が認められません．

(2) 誰に削除を求めるべきか

削除を求める相手方として，まずは発信者本人（問題となる投稿をした本人）が考えられます．しかしながら，実際には，発信者の連絡先が不明である事案や，投稿がなされたウェブサービスのシステム上そもそも発信者自身に投稿を削除する権限がない事案が珍しくありません．そこで，投稿を削除する権限を有するウェブサービスの管理者（運営会社）を相手方とすることが多いです．筆者が経験した事案でも，発信者本人が運営するブログなどの例外を除いて，管理者を相手方とすることがほとんどです[9]．

---

[5] 後述するように，投稿の削除により発信者の特定に必要な情報が消えてしまうこともありますので，削除依頼より前の段階で相談することが望ましいといえます．

[6] なお，名誉権に基づく削除請求権は，投稿が掲載されたウェブページのうち，違法に名誉権を侵害する部分についてのみ認められるとされていますので，例えば，問題となる投稿が掲載されたウェブページについて，投稿とは関係のない部分を含むウェブページ全体を削除する権利や，問題となる投稿がなされた電子掲示板のスレッドごと削除する権利は，原則として認められません．

[7] いわゆる「名誉毀損」の類型です．

[8] 最近，グーグルマップなどのクチコミサイトにおけるクチコミの削除請求事件において，医師という職業を根拠に，クチコミによる社会的評価の低下を一定程度受忍すべきであるとする裁判例が存在することが指摘されていますが［内田貴「インターネット上の口コミの削除請求－その法律構成について」ジュリスト1586号（2023年）74頁］，筆者としては，医師は，その職責上，医学的に必要なものであれば，患者が快く思わない指摘や発言をせざるを得ないことがありますから，医師という職業を根拠に削除のハードルを上げることには疑問を感じています．

管理者に削除を求める場合，管理者自身が問題となる投稿をしているわけではなく，削除に協力してもらうという側面もあるので，実務上，削除を依頼する（削除依頼）という表現をすることがあります．書面により削除を依頼することもありますが，管理者が削除依頼用のウェブフォームやメールアドレスを公開している場合，メールなどで削除を依頼することも可能です．書面により削除を依頼する場合，プロバイダ責任制限法ガイドライン等検討協議会が作成した書式（「送信防止措置依頼書」）がインターネット上で公開されており，この書式を利用することも可能です[10]．

(3) 法的根拠を説明する

　ウェブサービスの管理者に削除を依頼する際には，削除依頼の法的根拠（投稿により違法に名誉権の侵害がなされていること）を具体的に説明する必要があります．ウェブサービスによっては，個々の削除依頼について個別に返信しないこともありますので，説明が足りないときに，補充の機会が与えられるとは限りません．第三者が一読して違法な権利侵害があると理解できるように，以下の点を意識しましょう．

> ● 投稿のどの部分が，どのような事実を摘示しているのか
> ● その事実摘示が，なぜ，どのように当該医療機関の社会的評価を低下させるのか，なぜ，その事実が真実ではないといえるのか，など

　特に，診療の内容に関するクチコミの投稿については，国民の健康に関わるなどの理由から，公共の利害に係り，公益を図る目的であると評価する余地がないとはいえないものもありますから，そのような投稿については，投稿の内容が真実ではないことを事案に応じて具体的に説明し，違法な投稿であると管理者に理解してもらうことをより強く意識しましょう．

> 例：「昨日，フィクション記念病院の総合診療科で，痛い痛いと叫んでいるのに無理やり採血されました……」という投稿に対する説明
> →投稿日時から「昨日」の日付を具体的に特定し，病院のホームページの案内などの資料により当日は総合診療科が休診であったことを示して，当該投稿内容が真実ではないことを説明する

　こうした例からも分かるように，投稿の真実性に関する情報や資料は，結果に大きな影響を及ぼすことがあります．そのため，投稿の真実性に関して，早期に，客観的資料を含む情報を収集することが重要です．外部の弁護士に対応を委任する場合であっても，外部からは院内にどのような資料が存

9　なお，発信者本人ではなくウェブサービスの管理者に削除義務が認められる根拠については，法に明文がなく，条理上のものであるとされていますが，実務上，この点が争いになることはほとんどありません．
10　プロバイダ責任制限法関連情報 Web サイト（https://www.isplaw.jp/）に手続の概要や多数の書式が掲載されています．なお，令和6年改正法では，一定の場合に，送信防止措置の申出を受けた者に，14日以内の省令で定める期間内に，講じた措置などを通知する義務を課す規定が追加されました．

在するかを把握しづらいことがありますから，情報収集について，院内の担当者が積極的に関与することが望ましいといえます．

ところで，削除依頼は，いわゆる裁判外の交渉ですから，厳密には違法な人格権侵害が認められないような事案でも，削除に応じてもらえることがあります．例えば，医療従事者一般に対する差別，人種や民族を問題とするいわゆるヘイトスピーチ，新型コロナウイルスに関するデマなど，特定の個人・法人を対象としない投稿について，日本法では，人格権に基づく削除請求権は認められませんが，ウェブサービスによっては，（それが日本国の法に反するか否かはともかく）サービス運営上のポリシーに反するなどの理由から，任意にこのような投稿の削除依頼に応じることもあります．グローバルなウェブサービスのポリシーは，グローバルな基準で制定されていることがあり，必ずしも日本法の考え方と一致しません．法的根拠を説明することが困難にみえるケースであっても，サービスのポリシーや規約などを確認し削除依頼を検討してみるとよいでしょう[11]．なお，厚労省は，医療機関の検索が可能なウェブサイトに掲載された体験談について，医療機関からの依頼によって，当該ウェブサイトの運営者が，否定的な体験談を削除するなど体験談を医療機関の有利に編集している場合は，医療広告に該当し，禁止される広告（患者等の主観に基づく，治療等の内容又は効果に関する体験談）となるが，当該体験談が名誉毀損等の不法行為に当たる場合は，医療機関による削除等の依頼は医療法違反には当たらないとの見解を示しており[12]，削除依頼の際には「医療機関の有利に編集」に該当していないか注意が必要です．もっとも，筆者の私見ではありますが，医療機関のクチコミの中に，日本法における名誉毀損等の不法行為に当たらないものの，ヘイトスピーチに当たる投稿がある場合に，医療機関がヘイトスピーチの拡散防止のために削除を依頼することは，原則として「医療機関の有利に編集」には当たらず，削除依頼は医療法違反には当たらないと解するべきであると考えます．

(4) 意見照会

ウェブサービスによっては，削除依頼や後述する裁判の申立てを受けて発信者に意見照会することがあります[13]．その結果，病院が法的に対応していることが発信者に伝わることがありますので，あらかじめ理解しておく必要があります．

(5) 削除依頼のリスク

削除依頼については，発信者に意見照会の内容をインターネット上で公開される，発信者の感情を刺激し投稿の頻度や内容がより激化するなどのリスクもあります．また，ウェブサービスによっては，削除依頼の内容を原則第三者に公開したり，削除依頼に応じる際に，投稿の文章だけではなく投稿者

---

[11] 一方で，ウェブサービスによっては，あらかじめ削除依頼に関する独自のルールを設けており，当該ルールを遵守しなければ，法的根拠が認められるような場合であっても一切対応しないということもあります．削除依頼の際には，ウェブサービスの削除に関する規約などを探して，よく検討することが望ましいといえます．なお，令和6年改正法は，一定の場合に，このルールを事前公表する仕組みについて定めています．

[12] 厚労省「医療広告規制におけるウェブサイトの事例解説書（第4版）」（令和6年3月）1．（17），厚労省「医療広告ガイドラインに関するQ&A」（令和6年3月改訂）QA1-18．

[13] プロバイダ責任制限法3条2項2号．

の特定につながる情報まで同時に削除したりすることがあります．ほかにも，事案により様々なリスクがありますから，弁護士に相談するなどして，リスクを十分に理解した上で対応方針を決定することが望ましいといえます．誹謗中傷を発見した直後は，とにかく急いで対応しようという意識になりがちですが，注意が必要です．

(6) 裁判手続

削除依頼により問題が解決しない場合には，裁判により削除を求めることも考えられます[14]．実際には，投稿の発信者本人の連絡先が不明であるなどの理由から，削除依頼と同様に，裁判においても，投稿を削除する権限を有するウェブサービスの管理者を相手方とすることが多いです．裁判を検討する段階では，通常，外部の弁護士に相談・委任することになるため，手続の詳細は省略しますが，多くの場合，訴訟または仮処分の手続を利用することになります．いずれの手続においても，特に，診療に関するクチコミの削除を求める事案では，クチコミの真実性などが激しく争われることが珍しくなく，双方が主張書面と証拠を提出して議論を尽くすことになり，裁判所における審理に比較的時間を要する傾向があるように思います．また，削除を求める裁判所の決定が出た後も，相手方が保全異議などの方法で引き続き争う場合[15]や，決定に対応して実際に削除がなされるまでに時間がかかる場合[16]があります．このような場合は，さらに手続が長期化しますので，スケジュール感の見通しを立てる際には注意が必要です．あらかじめ，長期化するおそれもあるという認識を医療機関内に共有しておくとよいでしょう．

（増田拓也）

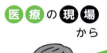

> ウェブサイトのマップなどで医療機関を検索すると，必ずと言っていいほどクチコミの記載があり，5段階で1と5という極端な評価に割れていることを経験します．高い評価に励まされ，低い評価を謙虚に受け止めつつ，時々は目を通し，荒唐無稽の書き込みがないか関心を持つことで早期発見・対応につながります．
>
> （荒神裕之）

---

[14] 削除依頼を経由せず，最初から裁判を選択することもできます．
[15] 投稿を仮に削除した上で引き続き争うこともあります．
[16] 特に，外国法人が相手方となる場合には，決定から実際に削除がなされるまで1か月以上かかることもあります．

Ⅲ-2

\#病院　\#クリニック

インターネット上の誹謗中傷への対応（2）

発信者の特定・責任追及

Point 匿名の発信者を特定する方法として，プロバイダ責任制限法に基づく発信者情報開示請求があります

Q A社が運営するSNS上で，匿名のアカウントが，当院の名誉を毀損する投稿を繰り返しています．都度，削除申請することで対応してきましたが，投稿の頻度や内容がエスカレートする一方ですから，この際，発信者（投稿をした本人）を特定して損害賠償を請求し，二度と名誉毀損行為をしないことを約束してもらいたいと考えています．どのように対応すればよいのでしょうか．

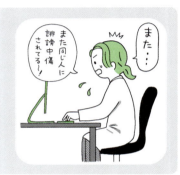

A ①時間的余裕がないことを強く意識して，迅速に対応する必要があります．
②（1）証拠保全，（2）弁護士への相談・委任，（3）権利侵害の説明資料等の準備を進める必要があります．
③弁護士に委任した後は，主に裁判手続により，発信者の住所氏名などの開示を求めることになります．
④発信者の住所氏名などが判明した後は，通常の民事事件と同様に損害賠償請求等をすることになります．

解説

インターネット上の誹謗中傷への法的対応としては，概ね，投稿の削除と，発信者の責任追及（発信者の特定を含みます）の2つが考えられます．Ⅲ-1（50頁）では，これら2つの法的対応に共通して必要となる初動対応と，投稿の削除について解説しました．本項では，**発信者の責任追及**について解説します．

実務では，冒頭のQのように匿名で誹謗中傷がなされる事案が多いところ，発信者の住所氏名などを特定しなければ，実効的に責任を追及することはできません[1]．そこで，本項では，まず，発信

者の特定について解説し，その後，損害賠償請求などの責任追及について解説します．

1　発信者の特定

(1) 法的根拠

プロバイダ責任制限法[2]は，インターネット上の情報の流通により権利を侵害された者が，プロバイダに対して発信者情報の開示を請求する権利（発信者情報開示請求権）について定めています．ここでのプロバイダには，インターネット接続サービスを提供する者〔いわゆるインターネットサービスプロバイダ（ISP）[3]〕だけではなく，SNS，電子掲示板，ブログなどのコンテンツを提供する者〔いわゆるコンテンツプロバイダ（CP）[4]〕も含まれます．

(2) 基本的な流れ

冒頭のQのA社のように，匿名で利用できるSNSを提供するCPは，通常，利用者の住所氏名を保有していませんが，発信者の通信記録を保存している可能性があります．そして，発信者が契約するISPは，通常，発信者の住所氏名などを把握しています[5]．そのため，最も基本的な流れは以下のとおりです．

> ❶投稿がなされたSNSなどのサービスを提供するCPに対し，通信記録などの開示を求める
> ❷当該通信記録などを基に，投稿者（発信者）が契約しているISPを調査する
> ❸ISPに対し，投稿者（発信者）の住所氏名などの開示を求める

以下，Qの事案を基に，この基本的な流れについて解説します．もっとも，実務では，外部弁護士に裁判手続を委任することになると思いますから，手続面の詳細は省略します．

①まず，CPであるA社に対し，発信者の通信記録の開示を求めます．発信者情報開示請求権自体は，理論上，裁判外でも行使できますが[6]，多くの場合，CPは，名誉毀損の事案[7]では，原則，裁

---

1 民事訴訟規則2条1項1号は，訴状に被告の「氏名又は名称及び住所」を記載することを求めています．理論上は，相手方の氏名などを特定せずに，SNSのダイレクトメッセージなどにより損害賠償請求をすることもあり得ますが，相手方は，無視しても訴訟に発展しないと考えるでしょうから，実効性に疑問があります．
2 特定電気通信役務提供者の損害賠償責任の制限及び発信者情報の開示に関する法律．なお，令和6年改正法についてはⅢ-1（50頁）参照．
3 例えば，携帯電話の三大キャリアと呼ばれる株式会社NTTドコモ，KDDI株式会社およびソフトバンク株式会社は，スマートフォンを利用したインターネット接続サービスを提供していますので，ISPです．また，「○○光」などの名称で自宅や職場にインターネット回線を提供する会社も，ISPです．
4 例えば，SNS「Instagram」を提供する法人「Meta Platforms, Inc.」は，CPです．「Instagram」の利用規約（https://help.instagram.com/581066165581870/）には，「Instagramサービスは，Meta Platforms, Inc.が提供するMeta製品の一つです」との記載があります（令和6年6月10日閲覧）．
5 例えば，携帯電話の契約時には，「携帯音声通信事業者による契約者等の本人確認等及び携帯音声通信役務の不正な利用の防止に関する法律」により，本人確認が義務付けられています．

判所の決定がなければ，通信記録を開示しません[8]．そのため，通信記録の開示については，通常，発信者情報開示命令などの裁判手続を利用することになります．

②当該通信記録から発信者が契約するISPを特定したら，③ISPに対し，発信者の住所氏名などの開示を請求します．ISPも同様に，名誉毀損の事案では，原則，発信者情報開示命令などの手続を経て，裁判所により開示を命じられない限り，発信者の住所氏名を開示しません．

これらの裁判手続の所要期間は，事案の性質などにより変動しますが，住所氏名の特定まで通常半年程度はかかると考えておくとよいでしょう．事案の性質や申立ての時期などによっては特定までに1年以上かかることもあります．

以上が発信者情報開示請求の基本的な流れですが，実際には応用を求められることもしばしばあります[9]．担当者としては，基本的な流れを理解した上で，医療機関内の経営層，利害関係者および代理人弁護士との間で適時適切に調整を図る必要があります．

(3) 時間的余裕がないことを意識する

一般に，ISPの通信記録の保存期間は，3〜6か月程度です[10]．開示を請求する側としては，問題となる投稿（通信）の後，保存期間が経過しないうちに（通信記録が消去されないうちに），発信者が契約するISPを特定して，開示請求をしたいところです．しかしながら，上記**(2)**で解説したように，CPに通信記録を開示させ，発信者が契約するISPを特定するまでに，裁判手続が必要となりますから，一定の時間を要します．

そのため，医療機関の担当者は，時間的余裕がないことを強く意識する必要があります．問題となる投稿を把握した後は，迅速に，①証拠保全，②外部の弁護士への相談・委任，③投稿により病院の名誉権が違法に侵害されたことを説明するための情報・証拠の収集を進める必要があります．なお，ときに，医療機関の担当者が投稿の削除依頼を行い，投稿が削除された後に，発信者の特定について外部弁護士に相談することがあります．しかし，CPは，投稿の削除などをきっかけとして発信者の特定に必要な情報を消去することがありますから，発信者の特定を検討している場合は，削除依頼の前に外部弁護士に相談するのが望ましいでしょう．

(4) 発信者情報開示請求のリスク

発信者情報開示請求を受けたプロバイダは，特別の事情がある場合を除き，発信者の意見を聴かなければなりません[11]．

---

6 裁判外で書面により開示を求める場合，プロバイダ責任制限法ガイドライン等検討協議会の書式を利用することも可能です．プロバイダ責任制限法関連情報Webサイト（https://www.isplaw.jp）に多数の書式の掲載があり，参考になります．
7 実際に問題となるのは，冒頭のQのような名誉毀損の事案が多いです．
8 裁判外で通信記録を開示するCPも存在します．この場合は，CPに対する裁判手続を一部省略できます．
9 応用としては，例えば，会員登録が必要なサービスにおいて，CPが発信者の住所氏名，メールアドレス，電話番号などを保有している場合に，直接，CPに対して，住所氏名などの開示を求めることがあります．
10 通信記録を保存する期間は，ISPごとに異なります．一般に，3〜6か月程度であることが多いとされています．保存期間を過ぎると，通信記録が消去され，発信者を特定できなくなります．

医療機関にとっては，発信者に意見照会の内容を公開される，発信者の感情が刺激され投稿の頻度や内容がより激化するなどのリスクがあります．また，通信記録の消去や，技術的限界などにより，医療機関や代理人弁護士が適時適切に対応した場合でも，発信者を特定できないことがあります．

　ほかにも，事案により様々なリスクがありますから，弁護士に相談するなどして，リスクを十分に理解した上で対応方針を決定することが望ましいといえます．誹謗中傷を発見した直後は，とにかく急いで対応しようという意識になりがちですから，迅速な対応を心がけつつも，リスクの分析をおろそかにしないよう注意が必要です．

2　発信者の責任追及

(1) 民事上の責任追及

　発信者を特定した後は，発信者に対し，不法行為に基づく損害賠償請求（民法709条・710条）をすることが考えられます[12,13]．発信者と裁判や交渉をした結果，金銭の支払いだけではなく，謝罪条項，SNSのアカウントを削除する条項，再度の投稿をしないことを約束する条項，口外禁止条項などを含む合意が成立することもあります．

(2) 刑事上の責任追及

　インターネット上の誹謗中傷については，民事上の不法行為責任が成立するだけでなく，刑事上も，名誉毀損罪（刑法230条），侮辱罪（刑法231条）などの犯罪が成立することがあります．実際に，被害者である医療機関側から，被害届の提出や，刑事告訴をすることもあります[14]．ただし，名誉毀損罪などの犯罪が成立する場合であっても，被疑者在宅のまま捜査が進行し，最終的な処分が不起訴（起訴猶予）または略式請求による罰金刑程度となることも少なくないという印象です．医療機関にとって何が最善かを考慮して責任追及を検討しましょう．

（増田拓也）

11　プロバイダ責任制限法6条1項．発信者情報開示請求の場合，プロバイダの意見照会は義務です．
12　この時点で投稿が削除されていない場合には，発信者に対し，直接，投稿の削除を求めることもあります．
13　なお，プロバイダ責任制限法7条は，「発信者情報の開示を受けた者は，当該発信者情報をみだりに用いて，不当に当該発信者（中略）の名誉又は生活の平穏を害する行為をしてはならない」と定めており，医療機関が，損害賠償請求権の行使などの法律上認められた被害回復の措置以外の目的で情報を利用し，発信者に損害が発生した場合には，逆に発信者から損害賠償を請求される可能性がありますから，情報の取り扱いには細心の注意が必要です．
　実際には，医療機関内で発信者に関する情報を取り扱う者を限定したり，情報の利用範囲について外部弁護士にも適宜相談しつつ医療機関内の意思決定層にあらかじめ共有したりしておくなどの工夫が考えられます．
14　法的には，捜査機関の代わりに被害者が発信者を特定しなければならないという義務はないものの，警察に被害届の提出について相談すると，事実上，発信者の特定につながる情報の提供を求められることがしばしばあります（特にCPが海外法人の場合）．そのため，刑事上の責任追及との関係でも，発信者の特定は重要です．

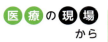

　本項では,医療機関が攻撃対象でしたが,従業員らしき匿名投稿者が,SNSなどに職場の人間関係等に関する書き込みなどを行い,職場の秩序を害するケースがあります.発信者の心当たりはあっても特定は困難であるため,対処に苦慮しますが,こうした労働問題の場合も,弁護士への迅速な相談がお勧めです.

（荒神裕之）

Ⅲ-3 職員のSNSによる患者のプライバシーの漏えい

#病院　#クリニック

Point 医療機関が責任を負わなければならない可能性があります

Q 当院には、かつて俳優であったA氏が通院しています。A氏は、高齢のため、約5年前に俳優業を引退しましたが、現在も一定の層には根強い人気があります。この度、当院の職員が、私的なSNSのアカウントから、A氏の病状やリハビリの様子を含む文章を、業務時間外に投稿していたことが発覚しました。すぐに投稿を削除させましたが、A氏の成年後見人は、医療機関にも使用者責任があるはずだといい、当院に対して、慰謝料1,000万円を請求しています。職員のSNSをめぐるトラブルですが、当院が責任を負わなければならないのでしょうか。

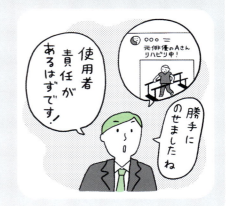

A たとえ業務時間外の私的な投稿であっても、医療機関の業務を契機として投稿され、医療機関の業務と密接な関連を有するものであれば、医療機関が使用者責任を負う可能性があります。

解説

1 冒頭のQのモデルとした裁判例

冒頭のQは、とある事案（以下、平成27年判決）[1]をモデルにしています。

平成27年判決の事案では、映画監督であった原告が、訪問介護を業とする会社と、その従業員を被告として、それぞれ1,000万円の損害賠償の支払いを求めて提訴しました。この事案では、当該

1　東京地判平成27・9・4〔平26（ワ）16072，平26（ワ）16825〕.

従業員が，原告が認知症に罹患していること，歯磨きなど日常生活の動作をひとりでこなすことができないことなどを記載した記事を，個人のブログに掲載したことが問題となりました．会社は，従業員の私的な時間におけるブログの投稿行為まで制御できないなどと反論しました．

裁判所は，必然的に利用者のプライバシーに触れることになる訪問介護事業の特性などを考慮し，当該従業員が解雇される以前に掲載された記事（以下，記事1）について，会社の不法行為責任（使用者責任）を認めました．一方で，当該従業員が解雇された2か月以上後に掲載された記事（以下，記事2）については，会社の不法行為責任（使用者責任）を否定しましたが，原告と会社との間には，契約上の守秘義務があり，会社には記事2についての債務不履行責任（原告との契約違反）があると認めました．

結論として，裁判所は，会社に対し，130万円及び遅延損害金の支払いを命じました．

2　冒頭のQの検討

(1) 医療機関の監督義務（使用者責任）

冒頭のQと平成27年判決とは事案が異なりますが，裁判例の中には，医療機関の院長が，看護師である職員に対し，医療機関の管理する職務上知り得た秘密が漏えいされることのないよう，勤務時間および勤務場所の内外を問わず，当該秘密を漏えいしないよう監督する義務を負っていたと判断したものがあり（以下，平成24年判決）[2]，冒頭のQでも，医療機関が，秘密を漏えいしないよう当該職員を監督する義務を負っていたと判断される可能性があります．

その上で，医療機関が，業務時間外における職員個人のSNSの投稿について責任を負うか否かは，ケースバイケースですが，平成24年判決や平成27年判決を参考に考えてみると，医療機関の業務を契機として投稿され，医療機関の業務と密接な関連を有するものであれば，たとえ業務時間外の私的な投稿であっても，医療機関が不法行為責任を負う可能性があると考えられます．

(2) 免責は認められるか

ここで，医療機関は当該職員の選任監督上相当の注意をしたから免責される（民法715条1項ただし書）との反論はあり得るところですが，一般に，この理由により使用者が免責されるハードルはかなり高いと考えられています[3]．実際に，平成24年判決の事案では，医療機関側の監督として，①個人情報管理規程の制定・職員への周知・備え置き，②守秘義務を厳守する旨の誓約書の取得，③新人オリエンテーション研修における個人情報管理の指導（30分程度），④運営会議における個人情報保護の指導などの事情が認められましたが，結論としては，守秘義務に関する医療機関の認識及び指導が不十分であると判断されています．また，平成27年判決の事案でも，会社が採用者に対し座

2　福岡高判平成24・7・12〔平24（ネ）170〕．
3　能美善久・加藤新太郎（編）『論点体系 判例民法〔第3版〕9 不法行為Ⅱ』（第一法規，2019年）424頁は，選任監督上の相当の注意をしたとして，又は相当の注意をしても損害が生ずべきであったとして，使用者が免責される場合は，ほとんどないとしています．

学等の研修を行っていないなどの事情を考慮して，利用者のプライバシー侵害に係る指導監督について何らの注意が払われていなかったと判断されています．結論として，いずれの判決の事案でも，免責は認められていません．

⚠ トラブルを予防するために ⚠

●職員の教育

　厳密な法的義務の範囲は措くとして，社会的には，医療機関は，職員に対し，職務上知り得た秘密が漏えいすることがないよう，指導監督すべき責任を負っているといえるでしょう．民法との関係で，どこまで指導すれば免責されるのか，明確な基準はありませんが，平成 24 年判決などに照らすと，高い意識で取り組む必要があると考えられます．ここでは，法的な見地から，SNS に関する職員の教育について検討してみます．

(1) 職員教育のタイミング

　個人情報保護法には，個人情報取扱事業者は，個人データの安全管理が図られるよう，従業者に対する監督を行わなければならないと規定されています（個人情報保護法 24 条)[4]．また，個人情報保護委員会・厚労省は，個人情報保護法が要求する安全管理措置に関し，「従業者に対する教育研修の実施等により，個人データを実際の業務で取り扱うこととなる従業者の啓発を図り，従業者の個人情報保護意識を徹底する」との取組を示しています[5]．さらに，個人情報保護委員会は，人的安全管理措置として講じなければならない従業者の教育の手法の例示として，「個人データの取扱いに関する留意事項について，従業者に定期的な研修等を行う」ことを挙げています[6]．

　個人情報保護法の規定や，平成 24 年判決（新人オリエンテーションでの研修は行われていたが，結論として免責否定）を考慮すると，SNS に関する職員教育は，新規採用のタイミングではもちろん実施するとして，その後も定期的に行うべきです．この分野は，状況の変化が早いので，受講の負担を考慮しつつ，研修の間隔ができる限り長くならないようにしたいところです．少なくとも，個人情報保護法などの重要な法令の改正があったときには，まとまった時間を確保して研修を行うことが望ましいでしょう．ちなみに，個人情報保護法は，施行後 3 年ごとに検討が加えられるものとされています[7]．筆者としては，毎年の実施が難しい場合であっても，せめて 3 年に 1 回は継続研修を実施したいと考えます[8]．

---

[4] 医療法にも，医療機関の管理者は，従業者を監督しなければならないと規定されています（医療法 15 条 1 項）．
[5] 個人情報保護委員会・厚労省「医療・介護関係事業者における個人情報の適切な取扱いのためのガイダンス（令和 6 年 3 月一部改正）」Ⅳ 7.（2）.
[6] 個人情報保護委員会「個人情報の保護に関する法律についてのガイドライン（通則編）（令和 5 年 12 月一部改正）」10-4.
[7] 個人情報保護法附則（令和 2 年 6 月 12 日法律第 44 号）10 条.
[8] 3 年に 1 回の実施で必ず免責されるという趣旨ではありません．

また，平成24年判決は，医療機関が，情報漏えいについて，報告書の作成・所轄官庁への報告をしていないという事情を，守秘義務に対する医療機関の認識・指導が不十分であると推認させると評価しており，損害賠償との関係でも，事後の対応を考慮しています．そのため，医療機関で不祥事があった後にも，研修を行うのがよいでしょう．不祥事の直後は，他の職員にも「自分事」として受け取ってもらいやすいので，再発防止策としても有効なタイミングです．

(2) 職員教育の内容

　平成24年判決は，毎月の朝礼において院長または事務長が折に触れて個人情報の管理について指導していたという事務長の証言について，その指導が法規の制定に伴う個人情報保護の説明をするものであったことなどを考慮すると，秘密の漏えいの意味やそのおそれについて具体的に注意を喚起するものであったとは考えられず，およそ十分なものであったと認めることはできないと述べています．

　これを参考にすると，SNSに関する職員の教育は，個人情報保護法などの法令や，院内の規程類を表面的に説明するだけはなく，例えば次のように，個人情報や秘密の漏えいについて具体的に注意を喚起する内容であるべきでしょう．

> ❶ SNSの概要
> ❷ SNSや漏えいをめぐる法律関係
> ❸ 院内規程類の周知・解説
> ❹ 医療機関等における漏えいの実例の紹介，など

(3) 誓約書の取得

　誓約書の取得には，職員の意識を高めるという効果があるといわれていますが，法的には，そのタイミングで注意を喚起したことを証拠化できるというメリットがあります．採用のときだけでなく，継続研修の受講のタイミングで取得し直すことで，証拠を積み重ねることができます．研修の際に取得する誓約書には，当該研修を受講し，その内容を理解した旨の文言を入れておくとよいでしょう．

（増田拓也）

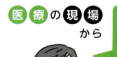

> 人の口に戸は立てられぬ，などと言われますが，SNSはもとより，レストランやエレベーターなどの公共空間での職員同士の会話，隣近所との付き合いの中での会話など，情報管理が問われる場面は数多く存在します．職員研修では，我が身ならどう感じるか，という立場の置き換えを促すことも一つの方法です．
> 　　　　　　　　　　　　　　　　　　　　　　　　　　　　　（荒神裕之）

Ⅳ

情報管理の
トラブル

IV-1 医療機関を標的とした ランサムウェアによるサイバー攻撃

Point 身代金要求には安易に応じるべきではありません

\#病院　\#クリニック

Q 今朝，当院の情報システムがランサムウェアに感染しました．院内の複合機から，犯行声明の文書が次々と印刷されています．システムの保守業者に確認してもらったところ，ほとんどのデータが暗号化されてしまったようです．現在，システムはまったく使用不能です．犯人は，犯行声明において，「データを元に戻してほしければ身代金を支払え」「支払わなければデータを公開する」と脅迫しています．身代金を支払うべきでしょうか．

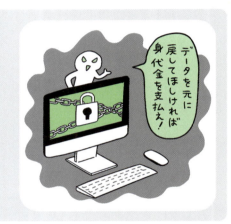

A 身代金を支払うべきでないという見解が有力です．

解説

1　ランサムウェアによる病院へのサイバー攻撃

　ランサムウェアとは，コンピュータに感染すると，端末のロックやデータの暗号化を行い，復旧と引き換えに身代金を要求する不正なソフトウェアです．近時では，暗号化前にコンピュータ内の情報を盗み，身代金を支払わなければ盗んだ情報を公開すると脅迫する「二重脅迫」を行うもののほか，DDoS攻撃[1]を行う，被害者の顧客や利害関係者などへ連絡するといった脅迫を加えた「四重脅迫」

1　多数のコンピュータからウェブサイトなどの攻撃対象に，一斉に大量のアクセスなどを行うことで，利用不能状態にするサイバー攻撃．

を行うものも確認されています[2]．国内病院の被害も複数確認されており，代表的な事例としては，2018年10月の宇陀市立病院の事例[3]，2021年10月のつるぎ町立半田病院の事例[4]，2022年10月の大阪府立病院機構大阪急性期・総合医療センターの事例などがあります．大阪急性期・総合医療センターの事例では，公表された報告書[5]によれば，電子カルテに関連する全てのネットワークの遮断と利用停止を行い，部門システムを含めた全体の診療システム復旧までに73日を要する事態となり，調査・復旧費用は数億円，診療制限に伴う逸失利益としては十数億円以上が見込まれています．

医療機関にとって，データの安全管理措置を講じることは，もとより法律上の義務ですが[6]，特にランサムウェア対策は喫緊の課題となっています．本項では，身代金要求への対応を解説します．

2　身代金要求への対応は誰が判断すべきか

経産省「最近のサイバー攻撃の状況を踏まえた経営者への注意喚起」（令和2年12月18日）は，身代金要求への対応は信頼の維持およびコンプライアンス上の問題であって「経営者が判断すべき経営問題そのものである」としています．

医療機関の経営においても，身代金要求への対応は，病院への信頼維持およびコンプライアンス上の問題であり，経営層が判断すべき問題であるといえます[7]．

3　身代金を支払うべきか

現在，ランサムウェア攻撃で要求された身代金を支払うことを直接禁止する法令はありません[8]．

---

[2] 情報処理推進機構「情報セキュリティ10大脅威2023」34～35頁．

[3] 電子カルテなどのシステムが使用不能となり，システム自体は約2日後に復旧したものの，その後も患者1,133人の医療情報が参照できない状態となりました（翌年3月に復旧）．「宇陀市立病院コンピューターウイルス感染事案に係る安全確認の公表及び報告」（令和2年2月28日）が公表されています．
https://udacity-hospital.jp/activities/

[4] 約8万5,000人分の電子カルテなどのシステムが使用不能となりました．「徳島県つるぎ町立半田病院コンピュータウイルス感染事案有識者会議調査報告書」（2022年6月7日）が公表されています．
https://www.handa-hospital.jp/topics/2022/0616/index.html

[5] 大阪府立病院機構大阪急性期・総合医療センター情報セキュリティインシデント調査委員会「調査報告書」（2023年3月28日）（https://www.gh.opho.jp/incident/1.html）．この調査報告書には，同センターによるインシデント対応の内容や再発防止策の検討結果などが詳細に記載されており，参考になります．

[6] 個人情報保護法23条など．

[7] 厚労省「医療機関を標的としたランサムウェアによるサイバー攻撃について（注意喚起）」（令和3年6月28日）も，ウイルス等のインシデント対応体制に，組織の意思決定層を含めることが必要であるとしています．

[8] 内閣官房内閣サイバーセキュリティセンター（NISC）「サイバーセキュリティ関係法令Q&AハンドブックVer2.0」（令和5年9月）．なお，一部の犯罪組織に対する支払等は，外国為替及び外国貿易法により規制されていますので，注意が必要です〔外務省，財務省，経産省「北朝鮮の核その他の大量破壊兵器及び弾道ミサイル関連計画その他の北朝鮮に関連する国際連合安全保障理事会決議により禁止された活動等に関与する者に対する資産凍結等の措置の対象者の追加について」（令和4年12月2日）参照〕．

しかしながら，上記経産省の注意喚起は，「金銭の支払いは犯罪組織に対して支援を行っていることと同義であり，また，金銭を支払うことでデータ公開が止められたり，暗号化されたデータが復号されたりすることが保証されるわけではない．さらに，国によっては，こうした金銭の支払い行為がテロ等の犯罪組織への資金提供であるとみなされ，金銭の支払いを行った企業に対して制裁が課される可能性もある．こうしたランサムウェア攻撃を助長しないようにするためにも，金銭の支払いは厳に慎むべきものである」としています．

　また，コンピュータセキュリティに関わるインシデントへの対応などの事業を行う JPCERT コーディネーションセンター（JPCERT/CC）は，「(a) 暗号化されたファイルが復元される保証がない」「(b) 被害原因や侵害による他の被害は未解消のまま」「(c) 支払い後に別の攻撃の被害や支払い要求を受ける恐れがある」との理由から，支払いを選択するべきではないとしています[9]．

　さらに，厚労省「医療機関等におけるサイバーセキュリティ対策の強化について（注意喚起）」（令和4年11月10日事務連絡）でも，以上と概ね同様の指摘をした上で，「金銭の支払いは厳に慎むべきである」としています．

　このように，**支払いの実効性の問題（復旧できるとは限らないこと），別の攻撃や要求を受けるおそれ，攻撃者への資金提供になることなどを考慮して，身代金を支払うべきでない**という見解が有力です．

　このことを踏まえると，身代金要求を受けた場合には，安易に応じるべきではなく，慎重に対応する必要があります[10]．判断に当たっては，上記の支払いの実効性などのほか，身代金を支払わずに復旧可能か否か，復旧に要する時間や費用，診療・患者などへの影響の程度，その影響を緩和する手段[11]などの点を検討することが重要と考えます．特に，医療機関が要求に応じた場合には，攻撃者らのコミュニティに「あの医療機関は身代金要求に応じる」という印象を与えてしまうおそれがあること〔上記（c）参照〕，関係官公庁などに「あの医療機関は（脅迫の結果とはいえ）犯罪組織に資金を提供した」という評価を受けるおそれがあること（および，それによる中長期的な影響）を考慮しましょう．

4　身代金を支払った場合の損害賠償責任

　仮に身代金を支払ったにもかかわらず復旧に失敗した場合，医療法人の理事個人が損害賠償責任を負うおそれがあるかどうかが問題になります．

　この問題について，直接の先例となる判例・裁判例は存在しませんが，反社会的勢力への資金提供

---

[9] JPCERT/CC「侵入型ランサムウェア攻撃を受けたら読む FAQ（最終更新：2023年4月6日）」3-2．なお，同文献は，交渉のやり取りが公開されるおそれなどを挙げ，攻撃者と交渉を行うことを推奨していません．
[10] デジタル・フォレンジック研究会「医療」分科会・医療ISAC「医療機関向け ランサムウェア対応検討ガイダンス」（2021年）25頁．
[11] 例えば，電子カルテが使用できない場合に，調剤薬局や提携病院から医療情報を収集するなどの対応が考えられます．

に対し，厳しい姿勢を示した判例[12]が参考になります．この判例の事案では，株主Aが大量に取得した会社の株式を暴力団関係者に売却するなどと取締役らを脅迫し，取締役らはAの要求に応じて約300億円を交付する判断をしたため，その責任が問われました．最高裁判所は，取締役らは，警察に届け出るなどの適切な対応をすることが期待できないような状況にあったとはいえず，過失を否定することはできないと判断しました[13]．

また，2007年には犯罪対策閣僚会議「企業が反社会的勢力による被害を防止するための指針」において，反社会的勢力による不当要求は拒絶し，反社会的勢力への資金提供は絶対に行わないこと，不当要求には経営トップ以下組織全体で対応することなどが要請されており，この指針は，取締役の善管注意義務[14]の判断に際して参考にされることがあり得ると考えられています[15]．政府も，反社会的勢力への資金提供に対し，厳しい司法判断がなされ得ることを想定しているといえます[16]．

さらに，先に述べた支払いの実効性などの点も考慮すると，安易に身代金を支払った場合，善管注意義務違反があるとして，理事個人が医療法人に対して損害賠償責任[17]を負うおそれは否定できません．

5 身代金を支払わなかった場合の損害賠償責任

攻撃者からの要求にもかかわらず，病院が身代金を支払わなかった結果，攻撃者によって患者のデータが公開された場合，患者から医療法人や理事個人に対して損害賠償請求がなされる可能性がないとはいえません．

もっとも，一般論としては，先に述べた支払いの実効性などの点を考慮すると，身代金を支払わなかったこと自体をもって直ちに善管注意義務違反とされる可能性は低いと考えます[18]．

---

[12] 最判平成18・4・10民集60巻4号1273頁．

[13] この事件の差戻審は，善管注意義務違反などにより，取締役らが連帯して583億円以上の損害賠償責任を負うと判断しました（東京高判平成20・4・23資料版商事法務291号60頁）．

[14] 会社の取締役や医療法人の理事は，「委任の本旨に従い，善良な管理者の注意をもって，委任事務を処理する義務」（民法644条）を負っています．

[15] 犯罪対策閣僚会議「企業が反社会的勢力による被害を防止するための指針に関する解説」（平成19年6月19日）．

[16] 情報処理推進機構「情報セキュリティ10大脅威2021」37頁では，ランサムウェアの「被害を受けた後の対応」として「＜例外措置＞・推奨はされないが金銭を支払う（暗号化されたファイルが人命に関わる場合等）」と記載されていましたが，同「情報セキュリティ10大脅威2022」37頁は，当該記載を削除しつつ，半田病院が身代金を支払わずにシステムの再構築を行った事例を紹介しています．

[17] 医療法47条1項，同法46条の5第4項および民法644条参照．

[18] なお，身代金を支払わなかったこと自体とは別の問題として，そもそも病院として講じておくべき安全管理措置を講じていなかった場合などには，個人情報が漏えいした患者などに対して，病院が損害賠償責任を負う可能性は否定できませんので，注意が必要です．

6　身代金の支払要求に関する相談

(1) 弁護士への相談

　身代金の支払いが損害賠償責任に関する問題でもあることを考慮すると，対応について法務の視点を入れるため，弁護士に相談することが考えられます．特に，身代金の支払いに関する判断が損害賠償請求などの紛争に発展した場合，被請求者の側で，身代金の支払いに関する結論の相当性だけではなく，その結論に至る判断過程の適切性を示す必要がありますから，弁護士の助言を得て合理的な判断過程やその証拠を確保することに重要な意味があります．また，プレスリリースなどの際に，外部弁護士に相談している旨を付言することで，外部の専門家を含めて適切に対応を検討していることを示すことができます．

　なお，あらゆる弁護士がランサムウェアなどの問題を取り扱っているわけではありません．感染直後には対応のリソースが限られますから，平時においてランサムウェアなどの問題を取り扱う弁護士を探索し，病院の情報セキュリティ体制について相談する，個人情報の取扱いに関する研修を依頼するなどして，関係を構築しておくことが望ましいといえます．

(2) 官公庁への相談

　病院の場合，官公庁への相談も検討する必要があります．厚労省のガイドライン[19]では，サイバー攻撃を受けた場合などには，「所管官庁への連絡等の必要な対応を行う」ことが求められているところ，厚労省のウェブサイト[20]では，医療機関等がサイバー攻撃を受けた際の厚労省連絡先として，厚生労働省医政局特定医薬品開発支援・医療情報担当参事官室が案内されており，厚労省は，まずは同窓口に連絡して必要があれば指示等を仰ぐことを想定していると考えられます[21]．各医療機関は，自らが相談すべき窓口や連絡手順等について，平時において整理しておく必要があります．

(3) 警察への相談

　ランサムウェア攻撃は，電子計算機損壊等業務妨害罪（刑法234条の2）などの犯罪に該当する可能性があり，ランサムウェアに感染した医療機関は，犯罪の被害者である可能性があります．もっとも，実務では，警察に相談すべきかどうかについて悩みが散見されます．犯人を特定できる可能性が高くないこと，有事において警察対応にリソースを割く余裕がないことなどがその原因であるようです．しかし，少なくとも，医療機関が適切に対応していることを対外的に示す上では，警察に相談していることが重要な要素となると考えます[22]．相談する場合，都道府県警察のサイバー犯罪相談窓

---

[19] 厚労省「医療情報システムの安全管理に関するガイドライン第6.0版　企画管理編」（令和5年5月）12. ⑦．
[20] 厚労省「医療分野のサイバーセキュリティ対策について」．
https://www.mhlw.go.jp/stf/seisakunitsuite/bunya/kenkou_iryou/iryou/johoka/cyber-security.html
[21] 改定前のガイドラインに係るものではありますが，厚労省「医療情報システムの安全管理に関するガイドライン第5.2版（案）」のパブリックコメント結果概要No.9参照．
https://public-comment.e-gov.go.jp/servlet/PcmFileDownload?seqNo=0000234290.
[22] 病院の社会的責任に鑑み，ほかの医療機関などへの被害を防止するために警察に情報提供するという考え方もあり得ます．

口に相談することが考えられます[23]．

　なお，医療機関におけるランサムウェア等のサイバー事案に係る被害の未然防止，事案発生時における警察への迅速な通報・相談を促進するため，2023年4月に日本医師会と警察庁サイバー警察局間で覚書[24]が締結され，日本医師会は医療機関からサイバー事案発生に係る報告を受けた場合は，都道府県警察に相談するよう依頼し，警察庁サイバー警察局は，医療機関の業務への影響が最小限となるよう，早期復旧等に配慮した捜査を行うよう都道府県警察を指導する旨が規定されています（覚書3条1項1号イ）[25]．

7　有事に備える

　国交省東北地方整備局「東日本大震災の実体験に基づく災害初動期指揮心得」（2015年）では，「備えていたことしか，役には立たなかった」との教訓が紹介されています．有事において，いきなり適切な決断をすることは不可能です．医療機関の経営層は，ランサムウェアに感染した疑いが生じた直後から，身代金の支払いだけでなく，システムの復旧，医療機関の機能維持，個人情報保護法などの法令に基づく対応（個人情報保護委員会への漏えい等の報告など），プレスリリースなどの対外的公表など，様々な事項について判断を求められます．対応のリソースが限定される中で，適切な判断ができるように，平時から経営層を含めて議論し，体制を整備しておく必要があります．

⚠ トラブルを予防するために ⚠

●サイバーセキュリティの確保

　ランサムウェア攻撃をはじめとする医療機関に対するサイバー攻撃が増加している昨今，医療機関におけるサイバーセキュリティの確保が強く求められています．例えば，2023年4月1日に施行された改正医療法施行規則14条2項では，病院等の管理者は，医療の提供に著しい支障を及ぼすおそれがないように，サイバーセキュリティを確保するために「必要な措置」を講じなければならないと規定されました．

　サイバーセキュリティ確保のため，医療機関が取り組むべき事項は多岐にわたり，関連する公的ガイドライン類も多数存在しますが，特に以下の公的ガイドライン類が重要と考えられます．

---

[23] 警察庁「サイバー事案に関する相談窓口」参照．
https://www.npa.go.jp/bureau/cyber/soudan.html
[24] 「日本医師会及び警察庁サイバー警察局の連携に関する覚書」
https://www.npa.go.jp/news/release/2023/20230424001.html
[25] このほか警察庁は，2023年5月に四病院団体協議会及び各国公私立大学病院に対してサイバー事案に係る連携強化に関する依頼を行っています［警察庁「令和5年上半期におけるサイバー空間をめぐる脅威の情勢等について」（令和5年9月21日）］．

> ❶ 厚労省「医療情報システムの安全管理に関するガイドライン」
> ❷ 個人情報保護委員会・厚労省「医療・介護関係事業者における個人情報の適切な取扱いのためのガイダンス」
> ❸ 日本医療機器産業連合会サイバーセキュリティタスクフォース「医療機関における医療機器のサイバーセキュリティ確保のための手引書」

　これらのうち，①については，上記医療法施行規則 14 条 2 項の「必要な措置」を講ずる際に参照するものとされています[26]．同ガイドラインは膨大な分量がありますが，医療機関において優先的に取り組むべき事項は，「医療機関におけるサイバーセキュリティ対策チェックリスト」（令和 6 年 5 月）[27] および「医療機関におけるサイバーセキュリティ対策チェックリストマニュアル～医療機関・事業者向け～」（令和 6 年 5 月）に示されています．また，同ガイドライン中，サイバーセキュリティに関係する部分を要約したものとして，「［特集］医療機関等におけるサイバーセキュリティ」（小規模医療機関等向けには「［特集］小規模医療機関等向けガイダンス」）が公表されています．同ガイドラインへの適合に取り組む際には，同ガイドラインの各編の基本的な概要をまとめた同ガイドライン「概説編」，上記チェックリストとそのマニュアル，上記特集をまず確認すると良いでしょう．

　以上のほか，厚労省のウェブサイト「医療分野のサイバーセキュリティ対策について」[28] には，「医療機関において早急に取り組んでいただきたいセキュリティ対策等について」まとめた「医療機関に対するサイバーセキュリティ対策リーフレット」（令和 5 年 10 月）をはじめ，医療機関のサイバーセキュリティ対策やサイバー攻撃時の対応に関する情報が多数掲載されており，参考になります．

（鳥山半六・増田拓也）

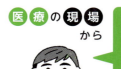

> 医療の現場から
> 「今すぐ確認」と切迫感が溢れる文章と共に，URL のリンクやファイルが添付されたメールが届くと，ついつい開いてしまいそうになりますよね．こうした標的型攻撃メールへの不適切な対応がサイバー攻撃の端緒です．うっかり開いたメールで大損害にならないように，従業員への注意喚起と定期的な訓練が必要です．
> （荒神裕之）

---

[26] 令 5・3・10 厚労省通知（産情発 0310・2）「医療法施行規則の一部を改正する省令について」．
[27] 医療法 25 条 1 項に基づく立入検査の際には，このチェックリストに必要な事項が記入されていることを確認するとともに，同チェックリスト所定の，インシデント発生時における組織内と外部関係機関への連絡体制図については，連絡体制図の提示を求めることにより，その有無を確認するとされています〔厚生労働省医政局「医療法第 25 条第 1 項の規定に基づく立入検査要綱」（令和 5 年 6 月）〕．
[28] https://www.mhlw.go.jp/stf/seisakunitsuite/bunya/kenkou_iryou/iryou/johoka/cyber-security.html

IV-2

#病院　#クリニック

医療機関内での
プライバシーへの配慮

Point 必要性がある場合には直ちに問題になるわけではありませんが，名前も防犯カメラの映像もプライバシーや個人情報保護等の観点から慎重な取り扱いが求められます

Q ①当院の外来受付で，健康保険証の確認を終えた患者を受付番号で数回お呼びしたのに返事がなかったので，仕方なく名前でお呼びしたところ，名前で呼ばれるのは困るとの苦情を受けました．また，その際に，「病院の外来入口に設置されている防犯カメラもプライバシーの侵害だと思うので取り外してほしい」との要望も受けました．

当院としては，出入口に警備員がいるわけでもないので防犯目的でのカメラの設置は欠かせないと考えています．当院の対応に問題はあるのでしょうか．

②当院の入院病棟では入院者の名札をベッドや部屋の入口，ナースステーションに設置していることについて，ある入院患者から，「別の入院患者に名前を覚えられてたびたび話しかけられ困っている．名札を外してほしい」「病棟の廊下にある防犯カメラに入院姿で映るのは気分が悪い．取り外してほしい」と要望を受けました．

名札は患者の取り違えを防ぐために必要ですし，防犯カメラも外してしまうと盗難などが起きやすくなり，当院の責任を問われるのではないかと心配しています．当院としてはどのように対応したらいいのでしょうか．

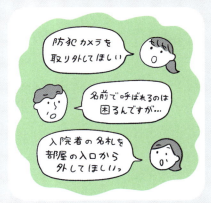

A ①①名前自体はその性質上プライバシーの対象となりにくい情報ですが，その人が通院・入院しているという情報と結びつくとプライバシーとして保護される可能性があることには注意が必要です．また，名前は個人情報としての取り扱いが必要です．

②もっとも，名前を呼んだり名札を設置したりすることは患者の取り違えを防ぐために必要であるところ，診療などの目的のために院内で開示するのであれば，基本的には違法にはなりません．ただし，個人情報保護も含めた適切な医療という観点から，必要最小限の態様で設置するなど一定の配慮を検討すべき場合もあります．

②防犯カメラの映像は個人情報に該当しますが，医療機関の外来入口に設置されているような防犯カメラについては，防犯目的に利用されており，防犯カメラが作動中であることを撮影対象者らが認識できる態様で設置されていれば取り外す必要はありません．ただし，病室内は私的空間に近くプライバシー性が高まるため，入院病棟に設置する場合は病室内が映り込まないようにするなど，設置場所や撮影範囲にも配慮が必要です．

解説

1 プライバシーと個人情報

(1) プライバシーとは

医療機関におけるプライバシー情報としては，カルテに記載されるような診療情報を一番に思い浮かべられると思いますが，カルテについては別の機会に譲ることとし，今回はより一般的な患者の情報について検討します．

まず，プライバシーとは何か，ということについては，一定の定義が固まっているものではなく，従来は「私生活をみだりに公開されないという権利[1]」だと考えられてきましたが，最近ではより広く，「自己の情報をコントロールする権利」などと捉える向きもあり，判例でも単に私生活上の情報とは言えない情報であっても一定の場合には法的保護の対象となりうると判断したものがあります[2]．そして，プライバシーに対する違法な侵害となるかどうかは，基本的には，取得・利用される情報の**性質**と，情報の取得・利用の**目的**，取得・利用の**態様**が適切かなどを総合的に判断して，社会生活を営む上での受忍限度の範囲内かどうかという観点から判断されます．

(2) 個人情報とは

これに対して，最近は「個人情報」という観点からも意識が高まっています．個人情報とは，生存する個人に関する情報であって，以下のとおり定義されます（個人情報保護法2条1項）．

> ❶当該情報に含まれる氏名，生年月日その他の記述などにより特定の個人を識別することができるもの（他の情報と容易に照合することができ，それにより特定の個人を識別することができ

---

1 プライバシー権について最初に権利として認めたとされる「宴のあと」事件判決では，「いわゆるプライバシー権は私生活をみだりに公開されないという法的保障ないし権利として理解されるから，その侵害に対しては侵害行為の差止や精神的苦痛に因る損害賠償請求権が認められる」と判示しました（東京地判昭和39・9・28下民集15巻9号2317頁）．

2 江沢民中華人民共和国国家主席の講演会が大学で開催された際，大学から警察に対し，学籍番号，氏名，住所および電話番号などが記載された出席希望者名簿が提出されたことが問題となった江沢民講演会事件判決では，出席希望者の氏名などの個人情報を「秘匿されるべき必要性が必ずしも高いものではない」としつつも「本人が，自己が欲しない他者にはみだりにこれを開示されたくないと考えることは自然なことであり，そのことへの期待は保護されるべきものである」として「プライバシーに係る情報として法的保護の対象となる」ことを認めました（最判平成15・9・12民集57巻8号973頁）．

> ることとなるものを含む）
> ❷個人識別符号

(3) 両者の関連性

　プライバシーと個人情報とは重なり合う部分も多く，基本的には個人情報の方がプライバシーよりも広い概念と言えます．例えば，名前や容貌などは個人情報ではありますが，一般にはそれ自体を他人にみだりに知られたくない情報とまで言えず，プライバシー情報にはあたらないこともあります．他方，個人情報保護法には違反しない態様での個人情報の取得・利用や第三者提供であっても，プライバシーを侵害することも考えられます[3]．このように，個人情報とプライバシーとは互いに関連するため，プライバシー上問題ではないかという指摘に対しては，プライバシーの観点のみならず，個人情報保護法[4]上も問題がないかという視点を持っておいた方がよいでしょう．

2　患者名の呼び出し・掲示

(1)「名前」についての考え方─個人情報の観点から

　名前が個人情報に該当することは間違いありません．そのため，患者の名前を取得・利用する場面では，個人情報保護法に定められた手続に従って利用目的の通知・公表などが必要です．通常の場合，名前は患者の同意の下に取得しているはずですし，医療機関が取得・利用する個人情報の利用目的は，既に院内で掲示したりホームページで公表されたりするなどしており，その目的中に含まれていると考えられます．そのため，院内で当該利用目的に従って利用する限りは，個人情報保護法上違法ではありません．もっとも，医療機関における個人情報の取扱いの指針を定めた個人情報保護委員会・厚労省のガイダンスＱ＆Ａ[5]では，個人情報保護法上は直ちに問題とならないような場面であっても，患者本人の希望を踏まえ，個人情報の保護も含めた適切な医療を行うという観点に立って，対応可能な方法を取ることも必要とされており，留意が必要です．

(2)「名前」についての考え方─プライバシーの観点から

　これに対し，名前がプライバシーの観点から保護されるかどうかは，場面によって変わってきます．名前そのものについては，一般的には個人を識別するための情報に過ぎず，社会生活を送る必要上自

---

[3] なお，プライバシーの観点から違法とされる場合には，結果的に不適正な利用の禁止（個人情報保護法19条）に該当することとなり，個人情報保護法上も違法となる可能性もあります．

[4] 個人情報保護法の目的も「個人情報の有用性に配慮しつつ，個人の権利利益を保護」することとされており（1条），プライバシー権がこの「個人の権利利益」の中心となります．

[5] 個人情報保護委員会事務局・厚労省「『医療・介護関係事業者における個人情報の適切な取扱いのためのガイダンス』に関するＱ＆Ａ（事例集）」（平成29年5月30日，令和6年3月一部改正）（https://www.mhlw.go.jp/content/001235845.pdf）各論Q3-10にて外来患者を氏名で呼び出したりする場合においては，「患者の氏名は，個人を識別できる情報であり，『個人情報』に該当します．このため，患者から，他の患者に聞こえるような氏名による呼び出しをやめて欲しい旨の要望があった場合には，医療機関は，誠実に対応する必要があります」とされています．

ら明らかにするものであって，性質上，他者に知られたくないと感じるようなものではないため，プライバシーの対象とはならないようにも思われます．しかし，名前が本人の何らかの言動と結びついた場合（冒頭のQの場合，当該患者が医療機関の受付にいたという情報）には，自己が欲しない他者にはみだりに知られたくないような情報となり，プライバシーとして保護される可能性が生じます．特に，医療機関の受付にいるという事実は，本人が医療機関で診察を受けている可能性が高く，ひいては本人に健康上の問題があることが推認されるところ，そのような健康情報は，一般の感覚からしてもみだりに他者に知られたくないと考えることが自然なことと言えます．したがって，前述のとおり，取得・利用される情報の性質と，情報の取得・利用の目的，取得・利用の態様が適切かなどを総合的に判断して，社会生活を営む上での受忍限度の範囲内かどうか，という観点からの検討が必要となります．

(3) 患者名での呼び出し

冒頭のQ1のように，院内で患者の名前を呼ぶという行為には患者を区別し，患者の取り違えなどの医療ミスを防ぐ目的で必要性がありますし，患者自らが医療機関に名前を伝えたはずですから，院内で診療その他関連する手続に必要な範囲でその名前を呼ばれるということは社会的に受忍限度の範囲内であると考えられます．

したがって，院内で名前で呼び出すことについては，本件の事情の下では違法とはならないと考えられます．

また，前述の厚労省ガイダンスにいう「個人情報の保護も含めたより適切な医療」という観点からも，冒頭のQ1の場合，通常のルールとしては受付番号で呼び出すこととなっており，担当者もルールに従って数回受付番号で呼び出したにもかかわらず，患者が申し出なかったため，仕方なく名前で呼んだとのことです．そうであれば，医療機関としては名前を呼ばれたくない患者のプライバシーに対しても十分配慮しており，担当者の行動には問題はなかったと考えられます．実際に，受付番号で呼び出すことで患者のプライバシーに対しても十分配慮していること，担当者も名前で呼ぶ前にルールに従って数回受付番号で呼び出したことを丁寧に説明すれば，通常は患者からの納得を得られるように思います．もしこのような説明以上に，医療機関で名前を絶対に呼ぶなとか，慰謝料だとか過剰なクレームに進むようであれば，毅然とした態度でそれはできないと回答し，担当者だけではなく，事務職員の上長と共に対応するのがよいでしょう[6]．

(4) 入院病棟での患者の名札の設置

このような名前の問題は，入院病棟のベッド脇や部屋の入口，ナースステーションなどに設置する患者の名札などについても生じえます．他の入院者やお見舞いの方からも入院患者の名前が容易に見られるような場所に設置されている場合，その人が何らかの病気により入院していることと結びついて，みだりに他者に知られたくないと考えられるようなプライバシー情報に該当しえます．

もっとも，冒頭のQ2のように入院病棟において名札を設置することは，受付時に名前を呼ぶ以

---

[6] 詳しい対応は，Ⅰ-2（7頁）もご参照ください．

上に，患者の取り違えなどの医療ミスを防ぐために必要性が高いですし，入院患者自身の病室の確認のため，さらに，お見舞いに来た方の便宜のためにも有用と考えられます．また，入院の状況下にあっては，患者自身が自宅にいる場合と比べて生活上一定程度制約を受けることもやむを得ないと思われます．

したがって，病棟内に名札を設置したとしても，基本的には，プライバシー侵害で違法だなどという問題にはならないと考えられます．

もっとも，自分の名前を医師・看護師以外の別の患者たちにまで知られてしまうことについては，患者自身の考え方や病気の種類によってもどの程度知られたくないかという感覚は様々です．特に，冒頭のQ[2]の場合，苦情を申し出た患者は他の患者に名前を知られることで，意に反して話しかけられるという実害も生じています．そのため，医療機関としては，話しかける患者に対して注意を促すとともに，名札の設置についてもできるだけ患者にとってより受け入れやすい方法がないか，例えば，ナースステーション内の名札の設置場所は，看護職員からは見やすく通路側からは見えにくい位置に掲示するなど工夫する，病室の入口には名札は設置せず病室番号のみで区別してもらうといった方法が可能かどうかを検討するのがよいでしょう．

3　防犯カメラの設置

(1) 防犯カメラ特有の問題点

防犯カメラで撮影した映像は，顔などが判別できることにより特定の個人を識別できる場合は，個人情報に該当します．個人情報保護法上は，一般に，店舗に防犯カメラを設置し防犯目的で利用することについては目的の正当性が認められるため，本人が予測・想定できるよう特定された利用目的を公表する，カメラが作動中であることを撮影対象者らが認識できる態様にするなど適切な取扱いをすれば，違法の問題は生じないと考えられます[7-9]．

もっとも，具体的な状況下で，プライバシーや肖像権[10]の観点から問題となることはありえます．

7　個人情報保護委員会「『個人情報の保護に関する法律についてのガイドライン』に関するQ&A」（平成29年2月16日，令和6年3月1日更新）Q1-13参照．
https://www.ppc.go.jp/files/pdf/2403_APPI_QA.pdf

8　コンビニに設置された監視カメラにおける撮影行為や当該画像の第三者への提供がプライバシー・肖像権を侵害するかどうかが争われた事件（東京地判平成22・9・27判タ1343号153頁）でも，撮影の目的，撮影の必要性，撮影の方法および撮影された画像の管理方法ならびに提供の目的，提供の必要性および提供の方法等諸般の事情を総合考慮して，被撮影者の肖像に係る人格的利益およびプライバシー権の侵害が社会生活上受忍限度を超えるものかどうかを基準にして決すべきとし，当該事案においては，監視カメラによる撮影は，その目的において相当であり，必要性も認められ，撮影の方法や撮影された画像の管理方法も相当と認められるなどとして，違法とは言えないと判断しました．

9　映像の漏えい・減失・毀損などを防止するため，安全管理措置は必要です．

10　カメラ画像の場合，常に肖像権の問題も生じますが，考え方は類似しており，本項ではプライバシーの問題に絞って説明します．

例えば，前述した名前を利用するような場合とは異なり，防犯カメラによる情報の取得には，取得への（暗黙の）同意を行っているとは限らない状況がありえること，取得された情報がどの範囲で利用されるのか把握しにくいこと，本人の想像しない情報[11]が後日開示されたり漏えいする可能性があること，特徴量データ[12]を基に長期にわたり特定の個人が追跡されたり様々な場面の情報が紐付けられる可能性があることなどから，取得・利用方法や保存の在り方によっては，プライバシー侵害が生じ得るリスクは非常に高くもなりえます[13]．

(2) 医療機関の出入口への防犯カメラ設置

前述した観点から冒頭のQ[1]を検討すると，まず，医療機関の出入口に防犯カメラを設置するような場合であれば，来訪した患者は出入口付近において他者から外見を見られること自体は許容しているはずですので，防犯カメラによる撮影自体は一定程度許容されているものと考えられます．そのため，一般的な防犯目的に限定して利用されており，撮影態様も隠し撮りのようなものではなくカメラが作動中であることを撮影対象者らが認識できる態様で設置されている限り，社会生活を営む上で受忍限度の範囲内ということができ，プライバシーの観点からも基本的に問題とならないと考えられます．なお，単に目視されるのとは異なり，映像として残ることにより他人が客観的半永続的にそれを認識できる状況が作出されるため，映像を適切な時期に削除する対応は必要です[14]．

したがって，医療機関の出入口に防犯カメラがあることに対してクレームがあったとしても取り外す必要はなく，設置の必要性や防犯目的以外の用途で用いないこと，映像は一定期間経過後に自動的に削除されることなどを丁寧に説明し，理解を得るよう努めれば足りると考えられます．

(3) 入院病棟の廊下への防犯カメラ設置

これに対して，入院エリアにある防犯カメラについては，入院病棟が入院患者にとっては生活空間でもあるという観点からの配慮も必要と考えられます．

つまり，入院患者は一日中入院病棟にて過ごすこととなるところ，設置したカメラの数や場所によっては，非常に長時間継続的に撮影されることにもなりかねません．特に，病室内は私的空間に近く，その性質上撮影による情報の取得はできるだけ避けるべきと言えます．そもそも防犯目的であれば，病室や病棟と外部との出入口を撮影すれば足りるはずですので，病室内が大きく映り込むような場所への設置は，撮影の態様が適切ではないとして問題となる可能性があります．

これに対し，病室内が映り込まないような防犯上必要性の高い場所へ設置されているのであれば，医療機関出入口への設置と同様，防犯目的に限定して利用されていることなどを前提とする限り，社会生活を営む上で受忍限度の範囲内として，プライバシーの観点からも問題とならないと考えられます．

---

[11] 解析技術の進歩も相まって，気がつかない間に意図する範囲を超えた情報の取得が行われてしまうこともありえます．
[12] 取得した映像から骨格，輪郭，人物の目，鼻，口の位置関係等の特徴を抽出し，数値化したデータのことを言います．
[13] なお，名前を呼ぶなど開示・公表の行為がなくても，のぞき見や盗撮が違法となることからも分かるように，撮影という情報の取得自体が私生活の平穏を害するとして，プライバシー侵害にあたり得ます．
[14] 一般的な防犯カメラは，一定期間経過すれば映像が上書きされ情報が削除される仕組みとなっていることが多いです．

以上のようなポイントを押さえていれば，冒頭のQのような場面はいずれも，法的に違法とされる可能性は低いと思われます．もっとも，プライバシーに対する意識は年々高まっているところ，医療機関が患者のプライバシーに適切に対応していないと患者から判断されてしまった場合，医療機関全体の信頼を損ねる結果にもなりかねません．そのため，可能な範囲で，よりプライバシーの問題が生じにくいような適切な配慮をすることは必要です．

⚠ トラブルを予防するために ⚠

　名前やカメラ画像に関する患者の捉え方は様々です．そのため，医療機関における受付での呼び方（受付番号で分からない場合は名前で呼び出すこと）や防犯カメラの設置などについては，あらかじめ患者の認識できる場所に公表しておくことが対応として考えられます．既に各医療機関では，個人情報保護法に基づくプライバシーポリシーを作成しているでしょうから，それと併せてホームページや院内掲示にて公表しておくのがよいでしょう．

（長谷川葵）

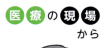

> 　医薬品管理のため，看護ステーションに防犯カメラを設置するケースが増えています．医薬品の紛失などが生じた場合，映像記録を見直すことで誤破棄が判明し，あらぬ疑いが晴れることもあり，業務上，有益です．ほかにも無断離院患者の発生時の足取り確認のためなど，防犯カメラの必要性は年々，高まっています．
>
> （荒神裕之）

Ⅳ-3 医療機関の広報と肖像権への配慮

#病院　#クリニック

Point 写真・動画等を広報に利用する際は，肖像権侵害が生じないようあらかじめ被写体の同意を得ておきましょう

Q 当院では，新人スタッフのリクルートを主な目的として，職員による広報を推進しています．特に，職場の明るい雰囲気を伝えようと始めた看護部のSNSアカウントは，学生にも大好評です．

先日，院内のクリスマス会の写真をSNSに投稿したところ，その会にボランティアとして参加した近隣住民のA氏から肖像権の侵害を主張する抗議文が届きました．取り急ぎ投稿を削除しましたが，A氏は，具体的な金額は示さないものの，「誠意を見せてほしい」として損害賠償の支払にこだわっています．確かに，当該写真にはサンタクロースの仮装をしたA氏が写っていますが，そもそもボランティア参加者には事前に撮影について説明していますし，投稿では念のため目の部分にマスキングを入れています．対応のポイントを教えてください．

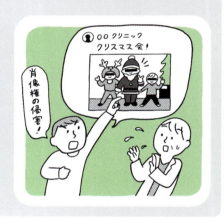

A 肖像権侵害の成否を検討する上では，主に，(1) **被写体本人の同意があるか**，(2) **被写体本人を識別可能か**などの点が問題となります．

解説

現代の医療機関の広報は，社会の情報化を反映して，看板や紙媒体だけでなく，ホームページの開設[1]，広報誌の電子化，ブログ，SNS，公式動画チャンネルなど，極めて多様化しており[2]，検討すべ

---

[1] 厚労省「平成17年（2005）医療施設（静態・動態）調査・病院報告の概況」によれば，調査当時既に70.2%の病院がホームページを開設しており，現在では，ほとんどの病院がホームページを開設しているものと推測されます．

き法的課題も多様化しています[3].

本項では，その中でも特に扱いが難しい肖像権の問題を解説します．

1 肖像権とは

肖像権は，著作権などのように法律上明文化された権利ではなく，裁判例により認められた権利であり，その具体的な内容や範囲は必ずしも明確ではありません．しかし，被写体本人の同意なく，肖像を撮影しまたは使用することは，肖像権の侵害になり得ます[4]．

いわゆる和歌山カレー事件の法廷内での撮影などが問題となった事件で，最高裁は，撮影の違法性について，「被撮影者の社会的地位，撮影された被撮影者の活動内容，撮影の場所，撮影の目的，撮影の態様，撮影の必要性等を総合考慮して〈略〉社会生活上受忍の限度を超えるものといえるかどうかを判断して決すべきである」と判示しており[5]，諸事情を総合考慮して判断しています．最近の裁判例にも，SNSにおいて肖像を無断で使用する行為について同様の方法で判断したものがあり，裁判所は，概ねこの方法で肖像の撮影や使用の違法性を判断しているといえます．裁判所が事後的に違法性を判断する場合には，「諸事情を総合考慮」するのが穏当な結論を導きやすいのかもしれませんが，広報の現場で，事前に「諸事情を総合考慮」して判断することは困難です．

医療機関経営の観点からは，写真や動画の利用について事前に明確な規程を設けておき[6]，さらに研修などにより担当者の理解を深めることが望ましいといえます．

2 肖像権侵害の通知を受けた場合の対応

a 弁護士への相談と証拠保全

肖像権侵害は，損害賠償請求訴訟や差止訴訟が提起されるおそれもある法的紛争です．病院が肖像

---

2 医療機関の広報の先進事例の紹介，今後の在り方などについては，病院77巻2号（2018年2月号）の特集「ステークホルダーマネジメントとしての病院広報」が詳しいです．

3 医療機関の広報の法的課題としては，ほかに，医療法などの広告規制，法や契約などに基づく守秘義務，個人情報保護法制および著作権なども重要です．

4 やや特殊な事案ではありますが，東京地判平成2・5・22判時1357号93頁は，「病院の中における患者の生活自体は，それが診療と関係がないと認められる特段の事情がない限りは，他から侵害されてはならない〈略〉患者の肖像権についても同様というべきである．これを要するに，一般に，病院内は，完全な私生活が保証されてしかるべき私宅と同様に考えるべきである」などと判示しており，院内における患者の肖像権の性質を理解する上で参考になります．

5 最判平成17・11・10民集59巻9号2428頁．

6 弁護士の監修を受けることが望ましいでしょう．下記文献は，病院広報のルール策定などの実践を紹介しており，参考になります．松岡志穂「病院におけるソーシャルメディアポリシーと広報活動ガイドラインの策定」病院73巻4号（2014年）310～314頁．

権侵害の通知を受けた場合には，早期に弁護士に相談することが有益です[7]．

実務では，ブログやSNSの画像に関し権利侵害を主張され，すぐに弁護士に相談できない場合，画像の掲載期間が長くなるほど権利者の損害が拡大するおそれがあることから，場合により，弁護士に相談する前に投稿ごと画像を削除することもあり得ます．しかし，投稿を保全しない場合，相手方が投稿の内容について事実と異なる主張をしたときに反論が困難となるおそれがありますので，投稿を証拠として保全することを検討しましょう[8]．

b 肖像権侵害の成否

対応の方針を決定するために，諸事情を考慮し，肖像権侵害が成立するおそれがどの程度あるかを検討することになります．本件では，主に以下の点に着目して検討を進めることになるでしょう．これらに関連する事情を調査し，整理することが有益です．

(1) 被写体本人の同意

被写体本人の同意があれば，肖像権を違法に侵害することなく肖像の撮影や利用が可能です．実務では，同意の範囲や，同意の証明の可否が問題になりやすいと感じます．同意の範囲については，特に，撮影だけでなく公表についても同意を得ていたか，公表の具体的な方法について同意を得ていたか，という点が重要になります．同意の証明の可否については，同意の事実および内容を書面などにより記録化しているか，という点が重要になります[9]．

なお，紛争予防の観点からは，院内のガイドラインなどにより，人が写りこんでいる写真一般の利用を禁止することもあり得ますが，同意などを条件に写真の利用を許容する場合には，あらかじめ同意取得の書式を定めるなどして，同意の範囲や証明に問題が生じないようにすることが望ましいでしょう．

(2) 識別可能性

本件では，被写体の目の部分にマスキングを入れており本人を識別できない，という反論があり得ます．識別可能性の基準については，裁判例に，肖像権などの侵害に関し，知人が見てその人だと識別できるかどうかを考慮したものがあり，参考になります．目の部分のマスキングだけでなく，さらにサンタクロースの仮装（帽子，付けひげなど）により，顔のほとんどの部分が隠れている，髪型や体型が分からないなどの事情があれば，識別可能性を否定する方向に働くでしょう．

(3) SNS特有の留意点

肖像権侵害に限らず，SNSに関する紛争においては，相手方も，しばしばSNSを利用しています．そのため，病院側の書面や協議の内容がインターネット上に公開されるおそれがあることに留意する

---

[7] 特に，インターネット上の肖像権侵害に関する紛争は，比較的専門性の高い分野ですから，同様の案件を取り扱う弁護士に相談することが有益です．

[8] インターネット上の情報に関する証拠保全の方法については，Ⅲ-1（50頁）をご参照ください．

[9] 書面がない場合でも，事前に説明を受けている，カメラに向けてピースサインや笑顔を見せているなど，周辺の事情から撮影の同意を推定できるときがありますが，公表の同意まで認められるかどうかは，慎重に検討しましょう．

必要があります．

3 協議による解決が困難である場合

　肖像権侵害の事案では，穏当な形で事態の解決を図りたい病院と，解決金の支払その他の条件を譲歩しない相手方との間で折り合いがつかなかったり，相手方が協議の内容を逐一 SNS で報告するために協議すること自体が困難になったりするなど，協議により紛争を終局的に解決することが困難である事案も少なくないと感じられます．また，相手方の立場で考えてみると，仮に訴訟を提起して慰謝料などの損害[10]が認められたとしても，弁護士報酬などの費用や手間を考慮すると，納得のいく経済的利益が得られない可能性がありますから，医療事故などの紛争に比べて，相手方が訴訟を選択しないことも少なくないと感じられます．

　もっとも，当事者にとって訴訟が選択肢にない場合には，かえって解決は困難となります．このような場合，病院としては，誠実に対応したがどうしても折り合うことができなかった（やむを得ない事案である）ということを関係者（ステークホルダー）に理解してもらう，という目標を定めることもあり得ます．具体的な対応は，肖像権侵害が認められる余地の有無，相手方の属性，関係者の意向などにより個別に検討することになりますが，例えば，医療機関として反論すべき点は反論するものの誠実に協議する（または協議を継続する）姿勢を示したことを記録に残しておく，場合によっては書面により陳謝して決着を図るなどの対応が考えられます．医療機関側の関係者の意向により，どうしても終局的な解決を図る必要があるものの，相手方の条件（金銭の支払いなど）を受け入れることが困難である場合には，裁判所に調停の申立てをするという対応もあり得ます．仮に，調停が成立しなかったとしても，申立てをしたが相手方が調停に応じなかった，または調停内で裁判所から公平な調停案が提案されたが相手方が拒否したので，やむを得ず終局的な解決に至らなかったが，医療機関としてできることは行った，というのも，一つの説明の在り方です．

　このように，紛争予防やその解決だけではなく，紛争への対応自体について，関係者からどう見えるか／どう見せるかを意識することも，医療機関の広報の重要な視点であると考えます．

⚠ トラブルを予防するために ⚠

　肖像の利用について，「目の部分にマスキングを入れれば大丈夫」という認識は必ずしも適切ではありません．おおらかな時代はともかく，現代では，マスキングと識別可能性についてより

---

[10] 東京地判平成 17・9・27 判時 1917 号 101 頁は，東京の銀座を歩行中の女性（胸に大きく「SEX」の文字がデザインされた衣服を着ていた）の写真を無断で撮影しウェブサイトに掲載した事案で，慰謝料として 30 万円の損害を認めており，認容され得る損害額を検討する上で参考になります．なお，やや特殊な事案ではありますが，脚注 4 の裁判例は，入院患者の肖像の公表（雑誌への掲載）などの行為に関し，慰謝料として 200 万円の損害を認めています．入院患者の損害が問題となる場合には，より慎重な検討が必要となるでしょう．

慎重に考える必要があるでしょう[11]．また，マスキングは，紛争自体の回避にとって必ずしも有用ではないと考えます．自分の目にマスキングを入れられること自体が不愉快である，という意見もあり得るからです．紛争予防の観点からは，日々更新されるSNSやブログなど，事前に専門家の確認を得ることが現実的ではない媒体では，そもそも被写体本人の同意がなくマスキングが必要な写真は使わない，という整理が望ましいでしょう．

（増田拓也）

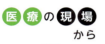

医療機関の中で，写真や動画は頻繁に撮影されています．本項の広報のための写真等に限らず，学会発表や論文執筆用の患部の所見記録や処置・手術の記録（写真・動画）など，患者からの同意の取得が曖昧な記録について，今一度，同意取得を見直してみることをお勧めします．上書きされない記録媒体の場合，トラブル回避のために保管状況や保存期間を是非とも確認してください．

（荒神裕之）

---

[11] 肖像権に関するガイドラインではないものの，個人情報保護委員会・厚労省「医療・介護関係事業者における個人情報の適切な取扱いのためのガイダンス」（平成29年4月14日，令和2年10月9日改正）Ⅱ．4．では，「個人情報の匿名化」の一例として「顔写真については，一般的には目の部分にマスキングすることで特定の個人を識別できないと考えられる」との記載がありましたが，同ガイダンスの令和4年3月1日改正では，当該記載が削除されました．

Ⅳ-4

\#病院　\#クリニック

診療録を巡る問題点（1）
診療録の望ましい記載

Point 少なくとも，その時点までの診療経過と診断の根拠を把握でき，その後の診療を適切に実施できるという程度の情報は記載しておかなければなりません

Q 患者が左胸の痛みを訴えて来院したのですが，心電図検査で狭心症を疑うべき異状は認められず，問診で痛みの程度は軽度で，発作的ではなく継続していること，圧痛点を確認できたことから，狭心症ではなく肋間神経痛と診断して帰宅させました．しかし，患者は帰宅後に心筋梗塞を発症し，後遺症が残ってしまいました．患者からは，診察時点で狭心症を見落としたために心筋梗塞への移行を予防できなかったと訴えられています．診療録には痛みありと記載しただけで，問診の内容について詳細な記載はしていません．弁護士からは診療録の記載が不十分で，訴訟に影響があると指摘されているのですが，どのような記載をすべきだったのでしょうか．また，記載が不十分だった場合，訴訟にどのような影響があるのでしょうか．

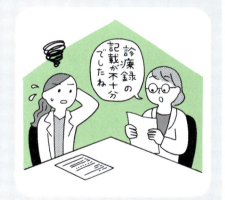

A ①診療録に記載すべき項目は医師法施行規則に定めがあります．記載の程度については定めがないものの，少なくとも，**その時点までの診療経過と診断の根拠を把握でき，当該患者のその後の診療を適切に実施できるという程度の情報**は記載しておかなければなりません．
②本件では，狭心症などの虚血性心疾患を除外した根拠（胸痛発作の性状，誘因，時間帯，発作の経過，心電図検査の結果など），肋間神経痛と診断した根拠（圧痛点など）について具体的に記載しておくべきだったと考えられます．
③診療録にこれらの記載がないことから，訴訟においては，診察時点における臨床症状の詳細やそのような臨床症状を確認したことが推認されず，これらを診療録以外の証拠から主張・立証することが必要になります．

解説

日々忙しい医療現場において，丁寧な診療と詳細な診療録[1]の記載とを両立させるのは非常に難しいことです．「診療録を書く時間があったら，一人でも多くの患者に対応したい」「私が説明したと言っているのに疑われるなんて不愉快だ」という医師の声を聞くこともあります．しかし，診療録の記載次第で，トラブルが生じた場合に医療機関および担当医の負担が大きく変わることがあるのは事実です．本項では，実際に見られる診療録の問題点を踏まえ，望ましい記載について検討します．

1　診療録の作成が義務付けられている理由

診療録の作成は医師法で義務付けられています．その主たる理由は，どのような診療が行われたのかを記録しておくことによって，適正な診療行為を確保することができるところにあると考えられます．詳細な記録はその後の診療の参考情報となりますし，当該診療行為は適正だったのか事後的な検証も可能となります．複数科で診療を行っていたり，担当医が変わったり，患者が転院した場合を想定すると，診療録の記載がその後の診療にとって必要不可欠であることは容易に首肯できるところだと思います．

限られた時間で多数の患者への対応を求められる医師が診療録を記載する時間を惜しむ気持ちは理解できますが，**診療録の記載は医師の備忘のみを目的としたものではなく，診療行為の一部**であり，あまりに内容が薄い記載や雑な記載は目の前の患者を疎かにすることになりかねないということを念頭に置かなければなりません．

2　診療録への記載が求められる内容

では，診療録にはどの程度詳細な記載が必要とされるのでしょうか．医師法施行規則には，診療録に記載すべき項目についての定めはありますが[2]，記載の程度については定めがありません．しかし，適正な診療行為を確保するという趣旨からすれば，特段の説明がなくても，その診療録の記載を各種検査記録，画像など，診療録以外の診療記録[3]と併せ見れば，その時点までの診療経過と診療の根拠

1　本項の「診療録」とは医師法24条1項，歯科医師法23条1項に基づき，医師および歯科医師に作成が義務付けられる記録を指します．
2　医師法施行規則23条は，診療録の記載事項について，①診療を受けた者の住所，氏名，性別及び年齢，②病名及び主要症状，③治療方法（処方及び処置），④診療の年月日と規定しています．歯科医師法施行規則22条にも同様の規定があります〔③については，治療法（処法及び処置）〕．なお，保険医療機関及び保険医の診療録の記載事項については，保険医療機関及び保険医療養担当規則8条，22条に規定があります．
3　平15・9・12厚労省医政局長通知（医政発0912001）「診療情報の提供等に関する指針の策定について〔医師法〕」では，「診療記録」を「診療録，処方せん，手術記録，看護記録，検査所見記録，エックス線写真，紹介状，退院した患者に係る入院期間中の診療経過の要約その他の診療の過程で患者の身体状況，病状，治療等について作成，記録又は保存された書類，画像等の記録」と定義しており，本項の「診療記録」も同義とします．

を把握でき，当該患者のその後の診療を適切に実施できるという程度の情報は記載しておかなければならないと考えられます．

患者にいつの時点でどのような症状・所見があったか，どのような治療によって症状・所見にどのような変化があったかといった臨床の基本情報について具体的な記載が必要であることはいうまでもありませんが，治療や検査に当たって，他にどのような選択肢があり，この治療や検査にはどのようなリスクとベネフィットがあると説明したか，患者がそれに対してどのような反応をしたか，患者が懸念を抱いている点はないかというような方針選択に関する説明などの情報も，その後の診療の前提として把握すべきものですので，当然に記載が必要です[4]．

とはいえ，医師が全ての患者の全ての診療に関して完璧に診療録を記載することは，医療現場の実情からすればおよそ不可能です．そこで，過去の事例からどのような場合に，あるいはどのような診療録の記載が問題となりやすいのかを検討し，日々の診療において確実に押さえておくべきポイントを意識することが有用だと思われます．

3　類型的に診療録の記載に留意が必要なケース

診療録の記載が問題として顕在化するのは，期待した結果が得られなかったり，悪しき結果が生じたなど，診療に関して問題が生じ，患者や家族からクレームが寄せられた場合です．もちろん，問題が生じるかどうかを確実に予想することはできませんが，診断・治療の難易度や患者の容態などから，治療が奏功しない可能性がある程度予測されるようなケースや治療法の選択が悩ましいケースなどでは，診療録は意識して詳細に記載しておきましょう．

4　診療録の記載が紛争化の誘因となるケース

患者や家族は，行われた医療行為に疑念を持ったとしても最初から紛争化させることを望んでいるわけではなく，多くのケースでは，まず医療機関側からの説明に加え，診療録の開示を求めて診療内容を確認しています．そのような場合に疑念を解消できるか，増幅させてしまうかは診療録の記載内容によるところが大きいといえます．

あまりに診療録の記載内容が薄かったり雑であったりすると[5]，患者や家族に，適切に診療してもらえなかったのではないかとの疑いが生じてしまいます．特に，患者が亡くなっており，家族が診察

---

[4] 手術など定型の説明文書がある場合には，線を引いたり書き込んだりしながら説明を行い，当該文書に患者の署名を得て診療録に添付することが考えられますが，その場合でも患者の反応などについては診療録に記載しておくべきです．

[5] 電子カルテではコピー＆ペーストがなされていることがありますが，その結果全く同様の記載が続いていたり，明らかに誤った内容の記載がコピー＆ペーストされていたりすると，適切な診療が行われていなかったのではないかとの疑義を招きかねませんので，注意が必要です．

や治療法の説明を行った際に同席していなかったというケースでは，そのような疑いから紛争化してしまうことが多くあります．たとえ長年診察していて，患者と良好な関係であったとしても，記載を省略してよい理由にはなりません．

　また，診療録の記載そのものや診療録と他の記録との間に食い違いがある場合も，医療機関，医師らへの不信感が一層強まり，紛争化しやすい傾向があります．研修医が経験不足や理解不足から不正確な記載をしているケースや，診療録と看護記録の記載に食い違いがあるケースなどもありますので，日頃から他の医療従事者の記載についても目を配る必要があります．

　食い違いがあると判明した場合には，速やかに[6]関係者で事実の確認を行い，訂正すべき記載については[7]，紙媒体の場合[8]には訂正前の記載が分かるように二重線を引き，訂正日時，訂正の理由を記載し，訂正者が署名押印して訂正しておくべきです[9]．

　画像についての評価が異なっていたり，診療科によって判断が異なっていたりする場合など，医師の見解の不一致があるケースでは，それぞれの見解を踏まえたカンファレンスの結果，どのような方針で治療を行うことになったのかという経過を記載しておくことも紛争予防の観点からは重要です．

5　診療録の記載不備によって法的手続において医療機関側に主張・立証上の負担が生じるケース

　過去の医療行為に関する患者側の疑念を解消することができず，法的手続がとられた場合，医療機関側[10]は医療行為が適切であったことを主張・立証しなければなりません．そうした場合に診療録は非常に有用な証拠となります．

---

[6] 医療行為が行われてから訂正がなされるまでの期間が長い場合，特に紛争が現実化してから訂正がなされている場合は，合理的な理由による訂正なのか疑問を持たれる可能性が高く，改ざんとの疑いを招きかねません．

[7] 訂正が認められるのは誤記を自身の認識に合致するように修正する場合であり，診療の前提とした事実や診断内容について訂正することは認められません．例えば，診療録に「チアノーゼ（－）」との記載があり，それを前提として治療がなされていたが，看護記録にチアノーゼと思わせる記載があり，SpO_2の数値も低かったというような場合に，診療録の「チアノーゼ（－）」との記載を訂正することは診療当時の認識に反した記載への修正であり，認められません．

[8] 平17・3・31厚労省医政局長等通知（医政発0331009・薬食発0331020・保発0331005）「民間事業者等が行う書面の保存等における情報通信の技術の利用に関する法律等の施行等について」により，診療録に記載された情報は，①見読性の確保（必要に応じ電磁的記録に記録された事項を出力することにより，直ちに明瞭かつ整然とした形式で使用に係る電子計算機その他の機器に表示し，及び書面を作成できるようにすること），②真正性の確保（電磁的記録に記録された事項について，保存すべき期間中における当該事項の改変又は消去の事実の有無及びその内容を確認することができる措置を講じ，かつ，当該電磁的記録の作成に係る責任の所在を明らかにしていること），③保存性の確保（電磁的記録に記録された事項について，保存すべき期間中において復元可能な状態で保存することができる措置を講じていること）の条件を満たす場合に，電子媒体に保存することが認められており，電子カルテは，改訂履歴が残るシステムであることが前提となります．詳細については，厚労省「医療情報システムの安全管理に関するガイドライン　第6.0版」（令和5年5月）参照．

[9] 平成15・9・12厚労省医政局長通知（医政発0912001）「診療情報の提供等に関する指針の策定について」参照．

[10] 医療機関のみならず，関与した医師も被告として訴訟を提起されることがあります．

過去の裁判例において，裁判所は，医師が作成する診療録に関して，「右の内容を有する診療録は，その他の補助記録とともに，医師にとって患者の症状の把握と適切な診療上の基礎資料として必要欠くべからざるものであり，また，医師の診療行為の適正を確保するために，法的に診療の都度医師本人による作成が義務づけられているものと解すべきである．従って，診療録の記載内容は，それが後日改変されたと認められる特段の事情がない限り，医師にとっての診療上の必要性と右のような法的義務との両面によって，その真実性が担保されているというべきである」と判示し[11]，高い証拠価値を認めています．

このように，裁判実務においては，他の証拠との齟齬等がなければ基本的には，診療録に記載がある事実はその記載のままの事実が存在したものとの推定が得られるわけですが，診療録に以下のような問題がある場合には，このような推定が働かないため主張・立証に大きな負担が生じ，医療機関側の主張が認められないことがあります．

(1) 改ざんと認定された場合[12]

裁判例においては，他の記録や他院への紹介状，搬送先の診療録などとの齟齬や当該診療録の記載の外形的な不自然さなどから，診療録の改ざんが認定されたケースもあります[13]．改ざんが認められた場合，当該記載を前提とした医療機関側の主張が認められないことはもちろんですが，医療機関側の主張や医師の供述全体の信用性を損ない，医療機関側に不利な判断がなされることも多いと思われます．加えて，そのような医師の行為が慰謝料の増額事由とされたケースや当該行為自体が損害賠償の対象とされたケースもあります[14]．

したがって，訂正や加筆をする際は，万一にも改ざんとの疑いを招くことのないような方法で行うことが重要です．

- ●訂正：(紙媒体の場合) 訂正前の記載が分かるように二重線を引き，①訂正日時，②訂正の理由を記載し，③訂正者が署名押印する
- ●加筆：(紙媒体の場合) 行間や余白には追記せず，もとの記載の末尾に①追記の日時，②追記すべき箇所，③追記者を明示する

(2) 食い違いがある場合

診療録の記載そのものや診療録と他の記録との間に食い違いがある場合には，医療機関側としても，

---

[11] 東京高判昭和56・9・24判タ452号152頁．
[12] 本項では，偽造，変造や虚偽記載を含めて改ざんとしています．詳細は割愛しますが，診療録の改ざんについては刑事責任を問われることがあります．
[13] 改ざんが認められた最近の事案としては東京地判令和3・4・30判タ1488号177頁など．
[14] 甲府地判平成16・1・20判時1848号119頁，判タ1177号218頁では，改ざん等の証明妨害行為が説明義務に反し，不法行為を構成するとして，東京地判令和3・4・30判タ1488号177頁では，改ざん行為が説明義務とは別の不法行為を構成するとして，損害賠償が命じられています．

臨床症状や経過，各記録の作成経緯や作成者の供述内容などを踏まえて，どの記載が正確であるかを総合的に判断し，主張・立証していくことになります．しかし，いずれの事実を主張・立証するとしても，医療機関側の主張とは一致しない記録が存在するため，主張・立証にはハードルがあり，医療機関側が主張した事実が認定されないことがあります．

(3) 記載が不明確な場合や記載がない場合

　診療録の記載が不明確な場合や記載がない場合には，医療機関側の主張の根拠となる証拠が存在しないとして医療機関側の主張が認められないことがあります．

　例えば，痛みや息苦しさなど，患者から訴えがあったことについては記載があるものの，その詳細が明確でない場合，対処の必要性があったか否かが争いとなり得ます．患者が訴えた症状の程度やその部位，持続的か否かなど，症状の詳細を具体的に記載し，その時点の診療行為の根拠となった事実を明らかにしておく必要があります．

　臨床症状があったにもかかわらず診療録に記載がない場合には，医師が症状を確認しなかった，もしくは認識できていなかったと推認され，行った処置等について診療録に記載がない場合には，そのような処置等は行っていなかったと推認されることから，医療機関側は推認を覆す主張・立証を行う必要が生じます．例えば，経過観察中で従前と同様の症状であった（特段の変化がなかった）場合に具体的な記載がなされていないケースや，ルーティンとなっている処置について記載がなされていないケースなどでは，記載をしなかった理由について合理的に説明した上で，医師が経過観察を行った事実および特段の症状の変化がなかった事実や処置を行った事実を，診療録以外の証拠から主張・立証しなければなりません．そのため，主張・立証のハードルが非常に高くなります．

　このような観点から，考えられる病態を踏まえて当然確認しなければならない臨床症状については，具体的に（変化がなかった場合や，症状がなかった場合はその旨を）記載し，医師の確認不足であったとの疑義を招かないようにしておきましょう．また，行った処置等はルーティンで行うものであっても必ず記載しておきましょう．特に，検査記録などの客観的記録が残らない処置等については十分な留意が必要です．

　日々の診療録の記載は医療現場の負担になり得るものですが，一方で，医療行為が適正であったことを患者や第三者に対して示すための有用な手段であり，その記載次第でトラブルが生じた場合の医療機関側の負担は大きく変わってきます．診療録の重要性については，研修など様々な場面で説明がなされていることと思いますが，本項がその重要性について再認識し，診療後に起こり得る負担を軽減するものとして前向きに捉えていただけるきっかけとなりましたら幸いです．

> ⚠️ **トラブルを予防するために** ⚠️
>
> 　トラブルを予防するためには，医療従事者自身に本項で解説したような問題点を意識していただき，診療録の記載の充実に努めていただくことが必要ですが，そのためには定期的にヒヤリハッ

ト事例を共有するなどして，医療機関全体で問題意識の定着を図り，求められる記載の質や量についての認識を統一化していくことが有用です．

（高坂佳郁子）

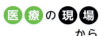

　小生は…で始まる診療録の記載を時々，目にします．電子カルテの普及に伴い，多職種の情報共有ツールとしての活用が拡大した結果，こうした個人の見解に固執したり他の診療科の治療内容を批判したりする記載が目に付くようになりました．診療記録は医療者と患者の双方のものであるという意識を持ちたいものです．

（荒神裕之）

IV-5

#病院　#クリニック

診療録を巡る問題点（2）

保存期間は5年でよいか

Point　医師法上の観点からは適切な対応ですが，損害賠償リスクの高い診療が含まれる場合は，保存期間の延長を検討しましょう

Q 6〜7年ほど前に当院に通院していた患者の遺族から，患者が他の医療機関の診察を受けたところ大腸がんが発見され，手術したが既に転移しており先日亡くなった．当院への通院時の診療内容などを確認したいとして，診療録の開示を求められました．

しかし，当院では最終来院から5年間しか診療録を保存しておらず，診療録の開示はできませんでした．患者の遺族からは，診療録を保存していなかったのは当院の落ち度ではないか，過去の診療内容に問題があるのではないかという指摘を受けています．しかし，医師法上の診療録保存期間は5年ですし，主治医は当時の患者の訴えや症状からは大腸がんは疑われなかったように記憶しているので，当院としては，対応は適切だったと考えています．その方針で問題ないでしょうか．

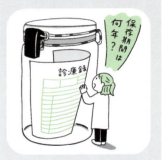

A ①診療録開示請求に対しては，患者本人から請求された場合はもちろん，患者が亡くなっている場合には，その配偶者，子，父母およびこれに準ずる者からの請求であれば応じる必要があります．

②最終来院が5年以上前の患者の診療録を保存していなくても，医師法上は問題ありません．既に診療録が廃棄されていれば，開示請求を受けても不存在として回答すれば足ります．

③しかし，患者の遺族が過去の診療について，大腸がんの見逃しを疑っていると考えられるため，今後，遺族から医療機関や担当医に対して損害賠償を請求される可能性があります．

このような場合，診療録が残っていれば，当時の検査や所見の記載に基づき，当時の医療行為を容易に立証できることから，損害賠償請求権が時効消滅していない限り診療録を保管するという考え方もあります．

もっとも，全ての患者の診療録について消滅時効に配慮して保存するとすれば保管のコストも増えますし，情報漏えいといったリスクへの対応の負担もそれだけ大きくなるため，医療機関として総合的に判断して診療録の保存期間を決定する必要があります．

解 説

1 診療録開示請求への対応

　医療機関が患者本人から，当該患者の診療録[1]について開示請求を受けた場合は，基本的に個人情報保護法33条に基づいて開示することとなります．個人情報保護法上の「個人情報」は，生存する個人の情報ですので（同法2条1項柱書参照），患者が亡くなっている場合，同法は直ちには適用されません．

　しかし，個人情報保護法上の請求権がないというだけで遺族からの請求があっても一切開示しないという対応には問題があります．医療機関としては診療契約上の付随義務として患者本人に診療内容を適切に説明すべき義務を負っており，患者が亡くなった場合には遺族に対して説明を行う必要があるためです．

　では，遺族からの請求に対して診療録を開示する場合，何か特別な配慮は必要でしょうか．この点，個人情報保護委員会・厚労省のガイダンス[2]では，「患者・利用者が死亡した際に，遺族から診療経過，診療情報や介護関係の諸記録について照会が行われた場合，医療・介護関係事業者は，患者・利用者本人の生前の意思，名誉等を十分に尊重しつつ，特段の配慮が求められる」としています．その上で，「患者・利用者が死亡した際の遺族に対する診療情報の提供については，『診療情報の提供等に関する指針』〔『診療情報の提供等に関する指針の策定について』（平成15年9月12日医政発第0912001号）〕の9において定められている取扱いに従って，医療・介護関係事業者は，同指針の規定により遺族に対して診療情報・介護関係の記録の提供を行うものとする」とされています．そして，「診療情報の提供等に関する指針の策定について」においては，「診療記録の開示を求め得る者の範囲は，患者の配偶者，子，父母及びこれに準ずる者（これらの者に法定代理人がいる場合の法定代理人を含む）」とされています．

　したがって，医療機関としては，診療録の開示を求めた遺族が，患者の配偶者，子，父母およびこれに準ずる者かどうかを確認し，これらに該当する場合には，患者本人の生前の意思，名誉などに反するといった特別な事情がない限り，遅滞なく開示する必要があります[3]．

1　本項において「診療録」とは，医師法24条1項，歯科医師法23条1項に基づき，医師及び歯科医師に作成が義務づけられる記録を指します．
2　個人情報保護委員会・厚労省「医療・介護関係事業者における個人情報の適切な取扱いのためのガイダンス」（平成29年4月14日，令和6年3月一部改正）Ⅰ8.
　https://www.ppc.go.jp/files/pdf/01_iryoukaigo_guidance6.pdf
3　医療機関に対する任意での開示請求以外に，裁判所を通じて証拠保全申立てがされる場合もあります（民事訴訟法234条）．

2　診療録の保存期間

(1) 医師法の規定年数

医療機関が診療録を廃棄してしまった場合は，当然ながら診療録を開示することはできません．診療録の保存期間については，医師法24条2項[4]で5年間，看護記録，病院日誌，処方箋，手術記録，検査所見記録，X線写真など診療に関する諸記録（以下，診療記録．診療録と併せて以下，診療録など）の保存期間については医療法21条1項9号・医療法施行規則20条10号で2年間と定められています[5]．また，保検医療機関は，保険診療の診療録についてはその完結の日から5年間，診療録以外の療養の給付の担当に関する帳簿・書類その他の記録についてはその完結の日から3年間保存しなければならないとされています[6]．

そのため，最終来院が5年以上前の患者であれば，診療録などを保存していなくても医師法・医療法の問題は生じず，患者や遺族からの開示請求に対しても，診療録などを保存していないと回答することに医師法・医療法上の問題はありません．

(2) 規定以上の保存を検討する場合

ただし，診療録などは，患者とのトラブルが生じたときに，医療機関にとって，診療行為に問題がなかったことを立証するための有用な手段となります．冒頭のQにおいても，もし診療録などが残っていれば，それを開示するとともに，当時の検査や所見の記載に基づいて大腸がんを疑うべき事実がなかったことを説明することで，患者の遺族が納得してそれ以上の請求をしないことも考えられます．

訴訟になった場合でも，もし診療録などがあれば，記載そのものが信用力のある証拠となりますし，担当医師らの記憶の喚起も容易です．しかし，診療録などが残っていなければ，ほかに関係資料がないかを確認し，担当医師らの記憶をできる限り喚起し，尋問で証言するという立証方法をとるしかありません．

このような観点からすれば，患者から損害賠償請求をされる可能性に備えて，医療機関が法定の保存期間を超えて，損害賠償請求権が時効消滅するまでの間，診療録などを保存しておく選択肢も検討する必要があります．

3　損害賠償請求される可能性のある期間

ここで，冒頭のQにおいて，遺族から，診察や検査でのがんの見落としがあったことにより，大腸がんの発見が遅れ，結果として手術が功を奏せず患者が死亡に至ったとして，損害賠償を請求されることを想定して説明します．

---

[4] 歯科医師法では23条2項に同様の規定があります．
[5] 保存義務に違反すると，診療録については50万円以下の罰金（医師法33条の3第1号，歯科医師法31条の3第1号），その他の診療記録については20万円以下の罰金（医療法89条1号）に処せられます．
[6] 保険医療機関及び保険医療養担当規則9条．

表1 生命・身体の侵害による損害賠償請求権に関する消滅時効期間

	平成29年改正前	平成29年改正後[*1]
債務不履行責任	権利を行使することができる時から10年	権利を行使することができることを知った時から5年[*2]
		権利を行使することができる時から20年[*3]
不法行為責任	損害及び加害者を知った時から3年[*4]	損害及び加害者を知った時から5年[*5]
		不法行為の時から20年[*6]

[*1] 知った時からの期間と権利を行使できる時からの期間の，いずれか早い方の経過によって時効が完成します．
[*2] 改正民法166条1項1号．
[*3] 改正民法166条1項2号・167条．なお，生命・身体による損害賠償請求権を除き，一般の債務不履行責任については，10年間となります（改正民法166条1項2号）．生命・身体は重要な法益であり，これに関する債権は保護の必要性が高いこと，また，治療が長期間にわたるなどの事情により被害者にとって迅速な権利行使が困難な場合があるという理由により，生命・身体の侵害による損害賠償請求権については，一般の権利よりも消滅時効期間が伸長されました．
[*4] 不法行為の時から20年の除斥期間を経過したときも請求権は消滅します．
[*5] 改正民法724条1号・同724条の2．なお，生命・身体による損害賠償請求権を除き，一般の不法行為については，3年間となります（改正民法724条1号）．
[*6] 改正民法724条2号．

　いわゆる医療過誤訴訟として患者の遺族から損害賠償を請求される可能性があるのは，通常は，民法上の損害賠償請求権[7]の消滅時効が完成するまでの期間（**表1**）と考えられます[8]．損害賠償請求には，①債務不履行責任（民法415条），または②不法行為責任（民法709条，同715条）によるものがあります．通常，患者側からの請求では①②の双方を根拠として請求されるところ，生命・身体の侵害の場合における①②の消滅時効期間は，2017（平成29）年の民法改正前後でそれぞれ**表1**のとおりとされています．

　改正法の方が消滅時効期間は短くなる可能性もあるものの，冒頭のQのような診察や検査での見落としを疑われるようなケースなどでは，見落としたとされる時期から損害の発生までに相当期間が経過していることなどから，なかなか消滅時効期間が開始しないこともありえます．そのため，改正法が適用される場面では，診療録の保存期間を20年に延長する必要がないかを検討する必要があります[9]．

　新旧民法いずれが適用されるかについては，**表2**のように定められています[10]．

---

[7] 執刀医，主治医など直接の行為者に対しては709条の責任を追及し，医療機関に対しては使用者責任（715条）を追及するのが一般的です．

[8] 厳密に言えば，消滅時効期間が経過していたとしても請求自体は可能ですが，医療機関が抗弁として消滅時効を主張することにより，比較的容易に請求棄却の判決を得ることができます．

[9] 時効期間は更新や完成猶予（旧法によれば中断・停止）によって，期間がリセットされたり，時効の完成が猶予されたりすることがあるほか，行為から相当期間経過後に損害（症状の発生，死亡等）が発生するケースでは当該損害発生時から時効が進行すると考えられるため，最終来院から20年間診療録などを保存していたとしても，立証のリスクを100％回避できるわけでもない，ということにも注意が必要です．

[10] 実際に消滅時効が問題となりそうな際には，新旧いずれの法律が適用されるか，それを前提にいつから消滅時効期間が開始するかについて，慎重な検討が必要です．また，たとえ時効が完成していたとしても，請求権を認めてしまうとそのときから新たな時効期間が進行することになるので，患者らへの対応の中で請求権を認めたことにならないよう（例えば，損害の一部を支払うことは，これにあたる可能性があります），十分注意して対応する必要があります．

表2 新旧民法の適用関係

	平成29年改正前民法適用	平成29年改正民法適用
債務不履行責任[*1]	令和2年3月31日以前に，請求発生の原因となった法律行為[*2]が生じた場合	令和2年4月1日以降に，請求発生の原因となった法律行為が生じた場合
不法行為責任[*3]	令和2年3月31日以前に，不法行為がされた場合（ただし，令和2年4月1日時点で損害及び加害者を知った時から3年が経過していない場合を除く[*4]）	・令和2年4月1日以降に，不法行為がされた場合 ・令和2年4月1日時点で損害及び加害者を知った時から3年が経過していない場合

[*1] 平成29年改正附則17条1項．
[*2] 医療過誤訴訟においては，医療機関と患者との間の診療契約．継続的な診療が行われている場合にはその診療に関する契約成立は初診時とされます．ただし，継続的な診療契約とは別に，特定の医療行為について個別に診療契約が発生していると解釈される場合もあると考えられます．
[*3] 平成29年改正附則35条．
[*4] 実質的には，不法行為の損害及び加害者を知った時点が平成29年4月1日よりも前か後かという判断が必要となります．

4　総合的なリスク判断

(1) 保管の負担と漏えいのリスク

　上記のとおり，医療過誤訴訟の立証に備えるという観点からは，不法行為責任の消滅時効（又は除斥期間）あるいは改正法適用下での債務不履行責任の消滅時効期間に照らし，最終来院から20年間診療録を保存しておくという取り扱いが，安全といえます．

　しかし，診療録を一律に20年間保管しておく取り扱いとすると，紙の診療録などの場合は保管場所の確保が必要となりますし，電子カルテの場合もその保存に十分なサーバ容量の確保が必要となり，医療機関にとっては大きな負担となり得ます．さらに，診療録などには要配慮個人情報が含まれるところ，20年もの間，診療録などを保存しておけば，医療機関にとってそれだけ漏えいのリスクも高まります．

　患者側の立場から見ても，権利を行使することができる時あるいは損害及び加害者を知った時から起算する消滅時効期間（改正法によればいずれも5年）について保存されていれば，損害賠償請求権の権利行使に対する大きな支障とはならないように思われます．また，万が一診療録などの内容が漏えいすれば患者や遺族自身が漏えいによる損害を受けかねないこともありますので，診療録などについて，最長20年もの間保管されることは，必ずしも望ましいとはいえないと思われます．

(2) 損害賠償リスクを踏まえた検討

　上記のとおり，改正法において債務不履行責任の消滅時効について「権利を行使することができることを知った時から5年間」という算定方法が加わったことから，改正法が適用される患者の診療録については，最終来院から5年間とすることもありえます．

　もっとも，前述のとおり，債務不履行責任について旧法が適用される診療録，すなわち初診が2020（令和2）年3月31日以前の患者に関する診療録については，10年の消滅時効期間となりますし，最終来院よりも後に損害が発生し時効期間が直ちには開始しないこともあるため，5年経過した時点ですぐに廃棄することには不安が残ります．そのため，これまでどおり10年程度の保存を一

つの目安とするのがよいように思います．

　長期保管による負担を避けつつ，医療過誤訴訟における立証の負担を回避したいのであれば，診療から長期間経過後に争いとなりうる病気が疑われる患者の診療録や，既に診療録開示請求を受けたなど紛争リスクが高いと思われる患者の診療録についてのみ，個別に長期間保管するということも考えられます．

　以上のとおり，診療録の保存期間については，医療過誤訴訟における立証への備え，保管上の支障や漏えいリスク，患者の意思などを総合的に考慮する必要がありますし，取り扱う診療科目や医療機関の規模等によってもリスク判断は変わりうるため，それを踏まえ，それぞれの医療機関において合理的な保存期間を設定する必要があります．

⚠ トラブルを予防するために ⚠

①診療録開示請求について

　あらかじめホームページなどで保存期間を公表しておけば，保存期間を経過した診療録がないことについて，遺族にも合理的な説明が可能となります．

②医療過誤訴訟の立証への備えについて

　診療録を 20 年程度保存しておけば，損害賠償請求を受けた際に手がかりがなく適切な治療行為だったという反論ができないことも相当程度減らすことができます．以前の出来事であればあるほど記憶も失われるため，診療録の証拠の価値はより重要となります．

　もっとも，本文で説明したとおり，個人情報の漏えいや保管上の支障などに鑑みれば，必ずしも長期間保存することが最善とは言い切れないため，各医療機関においてどの程度医療過誤訴訟のリスクがあるかを踏まえて判断せざるを得ません．

　いずれにせよ，立証の備えの観点からは，記録の正確性が前提となりますので，まずは正確な記録を残すことを心がける必要があります（Ⅳ-4 → 85 頁参照）．

（長谷川葵）

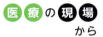
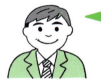

　ご遺族から，約 40 年前の病理解剖結果の照会がありました．母の病理解剖の丁寧な説明を受けたことをきっかけに，昔の父のことを思い出し，検診を受けていたのに父が死亡したのは誤診だったに違いない，とのお話でした．奇跡的に手書きの剖検記録が見つかり誤解は解け，大変感謝されました．記録は時に大きな力となります．

（荒神裕之）

Ⅳ-6 医療機関に対するサイバー攻撃とベンダの責任

#病院　#クリニック

Point 契約書類等を精査し，十分に準備して交渉に臨みましょう

Q 3か月前，当院の情報システムがランサムウェアに感染し，全システムが使用不能になりました．当院は，身代金の要求を断固として拒否し，紙カルテで診療を継続しつつ復旧を進めました．先日，ようやく全システムが復旧したところです．調査結果によれば，犯人は，ネットワークの脆弱性を突いて侵入したようです．この脆弱性については，攻撃の数年前から国や独立行政法人情報処理推進機構（IPA）などが繰り返し注意を喚起しており，有効な対策も示されていましたが，当院ではその対策が講じられていなかったようです．今回の攻撃によって，当院は多額の調査・復旧費用を支出しました．また，診療を制限せざるを得ず，診療報酬が大幅に減少しました．当院に発生した損害の負担について，これから，当該システム・ネットワークの構築・保守を委託していた外部事業者（ベンダ）と協議を進めていきたいと考えていますが，協議に当たってどのような点に気を付ければよいでしょうか．

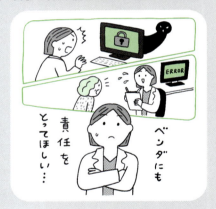

A ①まずは，契約書類を精査し，ベンダに当該脆弱性対策を義務付けるような規定がないかを確認しましょう．そのような規定が確認できない場合でも，事情によっては，**黙示の合意や善管注意義務の違反**などの債務不履行を指摘できる可能性があります．
②また，損害に関しては，**法的な因果関係**が問題となるため，弁護士に相談し，きちんと説得の準備をして交渉しましょう．
③被害発生直後は多忙ですが，**損害賠償請求ができる期間を限定する条項**が契約に規定されていることもありますから，弁護士への相談は早ければ早いほどよいでしょう．

解説

1　なぜベンダの責任が問題となるのか

　近年，Ⅳ-1（66頁）で紹介したランサムウェア攻撃をはじめとする，医療機関に対するサイバー攻撃が増加しています．医療機関がサイバー攻撃を受けた直後には，被害状況の把握，代替運用手段への切換，証拠・証跡の保全，被害拡大の防止，原因の究明，復旧計画の策定，所管官庁への連絡[1]，法令に基づく対応（個人情報保護委員会への漏えい等の報告[2]など），Ⅳ-1で解説した身代金要求に関する検討など，様々な対応が必要となります．

　しかしながら，これらの対応を適切に行い，システムの完全復旧に至ったとしても，それで解決というわけではありません．医療機関がサイバー攻撃を受けた場合，甚大な損害が発生することが少なくないところ，この損害を誰が負担するかという問題が残ります．サイバー攻撃による損害は，本来，攻撃を実行した犯人が賠償すべきですが，通常，外国に所在するであろう犯人を特定し，賠償を受けることは困難です[3]．そこで，ベンダの責任を検討することになります．

2　ベンダの損害賠償責任の成否

（1）契約書類におけるセキュリティ対策に関する規定

　医療機関とベンダとの間で，ベンダの義務に関する合意がなされており，ベンダが当該義務に違反したことによって損害が発生したといえる場合には，原則としてベンダに対し当該損害の賠償を請求することができます（債務不履行に基づく損害賠償請求[4]）．そこで，まずはベンダとの契約書類を精査し，セキュリティ対策についてベンダのいかなる義務が規定されているかを確認すべきです．冒頭のQでは，犯人は，ネットワークの脆弱性を突いて侵入しており，かつ，この脆弱性への対策は示されていたことから，当該対策がなされなかったことで医療機関情報システムがランサムウェアに感染し，医療機関に損害が発生したといえそうです．ベンダとの保守委託契約書やSLA（Service Level Agreement）[5]などの契約書類において，ベンダに対し，当該脆弱性対策を義務付けるような，

1　厚労省「医療情報システムの安全管理に関するガイドライン第6.0版　企画管理編」（令和5年5月）12.⑦．なお，Ⅳ-1（66頁）で解説したとおり，厚生労働省は，医療機関等がサイバー攻撃を受けた際の連絡先として，厚生労働省医政局特定医薬品開発支援・医療情報担当参事官室を案内しています．

2　個人情報保護法26条1項．

3　国が北朝鮮当局の下部組織とされるサイバー攻撃グループに関する注意喚起をした例として，金融庁・警察庁・内閣サイバーセキュリティセンター（NISC）「北朝鮮当局の下部組織とされるラザルスと呼称されるサイバー攻撃グループによる暗号資産関連事業者等を標的としたサイバー攻撃について（注意喚起）」（令和4年10月14日）．

4　民法415条1項．

5　ベンダが提供するサービスの具体的な内容，水準，免責内容などに関する，ベンダとユーザとの間の合意事項を規定した文書を指します．

セキュリティ対策に関する規定がないかを確認すべきでしょう[6]．そのような規定が確認できた場合には，その違反を根拠に，ベンダに対し，損害の負担を求めることになります．

(2) 黙示の合意，善管注意義務など

契約書類において明確な規定が確認できなかったとしても，過去のベンダとのやりとりから，ベンダが実施すべきセキュリティ対策に関する黙示の合意が認められる場合があります．ベンダから提供された説明用資料，議事録，メールなどを精査し，ベンダが脆弱性対策情報の継続的な収集・実施を約束しているなどの医療機関側に有利な事情があるか併せて確認しましょう．また，システム・ネットワークの保守を受託しているベンダは通常，民法に基づく善管注意義務[7]を負っていますので，係る義務違反（債務不履行）を指摘し，損害の負担を求めていくこともあり得ます．

黙示の合意に関して参考になる裁判例として，ユーザがベンダに対し，ユーザのウェブサイトにおける商品受注システムの設計，保守などを委託したところ，ベンダが制作したアプリケーションに脆弱性があったことにより，当該ウェブサイトで商品の注文をした顧客のクレジットカード情報が流出したとして，債務不履行に基づく損害賠償を求めたという事例[8]があります．裁判所は，流出の原因がSQLインジェクション攻撃[9]であること，「経済産業省及びIPAが，ウェブアプリケーションに対する代表的な攻撃手法としてSQLインジェクション攻撃を挙げ，バインド機構の使用又は（中略）エスケープ処理を行うこと等のSQLインジェクション対策をするように注意喚起をしていたこと」などの事情を認定し，黙示の合意により，ベンダには「データベースから顧客の個人情報が漏えいすることを防止するために，SQLインジェクション対策として，バインド機構の使用又はエスケープ処理を施したプログラムを提供すべき債務」があったと認めました．

冒頭のQにおいても，脆弱性については，数年前から国などが繰り返し注意喚起をしており，有効な対策も示されていた[10]とのことですから，仮に，ベンダに対し，当該脆弱性対策を義務付けるような，セキュリティ対策に関する規定が見当たらなかったとしても，黙示の合意などを根拠として，ベンダに債務不履行があったと主張することも，十分に合理的であると考えます．

---

[6] どのような条項がこれに当たるかは，ケースバイケースですが，例えば，ソフトウェアのアップデートに関する条項（ソフトウェアを常に最新のバージョンに保つという約束）などが考えられます．

[7] システム・ネットワークの保守委託契約は通常，準委任契約（民法656条，643条）であり，受託したベンダは，「委任の本旨に従い，善良な管理者の注意をもって，委任事務を処理する義務を負う」こととなります（民法644条）．

[8] 東京地判平成26・1・23判時2221号71頁．

[9] ウェブアプリケーションの入力画面にプログラム作成者の予想していない文字列を入力することにより，プログラム作成者の予想していないSQL（データベースの管理プログラムを制御するためのコンピュータ言語）文を実行させるサイバー攻撃をいいます．

[10] 例えば，2022年3月には，サイバー攻撃事案のリスクの高まりを踏まえ，経済産業省，総務省，厚生労働省，内閣官房内閣サイバーセキュリティセンター（NISC）などの諸官庁が各企業・団体に対し，具体的なサイバーセキュリティ対策を示しつつ，その実施を呼びかけています〔経済産業省ほか「サイバーセキュリティ対策の強化について（注意喚起）」（令和4年3月1日）〕．また，IPAは，そのウェブサイトにおいて，各種の脆弱性対策情報をタイムリーに公表するほか，2014年以降は，毎年，前年に発生した社会的に影響が大きかったと考えられる情報セキュリティにおける事案から「情報セキュリティ10大脅威」を選出し，その攻撃手口や対策などを詳細に解説しています．

3　賠償を求めることができる損害

ベンダの債務不履行が認められる場合，医療機関はベンダに対し，ベンダの債務不履行と法的な因果関係のある損害の賠償を請求することができます[11]．

冒頭のQでは，損害として，調査・復旧費用や診療制限による収益の減少分（逸失利益）が挙げられていますが，医療機関がサイバー攻撃を受けた際の損害としては，このほかにも，ベンダに支払い済みの報酬相当額（システム・ネットワーク構築費用や保守費用など），患者などからの問合せ対応外注費用（コールセンター設置費用など），情報が漏えいした患者に支払う慰謝料などの第三者に対する損害賠償金，対応に当たる医療機関スタッフの人件費，弁護士費用などが考えられます．

これらが法的な因果関係のある損害として認められるか否かはケースバイケースですが，特に，人件費については，そのサイバー攻撃があったから支出したという因果関係の立証に悩むことが多いかもしれません．もっとも，裁判例の中には，市教委職員の時間外労働手当分および週休日の振替などの対応により低下した労働力分の負担を損害として認めた事例[12]や，サイバー攻撃事案ではないものの，臨時雇用のアルバイトや派遣社員に係る人件費に加えて正社員残業手当を損害として認めた事例[13]，新システム移行のための会議日当を損害として認めた事例[14]などがあり，まったく認められない損害項目ではないと考えます．弁護士に相談し，きちんと説得の準備をして，粘り強く交渉することが重要です．ベンダとの契約に損害賠償を請求できる期間を制限する条項がある可能性（後述）を考慮すれば，弁護士への相談は早ければ早いほどよいでしょう．被害発生の直後は業務量が多くなり，損害賠償の検討は後回しにされがちかもしれませんが，検討が漏れないように注意が必要です．

4　いわゆる責任限定条項

ベンダが準備する契約書のひな型には，損害賠償の上限を定める条項，賠償する損害の項目を限定する条項，損害賠償を請求できる期間を制限する条項など，いわゆる責任限定条項が定められていることがあります[15]．したがって，ベンダとの契約書類に責任限定条項が規定されていないかについても確認しておくべきです．

もっとも，訴訟では，契約の解釈や信義則[16]などにより，責任限定条項が文言どおりに適用され

---

[11] 民法416条．
[12] 前橋地判令和5・2・17〔令2（ワ）145号・331号〕．ただし，控訴により，本項執筆時点では確定していません．
[13] 東京地判平成16・4・26〔平14（ワ）19457号〕．なお，この裁判例では，具体的な損害項目の検討に先立って，特約に基づき，ベンダはユーザの間接的・派生的な損害について一切の責任を負わないと判断されていますが，それでも正社員残業手当などの賠償責任が認められています．
[14] 東京地判平成29・8・25〔平27（ワ）34480号〕．
[15] 責任限定条項の有効性について，例えば，東京高判平成25・9・26金判1428号16頁は，個別の事案に関するものではありますが，ある責任限定条項について，その内容が公序良俗に反しない限り有効である旨判示しています．
[16] 民法1条2項は「権利の行使及び義務の履行は，信義に従い誠実に行わなければならない」と定めています．

ないことがありますから，責任限定条項が規定されていたからといって，直ちにベンダへの損害賠償請求を断念することはありません．例えば，前掲脚注 8 の事例では，ユーザとベンダとの間の業務委託基本契約の中で，ベンダは「個別契約に定める契約金額の範囲内において損害賠償を支払うものとする」という責任限定条項が規定されていたものの，裁判所は，ベンダに故意・重過失がある場合にまで「同条項によって被告の損害賠償義務の範囲が制限されるとすることは，著しく衡平を害するものであって，当事者の通常の意思に合致しないというべきである」として，**ベンダに故意または重過失がある場合には当該責任限定条項は適用されない**と判示し，結論として，ベンダの重過失を認め，責任限定条項の適用を否定しています[17]．ベンダとの契約書類に責任限定条項が規定されている場合には，ベンダに重過失が認められるかといった点も含めて，弁護士に相談の上，ベンダに対する提案，あるいはベンダからの対案について検討しましょう．

⚠️ トラブルを予防するために ⚠️

●ベンダとの契約交渉段階，システム開発初期段階の留意点

ベンダとの契約書類にベンダのセキュリティ対策に関する義務が規定されていれば，ベンダに損害の負担を求める根拠として明確かつ説得力があります．理論上，黙示の合意や善管注意義務の違反を根拠とする余地があるとしても，これらは明確性に欠けるため，訴訟に至る前の交渉段階において，これらを根拠に，ベンダに高額の損害負担を承諾してもらうことは容易ではないでしょう．そこで，予防法務の観点からは，ベンダとの契約交渉の段階で，万が一，サイバー攻撃の被害が発生したときには，どの条項を活用して契約違反を主張するか，また，契約違反の主張をする上で障害となり得る条項がないかという観点をもって契約書類を起案・修正することが肝要です．

同様に，責任限定条項が訴訟において文言どおりに適用されないことがあるとしても，ベンダとの契約書類において責任限定条項が規定されたままとなってしまった場合，訴訟外でそれを無視する形でベンダと交渉するのは難しくなります．予防法務の観点からは，ベンダとの契約交渉段階で責任限定条項自体を削除する，それが困難でも，損害賠償の上限額を引き上げる，損害賠償を請求できる期間を延長するなど，可能な限り適切にベンダの準備したひな型を修正することが重要です．

また，責任限定条項を修正できたか否かにかかわらず，システム開発の初期段階から，ベンダに適切なセキュリティ対策を行うことを確認し，それを書面化することも重要です．ベンダとセキュリティ対策に関するやり取りをしたときには，やり取りの内容や，ベンダの要対応事項である旨を議事録などに残すことを意識するとよいでしょう．関連して，前掲脚注 12 の事例は，ベ

---

[17] このほか，脚注 13 の事例も，損害賠償の上限を契約金額とする旨の特約があったにもかかわらず，諸事情を考慮して，契約金額ではなく，作成しようとしたシステムの出来高を上限とすると解釈しています．

ンダが，提案依頼書，提案書，要件定義書，設計方針および基本設計書において，外部からのアクセス制限を行うことを複数回にわたって確認していたことが認められることを理由に，ベンダが不適切なファイアウォール設定のままシステムを引き渡したことについて，ベンダの重過失が認められ，責任限定条項の適用が否定された事例であり，参考になります．

（増田拓也）

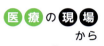

電子カルテの導入や運用は専門的な知識が求められることから，情報システムやネットワークに疎い医療機関側は，ベンダが言うなりの内容の契約に陥る可能性が常にあります．後悔しないためにも，契約段階から専門家の関与を求めるなどの万全な対応が求められます． （荒神裕之）

V

取引先等との
トラブル

いわゆる MS 法人との付き合い方

病院

Point MS 法人との業務提携について，医療法に形式的に反しない場合であったとしても，実質的に反する場合は問題があります

Q 当院は社団医療法人です．医業経営コンサルタントに加え，医薬品・医療機器の販売，医療機器のリース，病院事務などの事業を手広く取り扱う株式会社である，いわゆる MS 法人である A 社から，業務委託契約を通じた業務提携を持ち掛けられています．また，業務提携に当たっては，社団医療法人の役員と営利法人等の役職員の兼務の禁止の原則に抵触しない範囲で，人材の相互派遣を提案されています．A 社としては医業を通じて収益を得ることができ，当院としても A 社との業務提携により収益を改善することができ，双方にメリットがあるとの謳い文句です．

このような業務提携に問題はないのでしょうか．

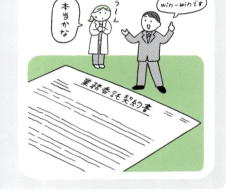

A ①営利を目的として病院・診療所・助産所を開設したり，医療法人が剰余金の配当をしたりすることは法律上禁止されています（営利目的による病院開設・剰余金分配の禁止）．
②また，医療法人の役員については，原則，当該医療機関の開設・経営上利害関係にある営利法人等の役職員を兼務していないことが求められています（役職員の兼務禁止）．
③これらに反する場合は問題があり，そのような業務提携は避ける必要があります．
④また，形式的にはこれらの要件に違反しないような場合であっても，法律などの趣旨から考えて実質的には違反すると評価される可能性もありますので，注意が必要です．例えば，A 社へ支払う対価の額が，事実上利益を分配するものと評価されたり，人材派遣が，営利法人である A 社による実質的な支配と評価されたりする場合は問題があります．

解 説

1 MS法人とは

　MS法人のMSとはMedical Service（メディカルサービス）の頭文字をとった略称です．法律上定義があるわけではありませんが，一般的に利用されている用語です．

　MS法人は実務上で広く利用されています．一般的な利用目的は，節税対策や，業務範囲外で医療法人がなし得ない業務についてMS法人を活用することなどが挙げられます．なお，医療法人の業務範囲は，本来業務（その言葉のとおり，本来的に行う医療行為などの業務．医療法39条），附帯業務（看護専門学校やメディカルフィットネスなど．医療法42条），収益業務（医療法42条の2），附随業務（病院の建物内で行われる売店，敷地内で行われる駐車場業など，病院などの業務に付随して行われるもの）と限定されています[1]．

　MS法人の活用法としては，売店・食堂，不動産の賃貸，訪問介護・訪問入浴介護，医療機器リース・レンタル，医薬品・医療機器の販売，患者給食，保険代理店，医療事務，福祉用具販売・レンタル，経理事務，院内清掃などがあります[2]．

　ただし，MS法人との関係には注意すべき点があります．以下に法律で禁止されている事項について述べます．

2 営利目的による病院開設・剰余金分配の禁止

　営利を目的として病院・診療所・助産所を開設したり，医療法人が剰余金の配当をしたりすることは法律上禁止されています（医療法7条7項，54条）．医業を営利を獲得するための手段にしてはならない，医業によって得た利益は医業に還元すべきであるという考え方に基づくものと思われます．

　また，剰余金の配当の禁止については，形式的にではなく実質的に考えられています．厚労省の医業経営の非営利性等に関する検討会資料[3]では，医療法における剰余金の配当について，以下のとおり記載されています．

●剰余金の具体的な使途の例は，次のとおり

---

[1] 収益業務など一部の業務については，一般の医療法人で行うことができません．令和4年2月22日現在の医療法人の業務範囲についての詳細は，以下の厚労省のウェブサイトをご覧ください．
https://www.mhlw.go.jp/content/10800000/000901066.pdf
[2] 医療施設経営安定化推進事業「病院におけるアウトソーシング等の活用について」報告書（平成14年3月）第V章を参考にしています．
https://www.mhlw.go.jp/topics/2002/10/tp1009-1b.html
[3] 厚労省「医業経営の非営利性等に関する検討会」第6回資料2．
https://www.mhlw.go.jp/topics/bukyoku/isei/igyou/igyoukeiei/kentoukai/6kai/08.pdf

- 設備整備に要する費用
- 医療機関の医療従事者を含めた法人職員に対する給与改善費用
- 将来の施設整備に係る積立金（医療法人に留保）
- ● また，配当ではないが，事実上利益の分配とみなされる行為として，次のような事例については，配当類似行為として禁止
- 近隣の土地建物の賃借料と比較して，著しく高額な賃借料の設定
- 病院等の収入等に応じた定率賃借料の設定
- 病院等の本来業務や附帯業務以外の不動産賃貸業
- 役員等への不当な利益の供与，など

配当類似行為についても禁止されることに注意が必要です．つまり，MS 法人との取引に当たっては，その対価を全く自由に設定してよいわけではなく，利益の分配と評価される行為は避ける必要があります．

上記配当類似行為の例を前提とすれば，以下のように考えることができます．例えば，冒頭の Q のとおりに A 社と業務提携することとなったとします．医薬品・医療機器の販売，医療機器のリース，病院事務などの履行を受ける際，その対価が，A 社を介せずに直接専門業者から販売などを受けた場合に比して著しく高額で，かつ，A 社を介在させることに合理的な理由がないときや，病院の収入に応じて額が変動するときなどは，A 社に事実上利益を分配するものとして，配当類似行為と評価される可能性があります．

3　医療法人の役員と MS 法人の役職員の兼務禁止

旧厚生省の「医療機関の開設者の確認及び非営利性の確認について」（以下，非営利性通知）[4] では，以下のとおり，医療法人の役員と MS 法人の役職員の兼務が原則として禁止される旨記載されています．

兼務が禁止される趣旨は，営利法人が実質的に医療法人を支配することで，営利目的の病院などの開設を禁止した医療法 7 条 7 項を潜脱することを防止する点にあると考えられます．

第一　開設許可の審査に当たっての確認事項
医療機関の開設許可の審査に際し，開設申請者が実質的に医療機関の開設・経営の責任主体たり得るか及び営利を目的とするものでないか否かを審査するに当たっては，開設主体，設立目的，

---

[4] 平成 5・2・3 厚生省健康政策局総務課長通知（総 5・指 9 号・最終改正医政総発 0330・4・医政指発 0330・4, 平成 24 年 3 月 30 日）
https://www.mhlw.go.jp/topics/bukyoku/isei/igyou/igyoukeiei/tuchi/050203.pdf

> 運営方針，資金計画等を総合的に勘案するとともに，以下の事項を十分に確認した上で判断すること．
> （略）
> 1　医療機関の開設者に関する確認事項
> （略）
> (2) 開設・経営の責任主体とは次の内容を包括的に具備するものであること．
> （略）
> ④開設者である法人の役員については，原則として当該医療機関の開設・経営上利害関係にある営利法人等の役職員を兼務していないこと．
> （略）

　もっとも，非営利性通知には，少額取引や，一定の要件を満たした物品購入・賃貸・役務提供・不動産賃借で医療機関の非営利性に影響を与えることがないものであるときなどについては，例外的に兼務が認められる旨記載されています[5]．

　また，非営利性通知には，兼務禁止以外にも，営利法人による実質的な支配を避ける観点から，以下についても確認を求める旨記載されています．つまり，MS法人が，これらの主体となってはならないということです．

- 開設者が，他の第三者を雇用主とする雇用関係（雇用契約の有無に関わらず実質的に同様な状態にあることが明らかなものを含む）にないこと．
- 開設者が，当該医療機関の人事権（職員の任免権）及び職員の基本的な労働条件の決定権などの権限を掌握していること．
- 開設者が，当該医療機関の収益・資産・資本の帰属主体及び損失・負債の責任主体であること．

　このように，医療法人に対する支配関係については，かなり実質的に判断されることが分かると思います．

　以上を前提とすれば，以下のように考えることができます．例えば，冒頭のQのとおりにA社と業務提携することとなったとします．A社が，医療法人の役員とMS法人の役職員の兼務禁止に当たらなければ問題がないなどとして，人材派遣の方法として，A社の役職員が，医療法人の社員（イメージとしては，株式会社における株主）に就任して経営に関与する案を提案してきたとします．確かに，医療法人における役員と社員は法律上別の立場にあり，非営利性通知に反しないようにも思います．しかしながら，分かりやすい例でいえば，医療法人の社員の過半数がA社の役職員によって

---

[5] ただし，主務官庁によっては，実務上，このような例外を認めない運用をしている可能性がありますのでご注意ください．判断が悩ましい場合は主務官庁へ問合せをしましょう．

占められることとなれば，実質的にはA社が医療法人の決定権を有することにもなりかねません．このような事態は，営利法人が医療法人を支配し，医療法人の非営利性を潜脱するおそれがあり，問題がないとはいえないでしょう．

この点，医療法の改正により，医療法人は，2017（平成29）年4月2日以降に開始する事業年度から，関係事業者との取引の状況に関する報告書を作成し届出しなければならないこととされました（医療法51条1項，52条1項）．この「関係事業者」とは，①当該医療法人の役員・その近親者，②医療法人の役員・その近親者が代表者である法人，③医療法人の役員・その近親者が株主総会・社員総会・評議員会・取締役会・理事会の議決権の過半数を占めている法人，④他の法人の役員が当該医療法人の社員総会・評議員会・理事会の議決権の過半数を占めている場合における他の法人など，が当たるとされています（医療法51条1項，医療法施行規則32条の6第1号）．このような制度が設けられたことからしても，医療法人の非営利性を潜脱するようなMS法人との取引に歯止めをかけようという意図が垣間見えます．

⚠ トラブルを予防するために ⚠

実際は，医療法人の規模や取引の内容は千差万別であり，主務官庁ごとの判断も必ずしも同一ではないことから，様々なケースが存在するでしょう．

しかしながら，グレーゾーンにある取引が今後同様に行政からの指導を受けないとは限りませんし，昨今の法律改正などの流れからすれば，医療法人の非営利性が重視される傾向にあると思われます．

医療法人を運営するに当たって，MS法人は切っても切れない関係にありますが，その付き合い方については慎重に考える必要があります．営利目的による病院開設・剰余金分配の禁止，医療法人の役員とMS法人の役職員の兼務禁止に実質的に反する取引等がないか，改めてご確認ください．

（加古洋輔）

病院の売店や食堂はMS法人が運営することが多かったのですが，最近はコンビニエンスストアやコーヒーショップチェーンに直接委託するところも増えています．MS法人は病院への理解が高いため，甘えてしまいがちですが，コンプライアンスの厳しいご時世でもあり，あくまで外部の一取引先として適正にお付き合いしていくことが望ましいと考えます． （田渕　一）

V-2

\#病院　\#クリニック

医療機関情報システム開発の遅滞と契約解除

Point 履行期の合意，医療機関側の協力義務違反の有無などを検討し，慎重に対応しましょう

Q 私は，先日，医療法人の総務・経営企画担当理事に就任しました．医療機関のDX（デジタルトランスフォーメーション）は重要な経営課題であり，最近では医療機関を標的とするサイバー攻撃が相次いでいることもあって，就任早々，職員に当院の情報システムについて聞いてみました．当院では，現行のシステムが古く，機能やセキュリティに不満があるので，既に外部事業者（ベンダ）と契約して新しいシステムの開発を進めているようです．ところが，職員によれば，当初，請負で2年後の本番稼働を約束したにもかかわらず，既に3年が経過しており，院内にベンダへの不信感が蓄積していることが分かりました．この際，現在のベンダとの契約を解除して，評判の良い別のベンダに乗り換えようかと考えています．解除の判断に当たって，どのような点に気を付ければよいでしょうか．

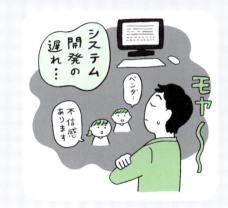

A ①まずは，「2年後の本番稼働」が，単なる「目安」ではなく，**法的な納期（履行期）**として合意されているかを確認すべきです．
②**医療機関に協力義務の違反はないか**などの点についても検討する必要があります．
③場合によっては，契約解除に伴い，システムが完成していないにもかかわらず，ベンダに対して**損害の賠償や報酬の支払い**などの義務を負うリスクがありますので，十分に情報を収集・整理・分析し，弁護士に相談するなどして，慎重に対応する必要があります．

解説

1　はじめに

　近時，あらゆる分野で DX が加速しています．医療機関においても，電子カルテやオーダリングシステムなどの導入が進んでいます[1]．また，内閣官房の医療 DX 推進本部が 2023 年 6 月 2 日に決定した「医療 DX の推進に関する工程表」では，遅くとも 2030 年には概ねすべての医療機関において必要な患者の医療情報を共有するための電子カルテの導入を目指すこととされました．医療機関がシステムの開発や移行を企画する機会は，今後ますます増加すると考えられます．それに伴い，医療機関とベンダとの間で生じるトラブルも，同様に増加するでしょう．

　本項では，情報システムの開発が遅滞している場面を例に，解除の判断における留意点を解説します．

2　納期の検討

(1) 納期の合意が認められるか

　医療機関とベンダとの間で開発について法的な納期（履行期）が合意されており，それを徒過していれば，原則として契約の解除が可能です．そこで，まずは契約書や注文請書などの契約書類に，納期の定めがあるか確認する必要があります．なお，ここでは催告の議論は割愛します．

　もっとも，医療機関のシステム開発においては，建設工事などと異なり，数千万円を超える規模の案件であっても，そもそも契約書が存在しなかったり，契約書や注文請書に「納期は別添仕様書記載のとおり」と定めがあるのに仕様書に納期の記載が存在しなかったり（あるいは，そもそも仕様書が添付されていなかったり），注文請書にサーバやケーブルなどの機器類の納入日は記載されているのに肝心のシステム自体の納期が記載されていなかったりするなど，契約書類に不備があることが珍しくありません．重要なシステム開発については，納期などの契約条件を明確にした契約書を締結すべきですが，実務では，情報システムという形のないものを作る難しさや，ベンダとの情報格差などから，契約条件が曖昧なまま開発が始まることもしばしばあります．ただし，契約書類に不備がある場合でも，ベンダとの打合せの議事録，ベンダのプレゼンテーション資料，報告書，工程表などの資料から，法的な納期の合意を認定できることがあります．必要に応じ，資料を収集・整理して弁護士に相談するのがよいでしょう．

　また，冒頭の Q においては，例えば，職員から，開発資料などに「○年○月本番稼働予定」などの表現があるという理由で「○月が納期でした」などと説明を受けた場合であっても，直ちに「解除

---

[1] 厚労省の医療施設調査によれば，電子カルテシステムを導入している一般病院は，2017（平成 29）年の時点で 46.7％でしたが，2020（令和 2）年には 10％ポイント近く上昇し，57.2％となっています．

できる」と結論付けるのではなく，○月を法的な納期とする合意が認定できるかどうか，資料の現物を確認し，慎重に検討することが求められます．裁判では，システムの「本番稼働予定」などの表現が，法的な納期ではなく，単に工程上の「目安」に過ぎないと認定されることがあるからです．例えば，ある裁判例では，工程表に納期に相当すると解される日付の記載があったものの，開発の進捗が外部要因によって左右されざるを得ないものであったという事情や，同表の作成者が同表は工程管理のための目安であると証言したことなどから，当該日付を法的な納期として認めませんでした[2]．筆者の経験からいえば，ほとんどの事案では，開発スケジュールのようなものが記載されている資料（工程表，企画書，見積書，月次報告など）は，専らベンダ側により作成されています．ベンダは，法的な納期として約束すると遅滞の責任を負うリスクがあるので，資料内に，「目安」である旨や，「免責事項」を記載していることがしばしばありますから，注意が必要です．

(2) 納期が変更されていないか

いったん法的な納期が合意されたと認定できる場合でも，実務では，ベンダ側から「納期が変更された」という主張がなされることがあります．ある裁判例では，当初の納期が経過した後も遅れについて異議が述べられることなく発注者とベンダが協力して作業を続けていたことをもって，法的な納期がその都度黙示的に延期されてきたとされ，解除が認められませんでした[3]．「変更」後のスケジュールを前提とする内容の書類や議事録が存在する場合には，注意が必要です．

また，システム開発の現場では，医療機関側の担当者は，患者や医療関係者のために一日でも早く本番稼働させたいとの思いから，当初の納期を徒過した後に，ベンダの責任を追及することよりも，開発への協力を優先することがしばしばありますが，法的には，書面など記録に残る形で，遅れについて異議を述べておくことが重要です．

なお，実際には，例えば，発注者側が明確に「納期の変更」を拒絶して異議を述べ，解除の可能性が高まった段階で，ベンダ側から経営レベル（担当役員同士）での面談の申入れがなされるなどして，面談で落としどころを探る場合もあります．医療機関の経営者も，システム開発紛争に関し，最低限の知識を有しておくとよいでしょう．

3 納期徒過の原因の検討：医療機関の協力義務違反はなかったか

医療機関情報システムの開発には，情報システムの専門家であるベンダと医療の専門家である医療機関の協力関係が不可欠です．ベンダは，納期までにシステムを完成させることができるよう開発プロジェクトを適切に管理する義務（プロジェクトマネジメント義務）を負うとされる一方で，医療機関も，医療機関が行うことが予定されている作業を遅滞なく行うことや，ベンダに不当な追加開発要望への対応を強いるなどして開発を妨害しないことなどにより，ベンダに協力する義務（協力義務）

---

2 東京地判平成24・12・17〔平21（ワ）34968号／平21（ワ）45805号〕．
3 東京地判平成24・3・27〔平22（レ）1272号〕．

を負うとされています．そして，納期徒過の原因が専ら医療機関の協力義務違反にあるような場合には，納期徒過を理由に契約を解除することはできません[4]．また，医療機関に協力義務違反がある場合には，過失相殺によりベンダに対する損害賠償請求の一部が認められなくなったり，医療機関がベンダに対して損害賠償責任を負ったりすることもあります[5]．

したがって，解除の判断の際には，医療機関が分担した作業の遅滞や，仕様確定後の大量の追加開発要望など，医療機関側の非協力的言動が納期徒過の原因となっていないか，よく検討する必要があります．例えば，ベンダとの窓口役を務めていた職員が，納期徒過の原因について，当初は「単にベンダの能力不足である」などと述べていたとしても，丁寧にヒアリングを続けていくうちに，医療機関側の特定の部局の態度に問題があり，仕様の確定が阻害されていたなどの（言いづらい）事情が明らかになってくることもあるので，注意が必要です．なお，プロジェクトに深くコミットしていた関係者だけで検討すると，自分たちに不利な事情を軽視したり，見落としたりしてしまう可能性がありますから，事案によっては，第三者的な立場の役職員や外部の専門家などを含めた検証が有益です．

4 民法641条に基づく解除と損害賠償責任

ベンダに対して解除の通知をしたものの，納期徒過の原因が専ら医療機関の協力義務違反にあるような場合には，納期徒過を理由とする解除は認められません．そればかりか，当該解除通知は，民法641条[6]に基づく解除であると認定されるリスクがあります．民法641条に基づく解除であると認定された場合，医療機関は，契約解除に伴い，ベンダに対し，損害を賠償する責任を負うことになってしまいます．

以上のほか，解除に当たり検討すべき法的問題点は，事案により様々ですが，その中には，専門家の中でも意見が分かれるような，複雑かつ最先端の問題点が多分に含まれています．裁判所ごとに判断が大きく異なることも少なくありません．一例として，国立大学病院の情報管理システムが納期までに完成しなかったとして，契約を解除した大学がベンダに約19億3,570万円の損害賠償を請求し，ベンダも同大学に約22億7,980万円の損害賠償を請求した訴訟を紹介します．この訴訟の一審は，大学とベンダの責任割合を2：8と判断し，大学にベンダへの約3億8,390万円の支払いを，ベンダに大学への約3億6,510万円の支払いを命じましたが[7]，控訴審は，ベンダに納期徒過について責任はないと判断し，一審の判決を変更して，大学のみにベンダへの約14億1,500万円の支払いを命じました[8]．

---

[4] 民法543条．
[5] 脚注8のとおり，国立大学病院の情報管理システムの開発に関する訴訟において，大学に，ベンダに対する約14億1,500万円もの損害賠償責任が認められた裁判例があります．
[6] 「請負人が仕事を完成しない間は，注文者は，いつでも損害を賠償して契約の解除をすることができる」．
[7] 旭川地判平成28・3・29判時2362号64頁．

また，解除の通知を受けたベンダは，報酬を確保するために，訴訟の提起を選択する可能性があり，訴訟では，本来の報酬だけでなく，多額の損害賠償金，違約金及び追加報酬[9]などが併せて請求されることがありますから，解除がもたらす結果は，重大なものになり得ます．さらに，システム開発紛争に係る訴訟は，長期化しがちであり[10]，その対応に要する人的コストも無視できません．

　解除の判断に当たっては，十分に情報を収集・整理・分析し，必要に応じて弁護士に相談するなどして，慎重に対応する必要があります．

⚠ トラブルを予防するために ⚠

●契約条件の明確化のための働きかけ

　上記のとおり，契約書類に納期の記載がなかったとしても，ベンダとの打合せの議事録などの資料から，法的な納期の合意の存在を主張できる場合はありますが，明確性に欠けるため，そのような場合に契約解除の判断を行うことは，現実には容易ではありません．

　これは，納期以外の契約条件についても同様です．例えば，医療機関とベンダとの役割分担等が曖昧な場合，サイバー攻撃をはじめとする情報セキュリティインシデントの発生や，インシデント発生時の被害拡大の要因となるおそれがありますので，ベンダと契約締結する際には，役割分担等についても契約書類に記載すべきですが，実際にそのような対応をしている医療機関はまだまだ少ない印象です．しかし，契約書類に役割分担等の記載がない場合，情報セキュリティインシデント発生時に，ベンダとのやりとりの記録などから，ベンダ側が責任を負うべき事項の不手際がインシデント発生の要因であると主張し，ベンダに法的責任を認めさせることは容易ではありません．

　したがって，ベンダとの情報格差などから難しい側面もありますが，契約書類を取り交わす際には，納期などの主要な契約条件が極力明確になるよう，医療機関からもベンダに対して主体的に働きかけていきましょう（そもそも，契約書を締結する素振りを見せないベンダに対しては，契約書の作成自体を働きかける必要があります）．やむを得ない理由により契約時点で一部の契約条件を明確にできない場合であっても，その条件の決定方法だけでも明確に定めておくといった対応をすることが望ましいです．なお，役割分担等については，総務省・厚労省・経産省「医療情報システムの契約における当事者間の役割分担等に関する確認表」（令和6年6月）なども参照してください．

　以上のほか，ベンダとの契約交渉段階，システム開発初期段階の留意点については，Ⅳ-6（98

8　札幌高判平成29・8・31判時2362号24頁．
9　仕様確定後の追加開発部分の報酬に関して特に合意がなされていなくとも，ベンダが追加開発に関する報酬を請求することができるケースがあります（商法512条）．
10　脚注7の事案では，2010（平成22）年に解除の意思表示がなされてから，一審の判決まで約6年を要しています．

頁）もご参照ください．

（増田拓也）

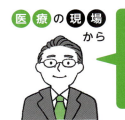
医療の現場から　医療機関情報システム開発は複雑かつ専門的であることから一度導入するとベンダの変更が難しいため，ベンダ選定は極めて慎重に行う必要があります．また，納品後の機能調整は想定以上に多額の費用が発生するケースもありますので，契約内容はしっかり吟味しましょう．　　　　　　　　（田渕　一）

V-3 人材紹介会社とのトラブルを回避するために

#病院　#クリニック

Point 契約締結に先立つ事前の情報収集が重要です．事後の責任追及は困難です

Q 当院では，人材紹介会社から紹介を受けて看護師を採用することがあります．もちろん，問題のない会社もありますが，中には，紹介料が高額であるにもかかわらず看護師の定着率が低い，看護師の能力が当院の期待していた水準に及ばないなど，問題が見られる会社もあります．
①このような問題を防止することはできないのでしょうか．
②また，問題のある人材紹介会社に対して，責任を追及することはできないのでしょうか．

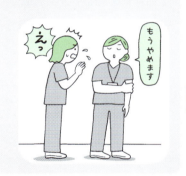

A ①人材紹介会社とのトラブルを防止するための制度や，人材紹介会社に関する情報提供の制度が充実してきました．人材紹介契約の締結にあたっては，各社の契約に関する情報を収集し比較検討することにより，トラブルを未然に防止するよう努めましょう．
②一般的な人材紹介に関する基本契約書の内容を前提とすれば，トラブルが発生した後に，人材紹介会社に対して責任追及をするのは難しいでしょう．

解説

1　職業安定法が定める人材紹介サービス

職業安定法（以下，単に「法」といいます．また，職業安定法施行規則も，単に「規則」といいます）は，職業紹介の定義について，「求人及び求職の申込みを受け，求人者と求職者との間における雇用関係の成立をあっせんすること」と定め（法4条1項），同様に，有料の職業紹介，職業紹介事業者の定義も定めています（法4条3項，10項）．

人材紹介会社を利用した人材紹介サービスは，あっせんを経て雇用関係が成立した場合に，求人者

から人材紹介会社に手数料を支払うという仕組みが一般的であり，法の定める有料の職業紹介事業に該当し，法の適用を受けます．

2　人材紹介サービスにまつわるトラブル

厚労省の資料[1]によると，医師・看護師いずれも民間職業紹介業者からの紹介による採用は2位と，直接募集（3位）を上回り，多くの医療機関で利用されています．

一方で，厚労省によるアンケート調査[2]によると，民間職業紹介事業者を通じた採用において，40％程度は何らかのトラブルがあったという結果が出ています．特に多いトラブルが，「すぐに辞めてしまった」（29.2％），「入職してから，求める能力や適性を備えていないことが分かった（ミスマッチ）」（27.2％）というものです．令和5年のアンケート調査[3]でも同様に，医療・介護・保育分野の3分野では，80％近い利用者に何らかの問題や困りごとがあり，その内容として「紹介された人材がすぐにやめてしまう」（56.8％），「条件とマッチしない応募者を紹介，お勧めされた」（25.8％）という結果でした．

3　人材紹介会社とのトラブルを防止するための制度

このようなトラブルが生じないようにすることを含め，人材紹介サービスが適正に運営されるために，法などで以下のような制度が定められています．

(1) 人材紹介の実績などを情報提供する義務

職業紹介事業者は，厚労省の運営する人材サービス総合サイト[4]において，以下の①～⑦の情報提供を行うことが義務付けられています（法32条の16第3項，規則24条の8第3項[5]）．

❶ 各年度（各年の4月1日～翌年の3月31日）の紹介により就職した者の数
❷ ①のうち，無期雇用就職者の数
❸ ②のうち，就職から6か月以内に解雇以外の理由で離職した者の数

---

[1] 厚労省「職業紹介サービス利用の注意点」（平成26年10月）
https://www.mhlw.go.jp/file/06-Seisakujouhou-11650000-Shokugyouanteikyokuhakenyukiroudoutaisakubu/0000060816.pdf

[2] 厚労省「医療・介護分野における職業紹介事業に関するアンケート調査」（令和元年12月）
https://www.mhlw.go.jp/content/11650000/000579094.pdf

[3] 三菱UFJリサーチ＆コンサルティング株式会社「令和4年度厚生労働省委託　民間人材サービスの活用検討事業　職業紹介業に関するアンケート調査報告書」（令和5年3月）
https://www.mhlw.go.jp/content/11650000/001084023.pdf

[4] 厚労省職業安定局「人材サービス総合サイト」
https://jinzai.hellowork.mhlw.go.jp/JinzaiWeb/GICB101010.do?action=initDisp&screenId=GICB101010

[5] 参考として，https://www.mhlw.go.jp/content/001094350.pdf

- ❹ ②のうち，就職から6か月以内に解雇以外の理由で離職したかどうか明らかでない者の数
- ❺ 手数料に関する事項（手数料表の内容）
- ❻ 返戻金制度の導入の有無及び導入している場合はその内容
- ❼ その他，職業紹介事業者の選択に資すると考えられる情報【任意】

これにより，どの人材紹介会社から紹介された看護師の離職率が高いかということ（③）や，以下で述べる早期離職時の返戻金制度の有無（⑥）などが分かり，医療機関が人材紹介会社を選ぶ際の判断材料とすることができます．

（2）就職お祝い金などの禁止

職業安定法に基づく指針（以下，指針）[6]の第六・九（三）において，求職の申込みの勧奨については，お祝い金その他これに類する名目で社会通念上相当と認められる程度を超えて金銭などを提供することを禁止しています．

人材紹介会社が，自ら紹介した就職者に対し転職したらお祝い金を提供するなどと持ちかけて転職を勧奨し，繰り返し手数料収入を得ようとする事例があると指摘されていますが，このような事態を防止するためのものです．

（3）就職した日から2年間の転職の勧奨禁止

指針の第六・五（一）では，職業紹介事業者は，紹介により就職した者（期間の定めのない労働契約を締結した者）に対し，就職した日から2年間，転職の勧奨を行ってはならないと定められています．

早期離職を防止するための制度です．

（4）返戻金制度導入の推奨

指針の第六・五（二）では，有料職業紹介事業者は，返戻金制度（紹介により就職した者が早期に離職などした場合に，紹介した雇用主から徴収すべき手数料の全部または一部を返戻などする制度）を設けることが望ましいと定められています．

同様に，早期離職を防止するための制度です．義務とまではされていませんが，国が推奨していることを踏まえれば，適切な人材紹介会社は通常，同制度を導入しているものと思われます．人材紹介会社選択の際の判断材料になります．

（5）手数料・返戻金制度に関する事項の明示

指針の第六・五（三）では，法32条の13の規定に基づき求職者に対して手数料に関する事項を明示する場合，求職者から徴収する手数料に関する事項および求人者から徴収する手数料に関する事項を明示しなければならない．また，同条の規定に基づき，返戻金制度に関する事項について，求人

---

[6] 平11・11・17労働省告示141（最終改正令4厚労省告示198）「職業紹介事業者，求人者，労働者の募集を行う者，募集受託者，募集情報等提供事業を行う者，労働者供給事業者，労働者供給を受けようとする者等がその責務等に関して適切に対処するための指針」
https://www.mhlw.go.jp/web/t_doc?dataId=00005680&dataType=0&pageNo=1

者および求職者に対し，明示しなければならないとされています．

(6) 医療・介護・保育分野における適正な有料職業紹介事業者の認定制度

厚労省では委託事業として，医療・介護・保育分野における適正な有料職業紹介事業者の認定制度を構築し，一定の基準を満たした有料職業紹介事業者を「適正な有料職業紹介事業者」として認定しています．

同制度に関するウェブサイト[7]では，適正認定事業者の情報（登記上の本社所在地，対応職種，入職実績，対応エリア，コーポレートサイト，手数料の公表URLなど）が登録され一覧として整理されており，人材紹介会社選択の際の判断材料になります．

また，医療機関などの求人者が有料職業紹介事業者を選ぶ際に参考となる「基準」がまとめられており，チェックシートとして，医療などの分野ごとに公開されています．このチェックシートを活用することも考えられます[8]．

(7) 職業紹介優良事業者認定制度

同様に，厚労省は委託事業として，職業紹介優良事業者認定制度を設置し，一定の基準を満たした事業者を職業紹介優良事業者として認定しています．法令遵守，採用，定着，マッチングについて一定の基準を満たした事業者が認定されており，こちらも取引先選定の基準とすることができます[9]．

4　人材紹介サービスを受けるにあたっての注意事項

医療機関が人材紹介会社との間で人材紹介に関する契約を締結するにあたっては，人材紹介に関する基本契約書を作成し，個別に求人票などを作成することが一般的かと思います．

契約書の内容については，人材紹介会社から提示されたものをそのまま受け入れる場合も少なくないでしょう．もっとも，紹介手数料，損害賠償，秘密保持，解除，反社会的勢力の排除に関する条項などの有無・内容については確認すべきです．早期離職の防止という観点からは，上記で説明した返戻金制度の有無・内容も確認すべきです．特に，紹介手数料や返戻金の発生条件（労働者と契約が成立すれば紹介手数料が発生すると考えるのか，労働者が1日でも出勤することが必要と考えるのか，何日以上出勤しなければ返戻金が発生すると考えるのかなど）に注意が必要です．

また，期待していた能力・適性の欠如などミスマッチを防止するという観点からは，求人票などで，**医療機関が求める人材の能力，経験年数や労働条件などをできる限り具体的に明示**しましょう．

---

[7] 厚労省「医療・介護・保育分野における適正な有料職業紹介事業者の認定制度」
https://www.jesra.or.jp/tekiseinintei/

[8] 厚労省「医療機関，医療系有料職業紹介会社のための『適正な有料職業紹介事業者の基準』と『チェックシート』のご案内」
https://www.jesra.or.jp/tekiseinintei/wp/wp-content/uploads/2023/04/medical_checksheet.pdf

[9] 厚労省「職業紹介優良事業者認定制度」
https://www.jesra.or.jp/yuryoshokai/

加えて，「病院から提示されていた労働条件が実際とは異なった」という理由で辞められてしまうことのないよう，明示した労働条件と実際の労働条件に齟齬を生じさせないことが大切です．

その他，厚労省が職業紹介サービス利用時の注意点や平均手数料および離職率などを整理しており，契約締結にあたっては参考になります[10,11]．

5　人材紹介会社に対する責任追及

紹介により採用した看護師について，期待していた能力・適性が欠如していた場合に，医療機関としては責任を追及したいと考える場合もあるでしょう．そこで，人材紹介会社に対して損害賠償請求ができるかどうかが問題となります．

法5条の8は，「職業紹介事業者は，〈略〉求人者に対しては，その雇用条件に適合する求職者を紹介するように努めなければならない」と規定していますが，これはあくまで努力義務を規定したものであり，ここから具体的な法的義務が人材紹介会社に課されたものと考えることは困難です．

また，このようなケースに関する裁判例は多くはありませんが，以下に参考となるものを示します．

(1) 東京地判平成16・8・30〔平15（ワ）12183〕

この事案では，人材紹介会社と求人コンサルティング契約を締結してあっせんを受けて雇用した人間が，不正を働いて求人者に損害を与えたとして，求人者が，人材紹介会社に支払ったコンサルティング料相当額について，損害賠償請求しました．

これに対し，東京地裁は，人材紹介会社には原則として求職者の申告した学歴，職歴に関し，裏付け調査などをする義務まではなく，人材紹介会社には善良な管理者の注意義務違反による債務不履行はない，などと判断しました．

(2) 東京地判平成22・6・4〔平21（ワ）29908〕

この事案では，人材紹介会社が，採用に関しアドバイスをしなかった上，求職者の自己申告に基づくキャリアシートや履歴書などの記載内容についての真偽を確認せずに，これをそのまま紹介し，求人者が求職者の能力などを誤解して採用することになってしまったことなどについて，注意義務に違反したものとして，求人者が損害賠償請求しました．

これに対し，東京地裁は，契約書の規定によれば，求人者は，本件契約に基づいて人材紹介会社から紹介を受けた求職者の採否について専ら責任を負う，求人者が当該求職者を採用するに至った以上，当該求職者の能力などや当該求職者の応募書類の内容の正確性を理由として，本件契約上の注意義務違反の責めを負う余地はない，などと判断しました．

10　厚労省「職業紹介事業者を安心して利用するために」
https://www.jvnf.or.jp/newinfo/2023/231124isei-tsuchi_leaflet2.pdf

11　厚労省「地域ブロック別の職種別平均手数料及び離職率について」
https://www.mhlw.go.jp/stf/seisakunitsuite/bunya/koyou_roudou/koyou/36163.html

(3) 東京地判平成 26・12・11〔平 26（レ）679〕

　この事案では，求人者が人材紹介会社に柔道整復師を紹介するよう依頼したところ，柔道整復師法所定の欠格事由の有無を調査・確認し，欠格事由のない人材を紹介する義務を怠ったなどとして損害賠償請求しました．

　これに対し，東京地裁は，前科などの欠格事由がある求職者の採用の可否に関しては雇用主である求人者が第一次的に調査，判断すべき事項といえ，候補人材の欠格事由の有無につき求人者から具体的な調査依頼がない本件では，人材紹介会社は欠格事由の存否を調査・確認すべき義務を負わず，また，保険請求事務の経験が全くなくともよいという採用条件が示されていたから，仮に保険請求事務が円滑に処理できなかったとしてもそれは人材紹介会社の債務不履行を意味しない，などと判断しました．

(4) まとめ

　以上の裁判例を踏まえれば，人材紹介に関する一般的な基本契約書では，人材紹介会社に対し求職者に関する具体的な調査義務を課す条項は定められていませんので，その前提では，人材紹介会社に損害賠償請求することは難しいと思います．

　このようなケースへ対応するためには，人材紹介会社の調査義務や適切なアドバイスをする義務に関する条項，義務違反の場合に損害賠償責任を負担させる条項などを契約書に規定することが望ましいです．もっとも，このような責任を負担させる内容の修正については，人材紹介会社が難色を示すかもしれません．

⚠ トラブルを予防するために ⚠

　人材紹介会社とのトラブルについて，事後に人材紹介会社に責任追及することは難しいように思います．

　一方で，トラブルを防止するため制度や，人材紹介会社に関する情報提供の制度が以前よりも充実してきました．よって，安易に契約を締結するのではなく，各社の人材紹介サービスに関する情報を事前にしっかりと収集し，上記で指摘したような事項に着目して比較検討し，よりよい会社と契約を締結することにより，トラブルを少しでも未然に防止するよう努めるのがよいでしょう．

　また，トラブルの原因が，必ずしも人材紹介会社にはない場合もあります．紹介された人材にとって働き続けたいと思ってもらえる職場かどうか，医療機関が明示した労働条件と実際の労働条件に齟齬がないか，といったことを点検する必要があるかもしれません．

（加古洋輔）

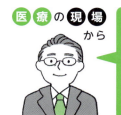

医療の現場から

　新型コロナウイルスの影響で，医療機関での勤務が敬遠され，コロナ禍を経て人手不足がさらに加速しました．人員の確保を人材紹介会社に頼るケースが明らかに増えていますし，今後も続くと思われます．紹介会社に支払う紹介料も年収の25％前後と馬鹿になりませんので，早期離職やミスマッチを予防するために本項をお役立てください．　　　　　　　　（田渕　一）

V-4 医療用医薬品の入札談合に医療機関は損害賠償請求を行えるか

#病院 #クリニック

Point 相手方との契約書，民法上の不法行為や独占禁止法の要件を満たす場合は，損害賠償請求が可能です

Q 当法人は，複数の医療機関を運営する地方独立行政法人Aです．Aが競争入札を経て発注して各医療機関が調達する医薬品について，落札した医薬品卸業者Xが，独占禁止法2条6項，3条（不当な取引制限の禁止）の規定に違反する行為を行ったとして，排除措置命令および課徴金納付命令を受けたとの報道がありました．競争入札には3社が参加し，もう2社（YとZ）も排除措置命令と課徴金納付命令を受けたそうです．

公正取引委員会のWEBサイトを閲覧したところ，概要，以下のような違反行為があったと記載されていました．Xらの行為にはどのような問題があったのでしょうか．また，当法人がXらに対して何か主張できることはありますか．

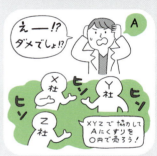

- 医薬品卸業者X・Y・Zは，遅くとも令和〇年〇月〇日以降，本件医薬品について，自社の利益を確保するため，
- 受注予定者を決定し，受注予定者以外の者は受注予定者が受注できるように協力する旨の合意の下に，
- 会合を開催するなどして受注予定者を決定し，受注予定者以外の者は，受注予定者が定めた価格で受注できるよう，受注予定者から連絡を受けた価格を上回る入札価格を提示するなどして協力することにより，受注予定者が受注できるようにしていた．
- これにより，X・Y・Zは，公共の利益に反して，本件医薬品の取引分野における競争を実質的に制限していた．

A ① Xらの行為は，公正かつ自由な競争の下ではAは安く医薬品を調達できた可能性があるのに，入札談合によってAの利益を損ねた点が問題です．

② Aとしては，契約条項があればXに対する違約金の請求を，そのような条項がない場合でもX，Y

やZに対して損害賠償の請求を行うことが考えられます．

解説

1 入札談合とは

冒頭のQのように，医薬品卸業者であるX・Y・Zが受注予定者や入札価格を決定すれば，X・Y・Z間における競争は制限され，Aは，公正かつ自由な競争が行われた場合に比べて高値で医薬品を購入せざるを得ない可能性があります．

独占禁止法は，このような行為を禁止して，公正かつ自由な競争を促進し，もって，消費者の利益を確保し，国民経済の民主的で健全な発達を促進することを目的とする法律です（1条）．

入札談合とは，国・地方公共団体などの公共工事・公共調達の入札にあたり，事業者間で受注事業者や受注金額などを決定する行為であり，カルテル[1]（事業者間で相互に連絡を取り合い，商品価格や販売・生産量などを取り決める行為）と併せて，「不当な取引制限」として禁止されています（独占禁止法3条）．

2 不当な取引制限に対する制裁

違反行為に対しては，以下のような重い制裁が下されます[2]．

(1) 排除措置命令

違反行為があると認めるときは，公正取引委員会は，事業者に対し，行為の差止めなど，違反行為を排除するために必要な措置を命ずることができます（独占禁止法7条など）．これを排除措置命令といいます．

具体的には，公正取引委員会は，行為を取り止めていることの確認などについての取締役会での決議，決議したことについての関係者への通知や自社従業員への周知徹底，今後事業者間で受注予定者を決定しないこと，実効性を確保するための体制整備などを命じます．

確定した排除措置命令に従わない場合には刑事罰が科される可能性があります．

(2) 課徴金納付命令

不当な取引制限を行った事業者に対しては，原則として[3]課徴金が課されます（独占禁止法7条の

---

[1] 医薬品購入にあたり入札は行っていない民間の医療機関においても，複数の医薬品卸業者が，当該医療機関向けの医薬品納入について相互に連絡を取り合い，価格などを取り決めていれば「カルテル」が成立することがあります．本項では入札談合について説明していますが，カルテルについても同様のことがいえます．

[2] 国や地方公共団体などの職員が入札談合に関与する，いわゆる官製談合については入札談合等関与行為防止法が，改善措置要求や刑事罰などについて定めています．冒頭のQは官製談合ではありませんが，官製談合の場合にどのような問題があるかについては，後述の**7**（129頁）にて説明いたします．

2など）．

　課徴金額は，違反行為に係る期間中の対象商品などの売上高を基準として算出されますので，対象となる取引の売上高が大きい場合には，数十億円～数百億円規模の課徴金が課されることもあります．

(3) 刑事罰

　違反行為を行った場合，犯罪行為として，責任者個人や事業者が刑事罰を受ける可能性があります（独占禁止法89条1項1号，95条1項1号）．具体的には，個人には5年以下の懲役又は500万円以下の罰金，事業者である法人には5億円以下の罰金が科されることがあります．また，刑法でも，公正な価格を害し又は不正な利益を得る目的で談合した者については，3年以下の懲役，250万円以下の罰金が科されることがあります（刑法96条の6第2項）．

(4) 指名停止

　(1)～**(3)** は法律で定められたものですが，不当な取引制限により排除措置命令や課徴金納付命令を受けたことを理由に，国や地方公共団体などから，一定期間，入札参加資格を停止されることもあります．Aにおいて，このような参加資格の停止ルールを定めている場合には，X・Y・Zに対する指名停止について検討する必要があります．

3　損害賠償請求

　Aは，入札談合により損害を被った場合には，違反行為を行った事業者に対して，共同不法行為を理由として損害賠償を請求することが可能です（民法709条，719条）．または，不当な取引制限を行った事業者が損害賠償責任を負う旨が独占禁止法で定められていますので（独占禁止法25条），Aは，これにより損害賠償請求することも可能です[4]．

　このような請求については，主に以下の点を踏まえて，事業者に対して損害賠償請求するかどうかを検討します．損害賠償請求するとしても，事業者が交渉段階で責任を認めて支払いに応じることは考えにくいため，訴訟を提起して解決するのが一般的です．以下では，AがXらに対し共同不法行為に基づく損害賠償請求を行うかどうかを検討するにあたってのポイントを説明します．

---

[3] 事業者が自ら関与したカルテル・入札談合について，その違反内容を公正取引委員会に自主的に報告した場合に課徴金が減免される制度を，課徴金減免制度といいます．具体的には，減免申請の順位に応じた減免率に，事業者の協力が事件の真相の解明に資する程度に応じた減算率を加えた減免率が適用されます．
公正取引委員会「課徴金減免制度について」
https://www.jftc.go.jp/dk/seido/genmen/genmen_2.html

[4] 独占禁止法25条に基づく損害賠償請求では，民法709条に基づく損害賠償請求とは異なり事業者の故意・過失が要件ではない，損害額について公正取引委員会に対して意見を求めることができる（独占禁止法84条）といった利点がありますが，他方で排除措置命令や課徴金納付命令が確定している必要がある（独占禁止法26条），提訴できる裁判所が東京地方裁判所に限られる（独占禁止法85条の2）といった制約があります．損害賠償請求訴訟を提起する場合には，独占禁止法25条または民法709条のいずれに基づいて行うのか，メリット・デメリットを勘案して決めることになります．

（1）競争入札が談合の対象になっているか

排除措置命令書[5]，（あれば）課徴金納付命令書や，**(2)** で挙げる証拠資料などを踏まえて，Aが実施した競争入札が談合対象になっているかどうかを検討します．

（2）証拠の収集

Aとしては，入札談合の内容などをできる限り明らかにする必要があります．

もっとも，入札談合は秘密裡に行われるものですから，Aとしては，そのような事実は把握しておらず，証拠も持ち合わせていないのが通常です．事実を裏付ける証拠書類の入手方法としては，例えば，以下のようなものが考えられます．

> ● 排除措置命令や課徴金納付命令を不服として，事業者が取消訴訟を提起している場合には，その訴訟記録（証拠）を閲覧して謄写する．
> ● 損害賠償請求訴訟を提起した後に，文書送付嘱託の申立てを行い（民事訴訟法226条），裁判所から公正取引委員会に対して，証拠書類を送付してもらうよう依頼する．

（3）損害額

損害賠償請求するためには，事業者の行為によって損害を被ったこと，また損害額を立証する必要があります．入札談合における損害額は，公正な競争が行われていたとすれば形成されたであろう価格（想定落札価格）と，実際の落札価格の差額です．

もっとも，想定落札価格は現実には存在しない価格ですので，談合が行われていない期間における平均落札率と，談合が行われていた期間における平均落札率を比較するなどして金額を算定します．裁判所は，訴訟に提出された様々な証拠などを踏まえて，その裁量により損害額を認定することができますが（民事訴訟法248条），主張立証責任は原告が負うため，原告において，ある程度の証拠資料（データ）を提出する必要があります．

ちなみに地方公共団体が発注する工事において談合が行われた場合には，地方公共団体が事業者に対して損害賠償請求訴訟を提起したり，住民が住民訴訟を提起したりして，多くの裁判例が出されています．これまでの裁判例では，個別の事案によるものの，損害額は，契約金額の5～10％程度と認定されるケースが比較的多いです．

4 違約金請求

共同不法行為に基づく損害賠償請求を行う場合，発注者にとっては，受注予定者を決めるための事業者間の話し合いや合意内容，また損害額などの立証が困難です．

---

[5] 最近の排除措置命令等は，公正取引委員会のWEBサイトに掲載されています．
https://www.jftc.go.jp/houdou/pressrelease/dksochi/index.html

そこで，事業者との契約書において，独占禁止法3条に違反して排除措置命令や課徴金納付命令が出された場合などに一定の違約金（例えば，契約金額の10～20％を違約金とする）を支払う旨の条項をあらかじめ設けることがあります．このような条項があれば，早期にかつ簡便な解決を目指すことができます．なお，どのような場合に違約金を請求できることとするのか，要件の定め方についても検討する余地があります．

Aにおいては，契約書の中に，このような条項があるかどうかを確認し，もし条項があり，その要件を満たしていれば，AはXに対して違約金請求を行うことができます．

5　医療用医薬品と入札談合

医療用医薬品の卸売業界は，一般的な物品の取引とは異なり薬価制度が存在します．一般的な物品の取引であれば，原材料などのコストの上昇分を，メーカー・卸売業者・小売業者がそれぞれ価格に転嫁することができ，最終ユーザーとの取引価格も流動的です．一方で，医療用医薬品については，薬価制度の下，最終ユーザー（患者など）に提供する際の価格が決められており，コストの上昇分は製薬会社・卸売業者・医療機関や医療薬局で負担せざるを得ません．そのため，医療用医薬品の卸売業者に対する価格値下げへの圧力が高まり，業界や事業者間で一致団結して利益を確保すべく，入札談合などが比較的生じやすい環境にあるといえます．

このような取引環境の適正化に向けて，厚労省のガイドライン[6]では，卸売業者と保険医療機関・保険薬局との関係において留意する事項として，早期妥結と単品単価交渉に基づく単品単価契約の推進，医薬品の価値を無視した過大な値引き交渉および不当廉売の禁止，頻繁な価格交渉の改善が規定されています．

6　医療用医薬品と入札談合に関する実例

医療用医薬品に関する入札談合の実例は以前からありますが，最近では，以下の2件があります．

(1) 独立行政法人地域医療機能推進機構

独立行政法人地域医療機能推進機構（JCHO）が，平成28年および平成30年に一般競争入札により発注した医薬品について，入札談合がなされたとして，令和4年3月30日，排除措置命令および課徴金納付命令が出されました．

具体的には，入札に参加した卸売業者が，会合を開催して，受注価格の低落防止などを図るため，受注予定者を決定して受注予定者が受注できるよう協力する旨合意し，受注予定比率に合うよう医薬

---

[6] 令6・3・1厚労省保険局長（産情発0301・2／保発0301・6）「『医療用医薬品の流通改善に向けて流通関係者が遵守すべきガイドライン』の改訂について」．
https://www.mhlw.go.jp/content/10800000/000861022.pdf
ただし，ガイドラインの更なる改定が検討されていますので，最新情報を確認するようにしてください．

品群ごとに受注予定者を決定し，受注予定者以外の者は受注予定者らが連絡した価格以上の入札価格を提示するなどして，受注予定者が受注できるようにしていたとされました．

これらの違反行為に関し，公正取引委員会は，4社のうち3社に対して排除措置命令および課徴金納付命令を行いました（1社は，課徴金減免制度に基づき最初に自主申告したため，排除措置命令および課徴金納付命令を受けませんでした）．課徴金の総額は4億2,385万円です[7]．

この事案では，刑事罰も科されています．課徴金減免制度に基づき最初に自主申告した1社を除く3社に対しては，それぞれ2億5,000万円の罰金が言い渡され，個人に対しては執行猶予付き懲役刑が科されています．

(2) 独立行政法人国立病院機構

独立行政法人国立病院機構（NHO）が，九州エリアなどで一般競争入札により発注した医薬品について，入札談合がなされたとして，令和5年3月24日，排除措置命令および課徴金納付命令が出されました．

具体的には，入札に参加した卸売業者が，自社の利益を確保するため，受注予定者を決定して受注予定者が受注できるよう協力する旨合意し，受注予定比率に合うよう特定医薬品群ごとに受注予定者を決定し，受注予定者以外の者は受注予定者が連絡した価格を上回る入札価格を提示するなどして，受注予定者が受注できるようにしていたとされました．

これらの違反行為に関し，公正取引委員会は，6社のうち5社に対して排除措置命令および課徴金納付命令を出しました（1社は，課徴金減免制度に基づき最初に自主申告したため，排除措置命令および課徴金納付命令を受けませんでした）．課徴金の総額は6億2728万円です[8]．

7　官製談合

冒頭のQでは，地方独立行政法人Aは入札談合に関与していません．もっとも，病院を運営する独立行政法人，地方独立行政法人が発注機関として入札談合に関与した場合，いわゆる官製談合に該当する可能性があります．

官製談合に該当する場合，入札談合等関与行為防止法（以下，防止法）が適用されます．

防止法2条5項1～4号では，職員による入札談合等関与行為として，以下の4つの類型を定めています[9]．

---

[7] 公正取引委員会「独立行政法人地域医療機能推進機構が発注する医薬品の入札参加業者に対する排除措置命令及び課徴金納付命令について」（令和4年3月30日）
https://www.jftc.go.jp/houdou/pressrelease/2022/mar/220330.html

[8] 公正取引委員会「独立行政法人国立病院機構が発注する九州エリアに所在する病院が調達する医薬品の入札参加業者らに対する排除措置命令及び課徴金納付命令について」（令和5年3月24日）
https://www.jftc.go.jp/houdou/pressrelease/2023/mar/230324_daigo.html

❶ 談合の明示的な指示
　例：事業者ごとの年間受注目標額を提示し，事業者にその目標を達成するよう調整を指示すること
❷ 受注者に関する意向の表明
　例：受注者を指名又は受注を希望する事業者名を教示すること
❸ 発注に係る秘密情報の漏えい
　例：
　・本来公開していない予定価格を漏えいすること
　・本来公開していない指名業者の名称，総合評価落札方式における入札参加業者の技術評価点等，あるいはその入札を実施することを予定している事務所等の名称等を漏えいすること
　・事業者から示された積算金額に対し，予定価格が当該積算金額に比して高額（又は低額）であることを教示すること
❹ 特定の談合の幇助
　例：特定の入札談合等を容易にすることを目的として行う次のような行為
　　・指名競争入札において，事業者から依頼を受け，特定の事業者を入札参加者として指名し，入札談合を容易にする行為
　　・事業者の作成した落札予定者に係る割付表を承認し，入札談合を容易にする行為
　　・分割発注の実施や発注基準の引下げなど発注方法を変更し，入札談合を容易にする行為

　職員がこれらの入札談合等関与行為を行ったと考えられる場合には，発注機関は，当該職員に対して，賠償責任の有無等を調査の上，故意・重過失がある場合には，速やかに損害の賠償を求めなければなりません（防止法4条5項）．また，当該職員の行為が懲戒事由に該当するかどうか調査し，その結果を公表する必要があります（防止法5条4項）．さらに，職員が，発注機関が入札等により行う契約の締結に関し，職務に反し，入札談合を唆すこと，予定価格その他の入札等に関する秘密を教示すること又はその他の方法により，当該入札等の公正を害すべき行為を行ったときは，5年以下の懲役又は250万円以下の罰金に処するとされています（防止法8条）．

　また，発注に関して職員が，予定価格を漏らす等，職務上不正な行為をしたことの見返りとして，現金を収受する等した場合，刑法上，加重収賄罪（刑法197条の3第1・2項）にあたり，1年以上の懲役が科される可能性があります．

9　公正取引委員会事務総局「入札談合の防止に向けて〜独占禁止法と入札談合等関与行為防止法〜　令和5年10月版」https://www.jftc.go.jp/dk/kansei/text_files/honbunr5.10.pdf

⚠ トラブルを予防するために ⚠

　事業者（卸売業者）間で入札談合が行われると，公正な競争が行われずに落札価格が高止まりして，競争入札とした意味が損なわれます．上記のとおり，医療用医薬品の卸売業界では，入札談合などが比較的生じやすい環境にあり，医療機関を運営する独立行政法人などでは，現実的に起こり得る問題です．

　入札談合により被った損害の賠償を求めて卸売業者に対して訴訟を提起することは，証拠書類の収集や立証にハードルがあり，相当の手間と時間，また費用（弁護士費用など）がかかります．

　そこで，契約書に違約金条項を設けることで，簡易かつ迅速に被害を回復することができます．既にそのような条項を置いている独立行政法人が多いと思いますが，念のため，契約条項を確認しておくとよいでしょう．

（小林京子・加古洋輔）

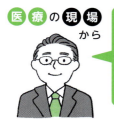

医療の現場から

医療用医薬品だけでなく，診療材料や医療機器などでも同様のケースが起こりえます．外部からの価格情報の収集による適正価格の調査や事業者の定期的な見直しはもちろんではありますが，医療機関側の担当者も定期的に変更することでトラブルの防止につながると考えます．　　　（田渕　一）

VI

労務に関するトラブル

VI-1

\#病院　\#クリニック

非正規従業員を巡る問題（1）
労務管理一般と業務請負

Point 業務請負と労働者派遣は似て非なるものですので，違いを意識して契約を締結しましょう

Q ①先日，清掃作業員に対し，「私の階を優先して作業してもらえませんか」とお願いすると，「私は清掃の請負業者の人間なので，派遣社員ではありません．業務の指示は私の会社の責任者に言ってください」と言われました．派遣と請負とで何がどう違うのでしょうか．
②現在，院内で血液検査業務を行っている会社は，検査ミスがあったり，結果報告が遅れたりするなど問題があります．その都度会社に注意を求めていますが，一向に良くなりません．思い切って業者を変えようと思いますが，問題があるでしょうか．
③請負業者の従業員からのセクハラ・パワハラの申告が後を絶ちません．医療機関は申告に対しどのようなスタンスで対応したらよいでしょうか．

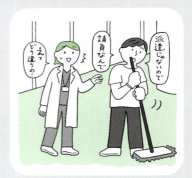

A ①業務請負の場合，医療機関は請負業者である清掃業者に対して業務の内容や方法などについて指示することはできますが，個々の作業員に対しては，雇用関係がないので直接の業務指示はできません．これに対し，労働者派遣であれば，派遣先である医療機関から指揮命令を受けることを前提に派遣されてきているわけですから，医療機関は職員と同じように組織に組み入れて直接の業務指示をすることができます．つまり，指揮命令の利便性，請負代金と派遣料金というコストにも違いがあって，それぞれに一長一短があります．
②長年にわたる継続的契約の場合，そう簡単に途中で契約を終了させることができるわけではありません．単に従業員の質が悪いというだけではなく，契約終了もやむを得ないという客観的に正当な理由が求められます．そのため，可能であれば，契約期間の満了まで待つのが賢明でしょう．
③請負従業員（労働者）と医療機関職員とのトラブルの背景に院内の様々な問題を内包していることも少なくありません．したがって，慎重に取り扱ってトラブルや陰にある不正の芽を早く摘み取ることが大切ですので，しかるべき部署でしっかり調査して，回答することをお勧めします．

1 医療機関における労務管理の重要性

　医療機関では医師，看護師，理学療法士，薬剤師といった医療従事者以外にも，事務や清掃作業，守衛業務に従事する人たちがいます．このような人たちが有機的に一体となって医療機関としての機能を果たしているのです．もっとも，医療機関が全ての人たちを雇っているわけではありません．例えば，医療機関から業務委託を受けている業者から派遣される，いわゆる請負労働者と呼ばれる人たちがいます．守衛や清掃員あるいは駐車場の管理人などです．また，労働者派遣法に基づいて派遣業者から派遣されて，医療機関職員と同じように事務に従事している人たちがいます．例えば，医療機関の受付事務，レセプト作成の事務に多く見られます[1]．他方，医療機関に直接雇用されている人の中でも，正職員以外に，期間を定めた有期の契約職員や，短時間勤務のパートの職員もいます．医療機関ではこのように様々な職種，様々な契約形態の人たちが働いていますので，契約形態に応じた労務管理は重要です．

2 業務請負と労働者派遣の違い

　そこで，まず業務請負で派遣されてきている請負労働者と，労働者派遣法に基づいて派遣業者から派遣されてきている派遣労働者の違いについて説明します（**図1**）．同じように「派遣」という表現が使われていますが，法的性質は全く違います．

(1) 業務請負

　業務請負とは，請負業者がある仕事を完成することを約し，発注者がその仕事の成果に対して報酬（請負代金）を支払うことを約する契約です．この場合，請負業者は独立の事業者ですので，仕事に従事する従業員の雇用主として請負労働者の労務管理に全責任を負います．したがって，冒頭のQ①の場合，発注者である医療機関は請負業者である清掃業者に対して業務の内容などについて指示することはできますが，清掃業者を差し置いて，個々の請負労働者に対して直接指揮命令をすることはできません．その点をないがしろにすると，後述するように偽装請負ではないかという批判を招きかねません．

(2) 労働者派遣

　これに対し，労働者派遣とは，労働者派遣業の許可を有する派遣業者が派遣先（医療機関）へ派遣労働者を派遣する制度で，医療機関は職員と同じように組織に組み込んで職員と同じように業務指示を出すことができます．このように派遣労働者は医療機関の指揮命令を受けて業務に従事しますが，

---

[1] 医療機関などにおける医療関連業務については，原則，労働者派遣事業を行うことが禁止されています（労働者派遣法4条1項3号，同法施行令2条1項）．

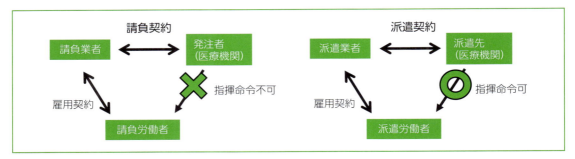

図1 請負契約と派遣契約の違い

給与は派遣業者から受け取るのです．

3 労働者派遣という就労形態ができたいきさつ

　かつては，事業場内で働く請負労働者は発注者の企業の組織内に組み込まれて従業員と混在して働いていた実態がありました．同一事業場内であるため，請負労働者と発注者の従業員とで休日のスケジュールも，始業・終業などの就労時間も同じであることがほとんどで，業務指示はもとより出退勤の管理まで発注者の従業員が行うというケースもありました．これでは偽装請負ではないか，労働者を派遣して賃金をピンハネするだけの職業安定法44条が規制する労働者供給事業ではないかという批判が高まりました[2]．

　このような労働実態を踏まえ，国は従来ルーズになっていた請負労働者の労務管理の在り方を見直し，職業安定法違反にならないための基準を示してその徹底を図るとともに，労働者派遣法を制定して，一定の要件を満たした者にだけ業として労働者を派遣することを認めました．要するに，法律によって職業安定法の例外となる適法な労働者供給事業を労働者派遣として認めたわけです．この2つの制度を比較しますと，直接の業務指示のしやすさ，派遣されてくる従業員の質の保証，請負代金と派遣料金のコストの多寡など，それぞれに一長一短があり，請負業者や派遣業者の信頼性などとも相まって，いずれを選択するかは医療機関によってまちまちです．

　それでは，請負労働者の労務管理について見ていきましょう．

4 医療機関にとって気をつけなければならない請負労働者の労務管理

　医療機関のように有機的に一体として業務運営を行わなければならない組織では，請負業者といえども同一歩調で業務遂行してもらわなければ困ります．しかし，請負業者はあくまで独立の事業者で

---

[2] 当時，請負労働者が組合を作って，発注者に対し待遇改善を要求して団体交渉を求めたり，請負業者の法人格を否認して，発注者に対し直接雇用契約上の地位の確認を求めたりするなど，紛争が多発しました．

あるため，その自主性・独立性を損なわないことが肝心です．この点をないがしろにして労働者派遣法違反と評価されたり，職業安定法違反の労働者供給事業の相手方と認定されたりすると，医療機関の信用性が低下し，スタッフの流出や来院者の減少を招きます[3]．また，請負業者の労務管理が不十分である場合，請負労働者の加入する労働組合から医療機関に対して直接団体交渉を求められるなどの労務リスクが高まります[4]．そのような事態にならないためには，請負業者において法に従って適切な労務管理をしてもらうことが最も大事です．労働者派遣法との関係において業務請負一般に求められる基準について，厚労省の告示等（通称「37告示」）[5]を要約して紹介します．

（1）業務の遂行に関する指示その他の管理を請負業者が自ら行うこと[6]

請負業者は，当該医療機関における責任者を定め，請負労働者が，医療機関などの管理者または医療機関職員などから，その都度業務の遂行に関する指示を受けることなく，請負業者の指示の下で業務遂行を行わせる必要があります．よって，医療機関職員が直接業務指示をすることがないようにしましょう．

（2）請負労働者の人事考課は自らの基準で自ら行うこと

人事考課は雇用主の専権事項ですから，医療機関が人事考課を行うことは避けましょう．

（3）労働時間管理を請負業者自らが行うこと

請負労働者も医療機関という器の中で業務を遂行するわけですから，始業・終業の時刻，休憩時間，休日，休暇なども可能な限り医療機関のシステムに合わせてもらう必要があります．問題は，例えば労働時間を延長してほしい，休日に出勤してもらいたいなど医療機関の都合でイレギュラーな勤務の必要が生じた場合は，必ず請負業者の責任者を通すことが必要です．医療機関が直接個々の請負労働者に指示してしまうと，請負労働者の労務管理を医療機関が行っていると受け取られかねないからです．万一，事前に責任者から承諾を得ることができないときは，事後的にでも必ず責任者から承諾を得ましょう．

（4）請負労働者の規律や秩序の維持，確保等は請負業者が自ら行うこと

請負労働者の不適切行為は請負業者が自らの就業規則に基づいて，自らの手で処分する必要があります．医療機関が請負労働者に対して出入り禁止などの処分を行うことは避けましょう．

---

[3] その他，職業安定法違反の労働者供給事業の相手方も，罰則の対象になります（職業安定法44条，64条10号）．

[4] その他にも，派遣を受ける側（派遣先）も，派遣（請負）業者と同様に，罰則や行政指導を受けるリスクがあります．

[5] 昭和61年労働省告示第37号「労働者派遣事業と請負により行われる事業との区分に関する基準」（最終改正　平成24年9月27日告示第518号）．

[6] 厚労省からは，37告示の概要・疑義応答集などを含む「労働者派遣・請負を適正に行うためのガイド」が示されています．同ガイドには，労働者派遣事業と請負との区分についての基準として，他にも以下のような記載があります．
〔医療事務受託業務の場合〕
受託業務従事者が病院等の管理者又は病院職員等から，その都度業務の遂行方法に関する指示を受けることがないよう，受託するすべての業務について，業務内容やその量，遂行手順，実施日時，就業場所，業務遂行に当たっての連絡体制，トラブル発生時の対応方法等の事項について，書面を作成し，管理責任者が受託業務従事者に対し具体的に指示を行うこと．

(5) 請負労働者の配置転換や担務の変更は請負業者が自ら行うこと

配置転換などの人事権の行使は請負業者の専権です．請負労働者の能力や勤務態度に不満があっても，医療機関が直接請負労働者に対して働きかけをすることはできません．医療機関はあくまで請負業者に申し入れるだけで，後のことは請負業者の裁量です．

(6) 医療機関内であっても自己の業務として独立性を有し，かつ自己の器材を用いて業務を遂行すること

医療機関の一部門と疑われないよう独立性を保ち，請負業者の責任者が常駐して労務管理をしている実態が大切です．

5　請負業者の選定の重要性

医療機関が請負業者を選定するに当たっては，請負業者の自律性や独立性はもとより，雇用主としての自覚をもって上記のような厚労省が示す基準を守れるかが重要です．同時に，院内で勤務する人たちにも教育を徹底して共通の認識を持ってもらうことが大事です．請負と派遣の違いに関する知識がないために，請負労働者に指揮命令をしてしまうと，コンプライアンス違反となりかねません．やはり，医療機関と請負業者との緊張関係は大事だと思います．

6　業務請負契約の終了

継続的契約の場合は，途中解約には客観的に正当と認められる事由が必要とされ，そのハードルはかなり高いものです．したがって，請負業者から契約違反だとして損害賠償を請求されるなどの事態に陥らないために，業務請負契約に期間の定めがあれば期間満了まで待って，次回の更新はしないという対応が賢明です．もっとも，請負業者にとって医療機関が唯一の取引先であれば，契約終了により廃業リスクも生じるので，（法的に補償する義務が認められるか否かは措くとして）時にはそれによって職を失う従業員の補償を求められることもあります．業者が院内に事務所などを置いていれば，当該スペースの原状回復の問題も生じます．その意味でビジネスライクに処理ができる相手かどうか，最初の業者の選択が大切でしょう．

7　請負労働者と医療機関職員とのトラブル

請負労働者から医療機関職員とのトラブルについての申告があったときの対応には十分な注意を要します．医療機関職員との対比において，どうしても請負労働者の方が社会的弱者とみなされ，それだけでハラスメントの疑いが濃くなります．

問題は請負労働者からの申告に対して医療機関としてどう対応するべきかです．申告に至った背景などを調べてみると，これまで医療機関が知り得なかった事実が浮かび上がることもあります．詳細

な説明は省きますが，そういった申告を黙殺するのが最も危険で，医療機関の価値・信用性の低下リスクが高まります．したがって，しかるべき部署で調査し，しっかり回答することが重要です．近年は，申告窓口の対象を請負労働者にも拡げている例が増えています．いわゆるヘルプラインですが，公益通報者保護法に基づき常時使用する労働者数が 300 人を超える事業者については窓口設置等の義務があります（同法 11 条 2 項，3 項）．300 人以下の事業者については努力義務にとどまるものの，これはコンプライアンス遵守を象徴する制度ですので，ぜひ導入することをお勧めします．

⚠ トラブルを予防するために ⚠

偽装請負と評価されないようにするためには，請負業者との間で交わす業務委託契約書などの形式面とともに，業務実態が重要になります．上記 37 告示に示された基準を意識して，まずは業務実態や労務管理状況を確認した上で，物的環境を改善したり，現場の職員に指導や呼びかけを行ったりするなどして対応しましょう．

（高坂敬三・堀田克明）

医療職が医療行為に専念するために，請負労働者も派遣労働者も今や医療機関にはなくてはならない存在です．良好な関係を維持するには労務管理をしっかりするだけではなく，日々のコミュニケーションが重要です．定期的なミーティングに加え，イベントや研修などにも積極的に参加してもらい，お互いの業務への理解を深めましょう．　　　　　　　　　　（田渕　一）

Ⅵ-2

\# 病院　\# クリニック

非正規従業員を巡る問題（2）
非正規従業員の労務リスク

Point 派遣先は派遣労働者の雇用主ではありませんが，実質的に雇用主と同様の義務や制約が生じる可能性があります

Q ①当医療法人では，経営改革の一環として人件費抑制を一つの柱と考えていますが，その中で「人材派遣を受け入れると人件費コストが下げられるのではないか」という議論が出ています．労働者派遣にはどのようなメリット，デメリットがありますか．

②当院のある派遣労働者は「どうせ私は派遣の身ですから」と何かにつけて投げやりな態度をとり，周囲の人間との折り合いが悪く，現場からは「早くその派遣労働者を替えてほしい」という要望が絶えません．どうすれば円満に交代してもらえるでしょうか．

③派遣労働者が正規職員との待遇差の改善を求めて，しばしば医療機関に要望書を提出してきます．派遣料が安いので給料が上がらないというのが理由ですが，その派遣労働者が外部の労働組合に加入して団体交渉を求めてきました．この場合，医療機関としては雇用主でないという理由で団体交渉を断ることは可能でしょうか．

④当院ではパートやアルバイト・有期契約社員などの非正規労働者を雇用しています．これまでは，契約期間満了のたびに，必要人数を勘案して何人かずつ更新しないで入れ替えてきました．しかし，有期の契約社員であっても，契約更新を重ねて満5年に達すると，本人が希望すれば無期契約社員になることができると聞いたことがあります．どうしたら回避できるでしょうか．

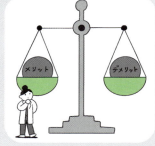

A ①①労働者派遣制度は人件費コストを減らし，雇用保障などの雇用リスクを回避できるというメリットがあります．

②一方で，運用において様々な制約が設けられており，派遣先である医療機関も手続的な負担などそれなりの事務作業が必要です．

②①基本的には，派遣先が自ら派遣労働者を交代させることは困難です．派遣契約の債務不履行と評価できる程に，派遣社員が著しく能力不足であるなどの事情が求められます．

②派遣契約の債務不履行と評価できるよう，派遣元と締結する労働者派遣に関する基本契約書などに，

<u>あらかじめ派遣業務の内容や必要な能力などの内容を具体的に定めておくこと</u>が必要です．

③①本来，派遣元が派遣労働者の雇用主であり，派遣先は雇用主ではないので労働組合法7条に定める「使用者」に該当せず団体交渉義務は原則ありません．

②しかし，団体交渉の対象事項によっては「使用者」の範囲を広く解釈して，<u>派遣先に団体交渉に応じる義務が認められた場合もあります</u>ので，団体交渉を求められた場合，断るにしても労務問題に詳しい専門家の指導を受けた方がよいでしょう．

④①同一の使用者との間で締結された2つ以上の有期労働契約の契約期間が通算5年を超え，当該有期契約の労働者から契約期間満了までに無期契約が申し込まれると，基本的には無期契約が成立することになります．

②無期契約への転換を避けるには，安易な契約更新は避けて，更新を拒絶する事由を具体的に列挙するなどして，通算で5年を超えないようにする必要があります．しかし，無期と同視または合理的に更新が期待される場合には，<u>有期労働契約の更新拒否（雇止め）には合理的な理由が求められる</u>ため，現実的に避けることは容易ではないかもしれません．

解説

1 労働者派遣とは

いわゆる労働者派遣というのは昭和61（1986）年から始まった制度で，労働者派遣法に基づき労働者派遣事業の許可を得た労働者派遣事業者が，自己の雇用する労働者を派遣先の求めに応じて派遣し，派遣先の指揮命令の下に業務に従事させるというもので，派遣先は派遣元との労働者派遣契約に基づいて派遣料金を支払い，派遣労働者は派遣元から賃金を得るという制度です．本来，雇用関係は雇用主の指揮命令の下に業務に従事し，当該雇用主から賃金を得るという法律関係が基本ですが，労働者派遣は，雇用主と指揮命令する者とが異なるという点で特殊な制度です（**図1**）．

（1）人件費の削減と雇用リスクの低減

労働者派遣の場合，派遣労働者の雇用主は派遣元ですので，派遣先は派遣元に派遣料金さえ支払えばよく，派遣労働者の賃金や社会保険料，基本的な福利厚生部分や退職金は雇用主である派遣元が負担します．したがって，派遣先としては，その限りでは人件費コストは下がりますし，雇用主ではありませんので，雇用の保障などの雇用リスクもありません．

しかしながら，正規の雇用形態ではない派遣労働者が増え続けて，労働市場のかなりの部分を占めるようになれば，むしろ労働者の正規雇用を圧迫することになりかねません．そのため，労働者派遣法では，むやみに労働者派遣が拡がり過ぎないように派遣事業者の資格を厳格なものにするとともに，労働者派遣契約の締結を要件とするなど，派遣元と派遣先が守るべき各種の手続を詳細に規定しています．したがって，人材派遣を受け入れる側にもそれなりの事務負担が伴います．

さらに，同じ職場に契約上の身分が異なる者がいることで，差別やパワハラ[1]を引き起こすリスク

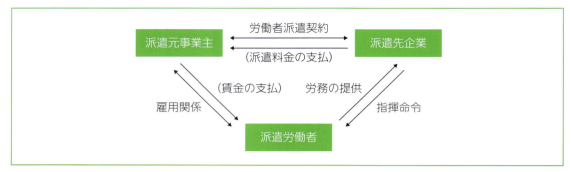

図1 労働者派遣

を内包することになります．職場で派遣労働者についての理解を得ることも大切です．

(2) 適用除外と派遣労働者選別の禁止

　もっとも，一部の業種については適用除外（労働者派遣の禁止）とされており，①港湾運送業務，②建設業務，③警備業務，④医療機関などにおける医療関連業務については派遣制度を利用できません[2]．したがって，医療機関が派遣制度を利用する場合は，医師，薬剤師，看護師などの医療関連業務以外の業務に従事させる労働者に原則限定されることに注意しなければなりません．

　また，特に気をつけなければならないのは，派遣先が派遣労働者と事前に面接したり，あらかじめ履歴書を提出させるなどして，派遣労働者を選別する行為を禁止していることです（特定目的行為の禁止）[3]．受入側にとっては，どういう人物が派遣されてくるのかあらかじめ自ら確認しておきたい，ミスマッチは避けたいと考えるのは山々でしょうが，派遣契約を終了する際に，実は派遣に先立って事前に面接を受けたことから労働者派遣法違反を理由にトラブルとなった例も散見されます．

(3) 派遣可能期間

　次に注意しなければならないのは，派遣可能期間です．この派遣可能期間は，大きくは事業所単位での制限と派遣労働者個人単位での制限の2つがあります．

　まず事業所単位について見ると，労働者派遣法は，派遣元と派遣先が結ぶ労働者派遣契約の期間について原則として最長3年を限度としています[4]．その趣旨は，労働者派遣は正規労働者を本来の主体とする労働市場の補完的役割を担うものとして導入された制度であり，正規労働者との代替が生じないように短期的，臨時的な雇用形態として位置づけているからです．もっとも，この派遣契約の期

1　パワーハラスメントに関する詳細はⅥ-3（147頁）参照．

2　労働者派遣法4条1項，同法施行令1条，2条．なお，医療機関における医療関連業務の範囲については施行令2条に具体的に列挙されています．

3　労働者派遣法26条6項，「派遣先が講ずべき措置に関する指針」（平成11年労働省告示第138号，最終改正令和2年労働省告示第346号）（以下，派遣先指針）第2の3，「派遣元事業主が講ずべき措置に関する指針」（平成11年労働省告示第137号，最終改正令和4年労働省告示第92号）（以下，派遣元指針）第2の13など．法は特定目的行為を努力義務として定めていますが，違反すると都道府県労働局による指導を受ける可能性があります．また，派遣先指針や派遣元指針などの規定ぶりでは，単なる努力義務ではなく，明確に特定目的行為を禁止しています．

4　労働者派遣法35条の2，40条の2第1項本文，第2項．

間は絶対的なものではなく，派遣可能期間を超えて派遣労働者を受け入れることとなる最初の日（これを「抵触日」といいます）の1か月前までに，派遣先の事業所の過半数労働組合または過半数の労働者代表者から意見聴取を行うことにより，さらに最大3年間延長することができます[5]．

他方，派遣労働者個人単位について見ると，派遣先企業において同一の「課」などの組織単位で個人を派遣就業させる場合，派遣期間の長さは3年を超えることができません[6]．この場合には，例外的に期間を延長することも認められていません．もっとも，派遣元事業者と無期雇用契約を結ぶ派遣労働者のように，そもそも上で述べた派遣可能期間制限の適用を受けない派遣労働者[7]もいますので，その点はご注意ください．

したがって，派遣先と派遣労働者が互いに就業関係を続けたいとなっても，派遣労働者としての身分をそのまま継続することはできないということです．派遣先において，改めて正規の労働者として直接雇用するか，あるいは3か月の空白期間[8]を設けた上で再度派遣労働者として就業してもらうことになります．

2　派遣労働者の途中交代

派遣先は，派遣労働者が気に入らないとして派遣元に要望を伝えることができても，雇用主は派遣元なので，基本的には派遣労働者の契約期間の途中交代を求めることは困難です．

なお，派遣契約を中途解約して気に入らない派遣労働者を途中交代させることができるのではないかと思われるかもしれませんが，派遣先の責めに帰すべき事由による中途解約の場合は認められません．解約には，派遣契約の債務不履行と評価できる程に，派遣社員が著しく能力不足であるなどの事情が求められます．気を付けなければいけないのは，あからさまに合理的な理由なく派遣労働者の能力不足を指摘するとパワハラ被害の申告につながりかねないことです．

派遣先と派遣元で交わす基本契約書には，例えば派遣先の指示を守らないために業務遂行上支障が出るなどの場合には，当該派遣労働者の交代を派遣先に要請することができるなどと定められることもありますが，それ以外の理由でも交代を要請する場合には，派遣業務の内容や必要な能力などの内容を具体的に定めておくことが必要です．労働者派遣に関する基本契約書などにそのような条項が定められていないのであれば，定めることを検討してはいかがでしょうか．

---

[5] 労働者派遣法40条の2第3項，4項．

[6] 労働者派遣法35条の3，40条の3．

[7] 労働者派遣法40条の2第1項ただし書，40条の3．期間制限が適用されないのは，無期雇用派遣労働者，60歳以上の派遣労働者，終期が明確な有期プロジェクト業務に従事する派遣労働者，日数限定業務に従事する派遣労働者，産前産後休業，育児・介護休業の代替要員となる派遣労働者です．

[8] 派遣先指針第2の14(3)(4)では，派遣終了と次の派遣開始の間の期間が3か月を超えないときは，労働者派遣は継続しているものとみなされるとされています．このように契約期間の通算をしないことを「クーリング」といいます．

3　派遣労働者との団体交渉

　労働者派遣法では派遣元に対して，派遣労働者と派遣先の正規労働者との間で基本給等の待遇につき不合理な相違を禁止するなどしており[9]，派遣労働者からこれに違反しているのではないかという苦情が出るのは予想されるところであります．こういった苦情については，派遣先も派遣元と連携して処理にあたるなどの一定の義務はありますが[10]，派遣労働者の賃金などについては本来雇用主である派遣元に自主的に解決するよう促すべきではあります[11]．

(1) 外部労働組合との団体交渉

　しかしながら，派遣元に要求しても労働条件を改善してくれないから，外部の組合に加入して派遣先に圧力をかけて改善を実現すべく団体交渉を求めてくるケースは少なくありません．そうなれば派遣元は自主解決の途を諦め，傍観する態度に出ることが多く，派遣先の医療機関としては，自ら解決に立ち向かわなければなりません．

　もっとも，団体交渉を求められても，賃金その他の基本的労働条件に関しては，派遣先は雇用主ではないことを理由にこれを拒否することには正当な理由があるといえるでしょう．しかしながら，派遣労働者の就労先は派遣先ですから，職場における就労条件の改善を求められた場合には，これに関する団体交渉に応ずべき義務があるとされる可能性はあります[12]．現実の組合とのやり取りの中で，何が就労に係る条件なのかの線引きは難しく，労働委員会への申立などに発展しかねません．

　そもそも外部の労働組合との団体交渉は，医療機関にとっては時間と労力を要するもので，決して楽なものではありません．まして労働争議ともなれば医療機関のイメージダウンにもつながりかねず，患者離れを引き起こします．できれば，しっかりした労務管理のできる派遣事業者を選び，労働条件について派遣労働者にあらかじめよく理解しておいてもらうのがよいでしょう．それとともに，ヘルプラインなどを設けて普段から労働者の不満に対処することで信頼関係を構築し，外部の組合に駆け込まれなくて済むように努めることが大切でしょう．外部の組合との交渉ともなれば，特殊な分野の紛争ですので，その方面に通暁した弁護士の助言を得ることをお勧めします．

---

[9] 派労働者派遣法30条の3．また，派遣元は，派遣労働者に対して賃金の額の見込み等待遇に関する事項について説明する義務などを負います（同法31条の2）．

[10] 労働者派遣法40条1項，2項など．

[11] 派遣労働者の賃金に関する事項については労使協定で定められることも見られます．その労使協定で定めた事項が遵守されているときは，教育訓練（労働者派遣法40条2項）や福利厚生施設（同法40条3項）などの一部の待遇を除き，派遣先の通常の労働者との均衡・均等待遇（同法30条の3）は適用されません（同法30条の4第1項本文）．

[12] 最判平成7・2・28民集49巻2号559頁（朝日放送事件）．判旨では，「雇用主以外の事業主であっても，雇用主から労働者の派遣を受けて自己の業務に従事させ，その労働者の基本的な労働条件等について，雇用主と部分的とはいえ同視できる程度に現実的かつ具体的に支配，決定することができる地位にある場合には，その限りにおいて，右事業主は同条（労働組合法7条）の『使用者』に当たる」と述べられています．

4 有期労働契約の無期転換制度

雇用調整や人件費抑制のためにフルタイムの有期契約社員[13]を雇用しているところは少なくありません．そして，契約社員は正規の職員と同じ業務を遂行している例が多いように思われます．まして，契約更新を繰り返して長年働いてきた契約社員の中には，むしろ新米社員よりも業務に熟達しているという話もしばしば耳にします．それにもかかわらず，突然雇止めをするのは解雇権の濫用ではないか，正規職員と同じように働き，同じ業務を遂行しているのに待遇格差があるのはおかしいのではないかという問題提起があり，いくつかの裁判を経て定着した裁判例を基に労働契約法などの法がその点を定めました．

(1) 同一労働・同一賃金の原則と合理的な差別事由

まず，法は採用形態の違いだけで労働条件に違いがあるのは合理的ではないとして，正規雇用の労働者の待遇に近づけようとしています（同一労働・同一賃金の原則）．しかし，採用の違いによって期待される役割には自ずから違いがあり，例えば，正規職員には住居の移転を伴う全国転勤が予定されているとか，部下を持つ，あるいは金銭の支出を任されているといった責任の度合いが違うとか，相応の理由が伴えば，不合理な差別ではないという説明がつきます．

(2) 無期転換制度

無期転換制度は，有期契約労働者の待遇改善の一環といえるでしょう．反復更新されてきた有期契約労働者には，この先も継続的に更新されるであろうという期待が生まれます．そのような労働者の期待を保護しようというもので，雇止めのリスクをなくして身分保障を認めるものです．また，労働契約法 19 条は無期と同視または合理的に更新が期待される場合には，雇止めについても正当事由を求めていますので，単純に**期間満了になったからという理由だけでは雇止めが認められる時代ではなくなった**ということです．

(3) 無期転換と労働条件

もっとも，無期転換されたからといって，直ちに労働条件を改めなければならないわけではありません．契約条件は従来のままであることを忘れてはいけません．

(4) 無期転換後の解雇

もちろん，無期転換となっても契約解除ができなくなるわけではありませんが，無期契約となれば正職員と同様に解雇の正当事由が求められるため，地位はより強固になります．無期契約の転換を避けるには，安易な契約更新を避ける必要があります．しかし，無期と同視または合理的に更新が期待される場合には，雇止めには合理的な理由が求められます．このように，無期転換制度の導入によって雇用の調節弁の機能が失われつつあることからすると，むしろ無期契約社員の活用を考えてもよいのではないでしょうか．

---

[13] 契約社員やアルバイト，パートタイマーなど，名称は問いません．

⚠ トラブルを予防するために ⚠

　上記のとおり，派遣先は派遣労働者の雇用主ではありませんが，雇用主と実質的に同様の義務や制約が課されることがあります．派遣先としては，派遣労働者からの苦情があった場合の対応に関して派遣元との間で交わす基本契約書に明記しておきましょう．また，派遣先から一方的に契約期間中に派遣労働者を交代させることは困難です．派遣契約の債務不履行と評価できる程に，派遣社員が著しく能力不足であるなどの事情が求められますが，派遣業務の内容や必要な能力などの内容を具体的に定めておくことが必要です．いずれにしましても，**派遣労働者とのトラブルを回避するためには，派遣元と交わす契約書の内容をどのように定めるかが重要**になります．

（高坂敬三・堀田克明）

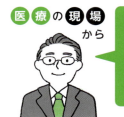

　人手不足が続く中，職員の急な退職や産休・育休の代替人員として派遣労働者を活用するケースが増えています．派遣経験の長い方はスキルも高い方も多く，場合によっては5年の期間を待たずに正職員に登用することで結果的に人件費の抑制につながることもあります．　　　　　　（田渕　一）

Ⅵ-3 ハラスメント対応

パワーハラスメントの例をもとに

#病院　#クリニック

> **Point** ハラスメントに関する相談を受けた場合は，相談窓口への報告を勧め，報告を受けた医療機関は直ちに事実調査（ヒアリング等）を行いましょう

Q 当院に来て1年ほどの職員からパワハラ（パワーハラスメント）の相談がありました．どうやら部門長からたびたび皆の前で怒鳴られたり，仕事が遅いなどと大きな声で嫌味を言われたりするので，最近は職場に行くことが嫌で出勤前には憂鬱な気分になるとのことです．どのように対応すればよいでしょうか．

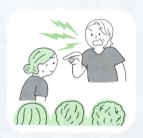

A ①院内にハラスメントの相談窓口があれば，相談者に対し，相談窓口に報告するよう勧めましょう．窓口がない場合には，一人で抱えこまずに事務局長や信頼できる管理職に相談するよう勧めるのがよいでしょう．
②相談を受けた医療機関は，相談者や関係者からヒアリングを行うなどして，どのような言動があったのかを確定し，それがパワハラに当たるかどうかを判断します．パワハラに当たる行為があった場合には，部門長に対する処分の検討や再発防止策としての研修の実施などを行うこととなります．
③パワハラの発生を防止・是正しない場合は，医療機関も，損害賠償責任を追及され，行政上の制裁を受けるなどの可能性があるため，適切な対応が必要です．

解説

1　パワハラとは

　パワハラ（パワーハラスメント）とは何でしょうか．意外と答えに窮しませんか．実は，厚労省の指針（以下，パワハラ防止指針）[1]で以下の3要素の要件を全て満たす場合にはパワハラであると定められていますが，法律[2]や指針で明確に定義されたのは最近のことです．

> パワハラの定義
> （1）職場において行われる優越的な関係を背景とした言動であって，
> （2）業務上必要かつ相当な範囲を超えたものにより，
> （3）その雇用する労働者の就業環境が害されるもの

また，上記パワハラ防止指針により，以下のとおりパワハラの6類型が示されました．この6類型に当たらない限りパワハラでない，というわけではありませんが，類型ごとにパワハラに当たるか否かの事例が示されたことで，具体的な判断の指標になると思われます．

> パワハラの6類型
> ❶身体的な攻撃（暴行・傷害）
> ❷精神的な攻撃（脅迫・名誉毀損・侮辱・ひどい暴言）
> ❸人間関係からの切り離し（隔離・仲間外し・無視）
> ❹過大な要求（業務上明らかに不要なことや遂行不可能なことの強制，仕事の妨害）
> ❺過小な要求（業務上の合理性なく能力や経験とかけ離れた程度の低い仕事を命じることや仕事を与えないこと）
> ❻個の侵害（私的なことに過度に立ち入ること）

冒頭の例では，部門長の行為はパワハラの6類型のうち「②精神的な攻撃」[3]に当たると思われます．そして，部門長という優越的な関係にある者が，職場内で周囲に聞こえるように相談者を怒鳴ったり，仕事が遅いなどと言ったりしているので，その程度が業務上必要かつ相当な範囲を超え，かつ相談者の就業環境が害されるものに当たるのであれば，パワハラに該当します．もっとも，部門長の行為の具体的な態様や，部門長がそういった行為をした経緯を具体的に確認しなければ，業務上必要かつ相当な範囲を超えたかどうかなどの判断はできず，結局のところ，パワハラに当たるか否かはケースバイケースと言わざるを得ません．

---

1 「事業主が職場における優越的な関係を背景とした言動に起因する問題に関して雇用管理上講ずべき措置等についての指針」（令和2年厚労省告示第5号）．

2 「労働施策の総合的な推進並びに労働者の雇用の安定及び職業生活の充実等に関する法律」30条の2第1項参照（通称「労働施策総合推進法」，「パワハラ防止法」）．
　パワハラ防止法では，セクシュアルハラスメント（セクハラ）やマタニティハラスメント（マタハラ）と並んで，パワハラに関する雇用管理上の措置義務や，パワハラを含むハラスメントに関する相談をしたことなどを理由とした事業主による不利益な取扱いの禁止などが定められました．また，これらの義務に違反した事業主（医療機関）は，厚生労働大臣による助言，指導や勧告（行政指導）を受け，場合によっては事業主名（医療機関名）が公表されるという制裁が科されます．

3 「②精神的な攻撃」の中でパワハラに該当すると考えられる例としては「他の労働者の面前における大声での威圧的な叱責を繰り返し行うこと」などが挙げられている一方，該当しない例として「遅刻など社会的ルールを欠いた言動が見られ，再三注意してもそれが改善されない労働者に対して一定程度強く注意をすること」などが挙げられています．

2 事業主の責任

a 法的責任やリスク

そもそも労働者間でパワハラやセクハラ（セクシュアルハラスメント），マタハラ（マタニティハラスメント）があった場合に，なぜ事業主が責任を負うのでしょうか．これは，事業主は労働者との労働契約に基づいて，労働者に対する**安全配慮義務**や，労働者にとって快適な就労ができるように職場環境を整えるという**職場環境配慮義務**を負っており，快適な就労の妨げになるようなハラスメントの発生を防止し，発生した場合には是正措置を講じなければならないためです．このような義務に反してハラスメントを放置・黙認することで，労働者がうつ病や適応障害などを発症した場合には，事業主は，労働者に対して，使用者責任や債務不履行責任に基づく損害賠償責任を負う可能性があります．

このような民事上の責任以外にも，労働者が労働局に相談し事業主が事実確認や指導を受ける可能性がありますし，パワハラ防止法により，雇用管理上の措置義務を守らなければ行政庁からの指導，勧告を受ける可能性があり，勧告に従わなかった場合は公表されるという行政上の制裁のリスクもあります．医療機関名が公表されれば，医療機関の信頼性等が大きく損なわれかねませんので，ぜひとも避けたいところです．

また，「パワハラをした」「パワハラを放置した」などのレッテルを貼られてしまうと，医療機関のイメージダウンなど大きな損失につながる可能性もあるのです．

b 雇用管理上の措置義務の内容

パワハラ防止法により定められた事業主が負う雇用管理上の措置義務を行わなかった場合には，民事上も安全配慮義務違反，職場環境配慮義務違反が認められる可能性が高いといえます．パワハラ防止指針では雇用管理上の措置義務について具体的に明記されていますが，ここでも簡単にご紹介します．

(1) 事業主の方針等の明確化およびその周知・啓発

パワハラの内容を明確にし，パワハラを行ってはならない旨を職員に周知し，啓発することが必要になります．トップメッセージとして周知することや，就業規則にて定めることが考えられます．このほか，院内掲示板や簡単なA4用紙1枚程度のパンフレットでも構いませんので，職場内で周知することを心がけましょう．

(2) 相談に応じ，適切に対応するために必要な体制の整備

必ず相談窓口を設置し，担当者を決めるとともに，対応フローを準備しておきましょう．相談窓口については，職員にしっかりと周知してください．パワハラ防止指針にも記載されているとおり，外部の機関に相談窓口を設けることも選択肢です．より中立性を担保したい場合や，人員などの関係で医療機関内部での対応が難しい場合であれば，弁護士事務所などの外部機関に委託してみてはいかが

でしょうか．

(3) 職場におけるパワハラに係る事後の迅速かつ適切な対応

詳細はⅥ-4（154頁）で説明しますが，まずは迅速に事実関係をしっかりと調査して確認し，パワハラが認められた場合には行為者に適切な措置（懲戒処分や配置転換など）を行います．また，再発防止に向けた措置を講じます．

(4) その他併せて講ずべき措置

ハラスメントの被害者（相談者）や行為者などのプライバシーに配慮することやハラスメントの相談をしたことによって解雇などの不利益な取り扱いをしないことなどを定め，職員に周知する必要があります．

3　パワハラへの対応

パワハラの発生を事前に防止できるように努めることは重要ですが，どうしてもパワハラと疑われる事象が発生してしまうことはあります．その場合に重要なのは，パワハラの発生が疑われた場合の事後対処，すなわち，パワハラが事実なのか否かを確認し，事実であるならば速やかに対処することです．

では，ハラスメントの相談があった場合にはどのように対応すればよいか，冒頭のQを基に検討します．

(1) ヒアリング（事情聴取）

相談窓口に相談があった場合には，まずは相談者からしっかりと事情を聞き取ります[4]．

ヒアリングの際には，プライバシーに配慮すること，不利益な扱いをしないことはしっかりと相談者に説明しましょう．特に相談者は警戒心を持っていることが多く，必要な事情を聞き出すことが難しい場合があります．警戒心を解くための工夫としては，以下のような姿勢を心がけるとよいでしょう．

- 自己紹介を丁寧に行う
- 相談者の話すことへの理解を伝える（相づちを打つなど）
- 相談者を責めるような口調は避ける（「なぜ～しなかったんですか？」「どうして～したんですか？」などを述べ過ぎないように）
- 相談者が話す内容を再確認しながらゆっくりと聞く

次に，相談者の話を基に，相談者以外にヒアリングすべき人を決めます．一般的には，口裏合わせ

---

[4] 特にセクハラの相談の場合などは，相談者と同性の方に同席してもらうのが望ましいです．また，ヒアリングの担当者が多すぎると威圧的に思われるかもしれませんので，例えば，男女1名ずつで担当することなどが考えられます．

などを防止するために目撃者などの第三者からヒアリングを行い，最後にハラスメントの疑いがある行為者から事情を聞き取ります．冒頭のQであれば，相談者からのヒアリングの後，怒鳴られたという場にいた同僚・上司らから事情を聞き，最後に部門長の話を聞くことになります．

また，ヒアリングの際には時系列を意識して聞き，メモを取る際にも時系列で整理するようにしましょう．あらかじめ，質問役と記録役とは分担しておく方がスムーズです．質問役の方は，対象者の話す内容について自分で評価をせずに，あくまで対象者からの聞き取りに徹しましょう．

(2) 証拠化

ヒアリングの際には，きちんと証拠化することを心がけましょう．裁判などになった場合には，事業主の職場環境配慮義務違反か否かの判断に際して，ハラスメントに対してきちんと調査して対応していたという過程を示すことも非常に重要になりますので，その点を意識した証拠作りを意識するとよいと思います．

例えば，ヒアリングの際には録音をお勧めします．録音を始める前に，きちんと話者に録音する旨を伝えておくべきでしょう．相談者の中には録音されることに強い抵抗を示す方がいるかもしれません．このような場合でも，正確な記録を残すために必要であるということを丁寧に説明して説得しましょう．

相談者以外（行為者や第三者）の場合でも正確な記録を残すために録音するようにしましょう．裁判例によれば，基本的には，関係者に当たる上司や相談者，行為者，目撃者などには調査協力義務が認められると思われます[5]．したがって，調査協力義務のある職員からヒアリングを断られた場合であっても，業務命令としてヒアリングを受けるよう指示することができます．録音する旨伝えた上で録音すること自体は，基本的には必要な調査の範囲内であり問題にはならないと思われます．

また，録音以外にも聴取したメモを取るなどしましょう．あらかじめ聴取する項目を記したヒアリングシートを院内で用意しておくと便利です．

なお，担当者の話す内容も，ヒアリング対象者から特に断りなく録音される可能性を想定しておく必要があります．例えば，相談者に威圧的に話していないか，部門長に対してはパワハラと断定した口調でヒアリングしていないかなど，担当者も声の大きさや表現などの話し方，話す内容には常に気を付けるようにしましょう．

(3) ヒアリング内容が食い違った場合

関係者間でヒアリング内容が食い違うことはよくあります．冒頭のQであれば，部門長が怒鳴っ

---

[5] 判例では，①「当該労働者が他の労働者に対する指導，監督ないし企業秩序の維持などを職責とする者であって，右調査に協力することがその職務の内容となっている場合には，右調査に協力することは労働契約上の基本的義務である労務提供義務の履行そのものであるから，右調査に協力すべき義務を負うものといわなければならない」と述べています．また，②それ以外の者についても「調査対象である違反行為の性質，内容，当該労働者の右違反行為見聞の機会と職務執行との関連性，より適切な調査方法の有無等諸般の事情から総合的に判断して，右調査に協力することが労務提供義務を履行する上で必要かつ合理的であると認められない限り，右調査協力義務を負うことはない」と述べており，一定の場合には，労働者に調査協力義務が認められると考えられます（最判昭和52・12・13民集31巻7号1037頁・富士重工事件）．
　一般的には，①には関係者の上司である管理職等，②には相談者，行為者や目撃者がこれに当たると考えられます．

ていたのか単なる注意レベルの声だったのか，どのような言葉遣いをしたのかなど，立場によって受け止め方が違う可能性があります[6]．その場合，使用者としては誰の話を信用すればよいのでしょうか．

　まず，客観的な証拠や目撃者の証言と一致しているかが重要になります．冒頭のQでは，部門長の怒鳴った声などの録音や部門長が怒鳴ったという場に居合わせた同僚の証言も重要となります．また，ヒアリング内容そのものに一貫性があるか，矛盾点がないかという点も重要になります．それを見極めるためには複数回のヒアリングを実施するのも手です．さらに，虚偽の供述をするおそれがないか，相談者と行為者の関係性などにも注視する必要があります．

(4) ハラスメントの評価

　いつ，どのような発言・行為がされたのかが確定すれば，その発言・行為がハラスメントに該当するかどうか[7]を評価します．

　冒頭のQでは，部門長が相談者に対し，どのような状況でどのような内容の発言をしたのか，そのような発言に至った経緯を認定し，部門長の言動が，業務上必要かつ相当な範囲を超えたといえるかどうかを評価します．

　なお，一般にハラスメントとは考えにくい発言・行為を繰り返し問題視し訴える相談者もいるかもしれませんが，そのような場合でも同様の対応を淡々と進め，医療機関としてはハラスメントと評価しないと考えている旨を，当該相談者に説明します．

(5) ハラスメント認定後の措置

　ハラスメントを認定した場合，医療機関としては，部門長に懲戒処分や配置転換を行うなどして，既に発生しているハラスメントに対して適切な措置を講じるとともに，再発しないような措置も講じる必要があります．

　再発防止策としては，例えば，部門長に対して再発防止研修を行ったり，ハラスメントに関する院内研修を実施したりすることも有効です．弁護士などの専門家を講師として招くと，よりインパクトがあるかもしれません．

　何より重要なことは，その場しのぎの対処をするのではなく，ハラスメントが発生した根本的な原因を探求することです．そのためには，医療機関全体に対してアンケートを実施し状況を分析することも有効です．根本的な原因を排除しない限り，ハラスメントが再発し，職業環境が害されて仕事でのミスも多くなってきます．特に，人の生命を預かる医療機関ではなお一層，「働きやすい職場づくり」が重要課題ではないでしょうか．

---

[6] セクハラの場合には，パワハラと異なり，目撃者がいない密室で発生する場合も多く，その場合にはそもそも相談者が申告した事実があったか否かが問題になりやすく，相談者と行為者のヒアリング内容が真っ向から反するものになりやすくなります．

[7] セクハラの場合はそもそも業務に不要なものですが，注意や指導は業務遂行上必要ですので，パワハラの評価の方が難しいといえます．

⚠️ トラブルを予防するために ⚠️

　パワハラを予防するための事前措置として，トップメッセージとして周知することに加え，パワハラの発生原因や背景について，職員の理解を深めることが重要です．特に，パワハラ防止指針では，パワハラの発生の原因や背景には，職員同士のコミュニケーションの希薄化などの職場環境の問題もあると考えられると指摘されています．

　職員同士のコミュニケーション能力の向上を図るために，アンガーマネジメントやコミュニケーションスキルアップ等の研修を行うことや，日常的なコミュニケーションを取るよう努めたり定期的に面談やミーティングを行うことにより，風通しの良い職場環境や互いに助け合える労働者同士の信頼関係を築き，コミュニケーションの活性化を図ることも重要です．

　また，労働者に過度に肉体的・精神的負荷を強いる職場環境や企業風土も，パワハラを発生させる背景になると考えられるため，適正な業務目標の設定や適正な業務体制の整備，業務の効率化による過剰な長時間労働の是正等を通じて，職場環境を改善することも，パワハラの予防につながります．

（長谷川葵・堀田克明）

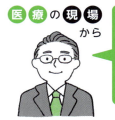

　ハラスメントの事案は年々増え続けています．院内にも相談窓口はありますが，外部相談窓口が相談しやすいようです．対象者へのヒアリングはバイアスがかからないよう必ず複数名で行い，客観的な事実を記録するよう心掛けています．

（田渕　一）

Ⅵ-4 労災事故への対応

「パワハラによるうつ病」と申請された例を中心に

#病院　#クリニック

Point 直ちに事実関係の調査を進め，認定した事実に従って労災申請手続に協力してください

Q 体調不良を理由にしばらく休んでいた職員から，「うつ病と診断され，その原因は上司からのパワハラだ」として労災申請がされました．
どのように対応したらよいでしょうか．

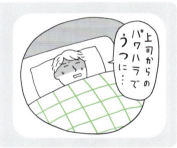

A ①労災申請手続については，職員に代わって医療機関が行うこともありますが，今後，医療機関に対する損害賠償請求がされる可能性も考慮して，申請書類の記載内容や労働基準監督署からのヒアリングへの対応には十分注意する必要があります．
②そのためには，できるだけ早く，パワハラ（パワーハラスメント）の事実の有無・内容について院内でも調査を進め，対応方針を決定してください．
③パワハラが認められた場合は，再発防止策の策定・実施や行為者への処分を検討します．パワハラが認められないなど，うつ病が業務上の疾病とはいえない場合で，欠勤が一定期間以上に及んだときは，休職発令なども検討する必要があります．

解説

1 医療従事者を取り巻く労災事故

労災事故には，業務災害と通勤災害があり，このうち業務災害として労災の対象となるのは「労働者の業務上の負傷，疾病，傷害又は死亡」（労働者災害補償保険法7条1項1号）です．「業務上」である，つまり業務が原因になったと判断するには，一般に，以下の2つが必要とされます．

- 業務と傷病等の間に一定の因果関係があること（業務起因性）
- 労働者が労働関係の下にあった場合に起きた災害であること（業務遂行性）

　業種にもよるものの，一般に労災事故としては，転倒，墜落・転落，無理な動作によるもの，交通事故などが多くみられますが，医療機関に限って言えば，感染症への感染（最近では新型コロナウイルス感染[1]なども含まれます），介助作業による腰痛，針刺し事故や過重な時間外労働，患者・同僚などからのハラスメント，患者の死や重い障害に直面することに伴う精神的ストレスなどからの精神疾患などが挙げられます．特に，精神疾患にかかる労災請求件数は近年増加の一途をたどっています．

　労働者が業務上負傷し，または疾病にかかった場合は，使用者はその費用で必要な療養を行い，または必要な療養の負担をしなければならないとされています（労働基準法75条1項）．これを担保する制度として，労災保険の仕組みがあり，事業主には加入義務があります．

　そのため，医療機関の職員が労災事故に遭い，傷害を負ったり病気になったりした場合は，職員から労災の申請が行われることが一般的です．

2　労災事故発生時の手続

(1) 事業主の報告義務

　労災事故が起き職員が休業したときは，事業主は遅滞なく労働者死傷病報告を労働基準監督署に提出しなければなりません（労働安全衛生法100条，労働安全衛生規則97条）．事業主が労災事故の発生を隠して，労働者死傷病報告を故意に提出せず，あるいは，虚偽の内容を記載して提出すると，「労災かくし」として刑罰の対象となります（労働安全衛生法120条5号，122条）．

(2) 労災申請手続

　一般的な流れとしては，まず，労災に遭った職員や家族が労災保険の手続を行います．ただし，職員の負担を避けるため，実際は事業主が労災申請手続を代行している場合も多くあります．

　労災申請に当たっては，給付の種類に応じて必要書類を準備し，記入した上で，管轄する労働基準監督署長など定められた提出先に提出します．このとき，例えば，「療養給付たる療養の給付請求書」では，「災害の原因及び発生状況」などを記載し事業主がこれを証明する署名を行います．後述するように，この記載内容については医療機関が認めたという証拠になり，後から争うことが難しくなり

---

[1] 厚労省は，新型コロナウイルス感染について，「患者の診療若しくは看護の業務又は介護の業務等に従事する医師，看護師，介護従事者等が新型コロナウイルスに感染した場合には，業務外で感染したことが明らかである場合を除き，原則として労災保険給付の対象となります．なお，新型コロナウイルス感染症の感染症法上の位置づけが5類感染症に変更された後においても，この取扱いに変更はありません」としています．
　厚労省ホームページ「新型コロナウイルスに関するQ&A（労働者の方向け）」4　労災補償，問2
https://www.mhlw.go.jp/stf/seisakunitsuite/bunya/kenkou_iryou/dengue_fever_qa_00018.html
　また，令和4年度までは，労災給付の上乗せ補償保険加入について保険料の一部を補助する制度がありました．
https://www.mhlw.go.jp/stf/seisakunitsuite/bunya/0000098580_00008.html

ますので，注意が必要です．労災申請した職員の発言を鵜呑みにしてそのまま記載するのではなく，客観的な事実として記載できることだけを記載しましょう．例えば，職員と医療機関の認識している事実が異なるような場合には，「当該職員は・・・のように説明している」といった形で記載することも考えられます．

(3) 業務上の疾病

労災認定がされるのは，職員の傷害，病気などが，業務を原因として生じたとき，つまり「業務上の疾病」に当たるときであり，当該職員から必要書類の提出後，労働基準監督署による調査が行われます．労働基準監督署から事業主に対しては必要資料の提出の要請や事情聴取などがされ，その内容により業務上の疾病に該当するかどうかが判断されます．

ここで，何が「業務上の疾病」に当たるかは労働基準法施行規則により例示列挙されており（別表第1の2），列挙された業務上の疾病ごとに，具体的な運用基準も定められています．

例えば，本件のようなうつ病の場合は，「人の生命にかかわる事故への遭遇その他心理的に過度の負担を与える事象を伴う業務による精神及び行動の障害又はこれに付随する疾病」（上記別表9号）に該当し，これについて厚労省が「心理的負荷による精神障害の認定基準について」[2]を発出しています．この認定基準では，以下3つの要件が満たされれば業務上の疾病と認めることとされています．

> ❶ 対象疾病を発病していること
> ❷ 対象疾病の発病前概ね6か月の間に業務による強い心理的負荷が認められること
> ❸ 業務以外の心理的負荷および個体側要因により対象疾病を発病したとは認められないこと

このうち②と③については，心理的負荷の程度を類型化[3]して評価表を定め，心理的負荷の「強」「中」「弱」をそれぞれ評価することで，業務上の疾病に当たるかどうかが迅速に判断できるようになっています[4]．

(4) 対応上の注意点

事業主としては，現に労災事故に遭った職員への配慮などから，その職員の主張どおりに申請書類

---

[2] 令5・9・1厚労省労働基準局長（基発0901・2）「心理的負荷による精神障害の認定基準について」
https://www.mhlw.go.jp/content/11201000/001140929.pdf

[3] 業務による心理的負荷（特別な出来事以外）については以下の7つに類型化されています（別表1）．
①事故や災害の体験，②仕事の失敗，過重な責任の発生等，③仕事の量・質，④役割・地位の変化等，⑤パワーハラスメント，⑥対人関係，⑦セクシュアルハラスメント
また，業務以外の心理的負荷については，以下の6つに類型化されています（別表2）．①自分の出来事，②自分以外の家族・親族の出来事，③金銭関係，④事件，事故，災害の体験，⑤住環境の変化，⑥他人との人間関係

[4] 例えば，事実として認定されたパワハラの内容が，上司などから治療を要する程度の身体的攻撃を受けた場合や，人格や人間性を否定するような，業務上明らかに必要性がない精神的攻撃があった場合などは，心理的負荷の強度は「強」とされ，基本的に業務上の疾病であると判断されることになります．心理的負荷としては「中」程度の身体的攻撃，精神的攻撃を受けた場合で，事業主に相談しても適切な対応がなく改善されなかった場合も「強」と評価されます．また，パワハラ自体は「中」程度の類型だったとしても，それに関連する別の出来事（それ単独では「中」の評価）が生じた場合は，当該後発の出来事の内容，程度により「強」として全体を評価されることもあります．

を記載することもあるかもしれません．しかし，業務災害の場合，労災保険からの給付だけでは終わらず，後述するように，その後，**職員から事業主に対して損害賠償請求がされる可能性がある**ことにも留意しておく必要があります．そのため，医療機関が認定した事実として記載できることだけを記載しましょう．

　労働基準監督署からの調査に対する対応においても同様です．労働基準監督署からの電話や訪問は予告なく行われることもありますが，この場合も慌てず，就業規則，時間外労働などの協定やタイムカードなど，労働基準監督署から要求された資料を提出し，これらの客観的な資料に基づいて，できるだけ事実に基づく説明をするよう心がけます．もし，医療機関の認識と労働基準監督署，あるいは職員の認識とが異なる場合は，医療機関側の認識する事実，意見を積極的に主張していきましょう．それと同時に，職員の主張の内容やヒアリングの際の様子など，労働基準監督署からも情報を収集してみることもお勧めします．

　なお，冒頭の事例のように，うつ病のような精神疾患の場合，職員の主張どおりに上司からのパワハラがその原因なのかどうかは明らかではない場合の方が多いのではないでしょうか．問題とされる上司の行為がパワハラに該当するかどうかの判断も難しい上に，うつ病との因果関係もよく分からないという事態であり，医療機関としては非常に対応が困難な事案です．

　とはいえ，職員の主張のみに従った内容を記載し，また，労働基準監督署からの指摘をそのまま受け入れる対応をすれば，のちのち損害賠償請求を受けることになった際にもそれを覆すことは非常に難しくなります．そのため，後述するように，できるだけ早く行為者や目撃者のヒアリングなどの院内調査を行い，医療機関としての対応方針を決定し，医療機関側の認識や主張に反しない対応を心がけ，また，労働基準監督署に対しても積極的に主張をしていきましょう．

3　労災手続以外の対応

(1) 事実調査とパワハラの認定

　労災手続とも密接に関連しますが，申請書類の作成，労働基準監督署からの調査の対応の前提として，どのような事実があったのかについては院内で直ちに調査する必要があります[5]．主な調査内容としては，労災申請をした職員，その上司，同僚などからのヒアリングになります．

　また，その事実を前提に，パワハラと認定できるかどうかを判断し，パワハラがあったと認定されるものであれば，再発防止策や関係者の処分などを検討します．パワハラがなかったと認定されるものであれば，医療機関としては，パワハラがなかったと認定したことを労働基準監督署にも根拠を持って説明できるよう整理し準備しましょう．

(2) 申請した職員の所得補償

　業務上の疾病に当たる場合は，労災保険からの給付がされますが，業務上の疾病に当たらない場合

---

[5] パワハラの申告があった場合の具体的な院内対応については，**Ⅵ-3**（147頁）をご参照ください．

は，私傷病として医療機関が加入している健康保険，健保組合などから傷病手当金の支給を申請することも考えられます．

(3) 申請した職員への対応

業務上の疾病により，療養のため休業する期間およびその後30日間は，原則として解雇が制限されます（労働基準法19条）．

一方，パワハラの事実がないなど業務上の疾病ではない場合には，私傷病による欠勤として職員側の事情による労務不提供となります．就業規則に休職の定めが設けられていて，欠勤が長期にわたる場合は，就業規則に従って休職命令を発令することも検討します．

4 医療機関に対する損害賠償請求

(1) 損害賠償請求の可能性

労災と認められた場合は，療養給付として治療費などが支給され，休業給付などとして給付基礎日額の8割が支給されます．しかし，従前の給与に比べて残り2割分は減額となりますし，障害が残った場合の補償も十分といえない場合があります．また，労災では精神的な苦痛に対する補償制度がありませんので，いわゆる慰謝料については全く考慮されません．

そのため，労災事故は労災保険からの給付だけで終わるわけではなく，さらに，これらの労災給付だけでは十分とはいえない損害について，職員から医療機関に対して，安全配慮義務違反や不法行為を理由とした損害賠償責任を追及される可能性があります．安全配慮義務違反と不法行為とでは，時効期間などの違いはありますが，基本的には類似の考え方になりますので，以下では安全配慮義務違反の主張を念頭に置いて説明します．

(2) 損害賠償が認められる要件

安全配慮義務違反に基づく損害賠償請求が認められる要件は，以下のとおりです．

❶特別な社会的接触関係にあること[6]（職員の場合は当然に認められます）
❷事業主に安全配慮義務が存在し，これに違反したこと[7]
❸損害が発生したこと

---

[6] 取引先の従業員に対してまで特別な社会的接触関係があると認められるとは限りませんが，建設工事の元請業者と下請業者従業員の場合など，直接の労働契約がなくても，元請業者から作業場所・設備などの提供を受け，その指揮監督下に作業を行っているなどの実態を重視し，特別な社会的接触関係があると認めた例もあります（最判平成3・4・11集民162号295頁等）．

[7] 安全配慮義務の内容は，個別具体的な状況に応じて，職員の生命・身体を危険から保護するために使用者が講ずべきだった具体的な措置となります．例えば，針刺し事故の場合であれば，針刺し事故を防ぐための器具・装備を使用させる義務，業務実施時の手順作成や安全教育をすべき義務などが安全配慮義務となり，労働安全衛生関係法令で定められた保護具を着用させていない，一般的な医療機関が導入している針刺し防止器具・装備を使用しておらず代替措置も講じていない，その他業務手順や安全教育の徹底が不十分だといった状況があれば，医療機関に安全配慮義務違反が認められるものと思われます．

❹義務違反と損害との間に因果関係があること

　上記のとおり，労災は，職員の傷害，病気などが，業務上の疾病に当たることで認定されますので，労災認定がされたから，必ず安全配慮義務違反が認められるという関係にはありません．

　安全配慮義務違反の訴訟の中でよく争われるのが，「②医療機関の安全配慮義務違反」と，「④義務違反と損害との因果関係」です．

　本来は，損害賠償請求をする職員側がこれらを主張，立証していく必要があるのですが，労災認定が出ている場合，ほぼ間違いなく，職員側から労災認定通知が証拠として提出されます．

　そして，「④義務違反と損害との因果関係」については，労災手続において，「業務上の疾病」であると認定されていれば，その疾病は業務が原因だと判断されたということになり，裁判所もいったんはそれを前提に判断するため，事実上，医療機関側が，因果関係がないこと，他に原因が考えられることなどを積極的に主張立証していかなければならない立場に置かれてしまいます．特に，労災申請書類において，事業主が自ら因果関係を認めるような内容を記載したり，職員が記載したものについて何ら意見を述べず因果関係を認めていたりすれば，なおさらそれに反する主張は難しくなります．

　また，「②医療機関に何らかの安全配慮義務違反があったこと」についても，職員に損害が生じている以上，ある程度，医療機関側が，安全配慮義務を尽くしていたことを主張立証していかざるを得なくなります．もともと，事業主である医療機関には，職員の安全な職場環境の整備を行う義務があるため，医療機関側は，職員の生命・身体などが侵害されるような事態を事業主として予見することができなかったこと，予見できたとしても結果が回避できなかったことを積極的に主張立証していく必要があります．なお，労災の調査において，労働基準監督署から何らかの改善指導がされる場合もありますが，このような場合は，当該改善点について（事後的であれ）職場環境の整備に不足があったという判断がされたということになるため，不利な事情となります．

　前述のとおり，労災認定がされれば必ず安全配慮義務違反などが認められるわけではありませんが，実際の訴訟の中では，事業主に求められる安全配慮義務は非常に厳しく，訴訟対応は難しいものとなります．また，労災手続での対応が，のちのちの損害賠償にも影響を及ぼす可能性があります．

　そのため，労災事故が生じた場合は，労災申請だけでは終わらず，医療機関に対する損害賠償請求がされる可能性を念頭に置いて，初期の段階からこれを見越した対応をすることが必要です．

⚠ トラブルを予防するために ⚠

●安全配慮義務を尽くしていたと主張できるような体制の整備

　労災自体は防げなかったとしても，医療機関に安全配慮義務違反がなかったとされれば，損害賠償義務は負いません．そのため，一度労災が生じたときに，次に繰り返さないよう原因究明の上で対策を講じ，そのことを議事録等に残した上で対策を実行することにより，医療機関が同種

の労災事故については安全配慮義務を尽くしていたと主張していくことができます．

●**事実調査体制の整備**

また，そもそもの労災発生の経緯について，認識が異なることもままあります．人の記憶は時間とともに薄れていくため，労災が発生した際は直ちに関係者へのヒアリングができるよう，あらかじめ調査担当者を決定し，調査方法等に関するマニュアルを作成しておくことで，当事者・関係者から直ちに迅速かつ確実な事実関係の聴取が可能となります．

（長谷川葵）

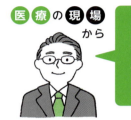

パワハラが原因での労災，特にメンタルヘルス不調にかかる労災の手続きは労使双方に負担のかかるものです．未然に防ぐべく，まずはハラスメントのない職場づくり，コミュニケーションの取りやすさ，過重労働になっていないかなど，管理上のポイントを確認することが重要です．　　（田渕　一）

Ⅵ-5 奨学金や研修費用などの貸与・返還請求時の注意点

#病院　#クリニック

Point 奨学金返還も立替金の支払請求も，制度内容が合理的で職員の任意性が認められる必要があり，当然に全額請求が認められるとは限りません

Q ①当院は，特定の看護学校に入学した学生に対し，奨学金制度を設けています．看護学校卒業後，5年間当院で勤務してもらえれば，奨学金の返還を免除するという内容です．

奨学金を利用しながら卒業後3年で退職することになった職員に対して，奨学金全額（約200万円）の返還を請求できるでしょうか．

②また，当院には，職員が資格取得などを目指して一定の研修を受ける希望を申請した場合，それらの費用を立て替えて支払い，その後1年間勤務してもらえれば，立替金の支払いを免除する制度もあります．

ところが，自ら希望して，必ずしも業務に直結しない研修を履修した職員が，その翌月に退職することとなりました．その職員に対し，立替金（30万円）の支払いを請求できるでしょうか．

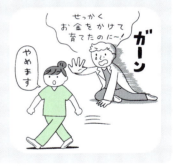

A ①いずれのケースでも，職員の退職の自由を保障する観点から，労働契約の不履行について違約金を定めることなどを禁止した労働基準法16条との関係で，請求が認められない可能性があります．

②請求が認められるかどうかは，資格取得や研修参加の任意性・自発性，業務性の程度，返還免除基準や返還額・方式の合理性といった制度の内容，制度利用における手続など諸般の事情を総合的に考慮して，一定期間の勤務継続を返還免除の条件とすることが，労働関係の継続を強制するものとして実質的に「違約金などの定め」と評価できるかどうかから判断されます．

③明確な基準はないものの，返還請求が認められやすいよう，次のような対策をお勧めします．

・制度の内容として，免除の条件である勤務継続期間を3〜5年程度とし，分割弁済や勤務継続期間に応じた減額など職員の利益に配慮すること
・費用は医療機関の貸付または立替払いとし，職員の自由な意思により参加したことや明確な返還免除の条件などを記載した契約書などを作成するといった工夫をすること

解説

1　職員に対する貸与・立替の注意点

　医療機関の中には，看護学校と提携し，看護学校卒業後当該医療機関に就職することを希望する学生に対し，看護学校の授業料などを援助する制度を設けている場合があります．

　医療機関にとっては，自らの医療機関に勤務する看護師の確保などが目的と考えられますので，看護学校の授業料などを援助した看護師が早期に退職した場合には，授業料を援助して看護師資格を取得させたことが無意味となってしまいます．そのため，制度上，「看護師資格取得後，医療機関に数年勤務すれば授業料などの返還を免除する」という条件を設けている医療機関もあります．

　そのような条件を満たさない（数年勤務するとの約束を守らない）場合に，授業料などの返還を請求することに何の問題があるのか，疑問に思われる方もいらっしゃるかもしれません．しかし，診療業務などに基づく債権回収などとは異なり，（元）職員に対する請求をする場合には，特別な視点が必要です．

　つまり，奨学金や研修費用の立替金の返還といった（元）職員に対する請求について，医療機関での一定期間の勤務継続を条件として免除する制度がある場合には，免除を受けようとするがために職員が退職したくても退職できない，ということにもなりかねません．そのため，当該制度の内容などによっては，職員に保障されるべき「退職の自由」を不当に制限し，無効だと判断される可能性があるのです．

　このように，（元）職員に対する請求については，労働者保護の観点からの検討が必要となります．

2　労働基準法の規制

(1) 一般原則と労働者保護の必要性

　本来，人と人との契約については当事者の自由な意思で行うことができ，契約違反といった場合の違約金などの定めについても自由に取り決めることができるのが原則です．

　一方，かつての労働関係においては，労働者が契約期間の途中で退職したときの違約金などをあらかじめ取り決めておくという慣行があり，労働者の自由意思を抑圧して労働を強制したり，労働関係の継続を強要したりする結果となっていました．そこで，このような弊害を防止し，奴隷的拘束・苦役からの自由（憲法18条）および強制労働禁止（労働基準法5条）の実質化，ならびに労働者の退職の自由を確保するために，「使用者は，労働契約の不履行について違約金を定め，または損害賠償額を予定する契約をしてはならない」（労働基準法16条）と定められました．

(2) 強行法規違反による無効

　労働基準法16条は当事者の合意によっても排除されない強行法規であって，これに反する合意は無効とされます（労働基準法13条）．

したがって，冒頭のQのように奨学金の返還や立替金の支払い条件について当事者間に合意があったとしても，**労働基準法 16 条に反すると判断された場合にはその合意は無効となってしまい，返還請求ができない**ということになります[1]．

3 労働基準法 16 条に反するかどうかの基準

a 判断要素

それでは，一定期間の勤務継続を条件とした奨学金返還の免除，研修費用立替金支払免除が，労働基準法 16 条に違反するかどうか（以下，16 条違反）は，どのように判断されるのでしょうか．

この点，医療機関が原告となり，看護学校の奨学金返還などが問題となった裁判例はあまり多くありませんが，一般の会社でも研修費用の立替金支払免除制度や留学費用の免除制度を設けている事例はしばしばあり，これらの判断要素が参考になります．

裁判例の傾向としては，以下の5つの要素に着目して総合的に判断をしていると言われています[2]．

> ❶研修・留学費用に関する労働契約と区別した金銭消費貸借の有無
> ❷研修・留学参加の任意性・自発性
> ❸研修・留学の業務性の程度
> ❹返還免除基準の合理性
> ❺返還額・方式の合理性

以下，冒頭の Q 1, 2 について，上記の要素に当てはめて，それぞれ検討します．

b Q 1

(1) 考え方
①奨学金に関する労働契約と区別した金銭消費貸借の有無

いまだ医療機関と受験生の労働契約は締結されておらず，労働契約と奨学金の貸与の契約は区別されているはずですので，奨学金の貸与に関する契約がない場合と比べれば労働契約の不履行とは言いにくい（貸与契約に基づく返還請求といえる）こととなります（16 条違反を否定する事情）．

---

[1] この条文は，違約金や損害賠償の予定を禁止するものであって，労働契約の不履行や不法行為について労働者の責任を免除するものではないので，例えば横領がされた場合など現実に生じた損害について賠償請求をすることについては問題ありません．なお，公平な損害の分担の観点から，損害全額の請求までは認められない可能性があります．
[2] 荒木尚志『労働法〔第 5 版〕』（有斐閣，2020 年）79～80 頁参照．「特に③の業務性の判断が重視されるが，具体的な事案においては，かなり微妙な判断がなされている」とされています．

②**看護学校受験の任意性・自発性**

　看護学校の受験は，当該受験生の完全に自由な意思によるもの[3]ですので，特定の看護学校に入学した学生全員に奨学金の利用を義務づけるといった場合[4]でない限り，任意性・自発性は認められ，業務性は希薄になります（16条違反を否定する事情）．なお，奨学金を利用するかどうかの判断が真に任意のものであったと言えるようにするため，奨学金利用の条件，返還免除の条件については誤解のないよう丁寧に説明した上で，奨学金の貸与契約書に記載しておきましょう．

③**看護師資格取得の業務性の程度**

　看護師の資格取得は，医療機関の業務に直結するものではありますが，医療機関の働きかけにより取得することになったものではなく，また，他機関でも広く有益な資格ですので，医療機関にとって当然負担すべき費用とまでは言えない[5]と考えられます（16条違反を肯定する事情とまでは言えない）．

④**返還免除基準の合理性**

　この点は，期間の長短が重要な要素となります．最近の裁判例[6]で，労働基準法14条が原則として3年を超える期間を定める雇用契約を締結することを禁止していることを理由に，事実上の制限となる期間が3年を超えるか否かを基準として重視すべきとしたものがあり，これに照らすと5年というのはやや長め[7]といえます（16条違反を肯定する事情）．

⑤**返還額・方式の合理性**

　もし，貸与額以上に違約金を付けて返還を求めるものであれば，当然に違反となります．冒頭の

---

[3] ただし，看護助手などとして採用した従業員に対し，勤務の傍ら看護学校への通学を促す場合は，完全に自由な意思とまでは言えないと思われます（脚注5参照）．

[4] 大阪地判平成14・11・1労判840号32頁・看護学校修学資金貸与事件は，修学資金の貸与契約を労働基準法16条などの法意に反し無効とし，医療機関からの返還請求を認めませんでした．その事情の一つとして，看護学校合格後，関連医療機関から，看護学校の学費については医療機関が負担するが，これを断れば看護学校への入学を断ると説明され，やむなく貸与契約を締結した点も認定しています．

[5] ただし，医療機関が，その職員である看護助手に対し看護師資格を取得するよう働きかけた場合は，②の要素とも関連しますが，③の業務性の程度も高まると判断されると思われます（16条違反を肯定する事情）．医療法人K会事件の地裁判決（山口地萩支判平成29・3・24労判1202号169頁）は，医療機関が，職員であった准看護師に対し，正看護師の資格取得のための修学資金を貸し付けた事案において，「被告B（注：元職員）の看護学校進学は，原告（注：医療機関）の業務命令とまでは言えないものの，原告における正看護師確保のためのその養成の一環と位置づけられるものであり，被告Bの看護学校の成果である正看護師の資格取得はまさに原告の業務に直結するものである」と認定し，同事件の高裁判決（広島高判平成29・9・6労判1202号163頁）もこの部分を是認しています．

[6] 前掲脚注5，医療法人K会事件高裁判決．期間の長さ（労働基準法14条の観点に加え，近隣の医療機関と比較しても倍となっていること）のほか，高裁判決では，正看護師の資格取得はまさに業務に直結するものであることなどから，貸付の実質はむしろ賃金の補充として位置づけられるものであったこと，貸付の返還および免除条件について元職員にとって明確ではなかったこと，労働基準法14条が労働者の退職の自由を制限する限界としている3年の倍の6年間であり同条の趣旨からも大きく逸脱した著しい長期間であること，返還請求額が元職員の基本給の約10倍の108万円であってこの返還義務の負担が退職の自由を制限する事実上の効果は非常に大きいこと，などの点を認定し，医療機関からの返還請求を認めませんでした．

[7] もっとも，留学費用に関する裁判例では，帰国後5年間の就業を債務免除の条件とした場合であっても労働基準法16条違反ではないとした裁判例（東京地判平成14・4・16労判827号40頁）もあるため，5年であれば直ちに違反・無効というものでもありません．

Q1では貸与額そのものである約200万円の返還ですので，当然に違反ということにはなりませんが，約200万円を一括弁済させることは職員にとって相当の負担となるので，退職の自由を制限するものと評価される可能性があります（16条違反を肯定する事情）．

(2) 総合判断

以上のように，16条違反を肯定する事情（④⑤），否定する事情（①②），どちらとも言い難い事情（③）があり，違反とされる可能性が全くないわけではありません．特に，3年間勤務したことを全く考慮せずに奨学金全額について一括返済を求めようとすれば，裁判になった場合，医療機関の返還請求が認められない可能性が相当程度あると思われます．

そのため，制度設計上，分割弁済を認めたり，勤務期間に応じた減額を認めたりする[8]など，退職の自由の大きな制約にならないよう配慮し，リスクを下げておく方が妥当といえます．

このような配慮が十分為されていれば，労働基準法16条違反とはならず，医療機関の請求は認められる可能性が高いと考えられます．

c Q2

(1) 考え方

①研修費用に関する労働契約と区別した金銭消費貸借の有無

Q1とは異なり立替時に職員とは雇用関係にありますので，研修費用の負担が労働契約と明確に区分されていない可能性があります（16条違反を肯定する事情）．そのため，労働契約そのものの不履行ではないと認められるよう，研修費用に関する契約書や誓約書で，研修費用の負担はあくまで医療機関の立替払いであることを明確にしておきましょう．

②研修参加の任意性・自発性

研修を受けることは職員の自由な意思によるものですので，16条違反を否定する事情となります．もっとも，職員との争いになった後もこの点を立証できるようにするため，契約書や誓約書で，研修の受講が職員の自由な意思に基づくことを明確に記載しておきましょう．また，立替金免除の条件についても，丁寧に説明した上で，上記の契約書などに記載しておきましょう．

③研修の業務性の程度

必ずしも業務上必要ではない研修ですので，16条違反を否定する事情となります．なお，Q2とは異なり医療機関業務に必要な研修である場合は，16条違反を肯定する事情であることは動かせませんので，③の点以外の事情で違反を否定できる事情を積み重ねる必要があります．

④返還免除基準の合理性

Q2の制度では，1年間勤務継続すれば免除されるということですので，比較的短期間といえ，合

---

[8] 「国家公務員の留学費用の償還に関する法律」でも，留学後5年以内に離職した公務員に留学費用償還義務を課していますが，償還額については留学後の在職期間に応じ一定の割合で逓減するように規定されています（3条1項2号）．

理性ありとされる可能性が高いと考えられます（16条違反を否定する事情）．

⑤返還額・方式の合理性について

立替金の金額は30万円であり，一括返済を求めたとしても職員の退職の自由の制約にはなりにくいと考えられます（16条違反を否定する事情）．なお，Q2と異なり貸与額が高額の場合は，分割弁済を認めるなど，退職の自由の大きな制約にならないよう配慮しておくべきです．

(2) 総合判断

研修参加の任意性・自発性，業務性の程度，返還免除基準・返還額・方式の合理性（②～⑤）について，いずれも違反を否定する事情が認められるため，労働基準法16条違反とはならず，医療機関の返還請求は認められる可能性が高いと考えられます．

もっとも，よりリスクを下げるため，研修費用の立て替えに関する契約書や誓約書を個別に作成し，研修費用の負担はあくまで医療機関の立替払いであること，研修の受講が職員の自由な意思に基づくこと，返還免除基準を明確に記載しておくことをお勧めします．

看護学校の奨学金制度などは広く利用されており，その免除条件が満たされなければ当然に返還請求されているのが実態かと思います．そして，実際に支払いを拒否されるような場面は少ないかもしれません．しかし，上記のような労働基準法の規制から当事者の合意が無効となる可能性もありますので，今一度，制度や手続に不備がないかどうかご確認ください．

> ⚠ **トラブルを予防するために** ⚠
>
> 上述のとおり，これで完全に返還請求が認められるという明確な基準を設定することは困難です．
> そのため，できるだけ請求が認められるよう職員の利益にも配慮した制度の内容とした上で，職員の自由な意思による貸付・立替制度の利用であることを，説得的に説明できるようにしておくことが重要です．具体的には，制度の利用に当たり丁寧な説明をするだけではなく，事前に，説明すべき内容をあらかじめマニュアル化して準備し，マニュアルどおりに説明する運用を徹底することや，説明内容を記載した書面を準備し，口頭で説明しながら利用者に書面を示し，項目ごとにチェックマークを付けてもらう形式にして，最後に署名をもらうことなどが考えられます．

（長谷川葵）

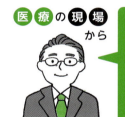

医療の現場から：奨学金制度があるにもかかわらず，退職の自由を優先し，利用しない看護学生もいます．また，本人の意思ではなく保護者等の事情で奨学金制度を利用させられている看護学生もいます．いずれにせよ，奨学金制度についてのトラブルを避けるためには，利用を当然と考えず，事前に本人に説明し，しっかりと同意をとっておくことが重要です．　　　（田渕　一）

VI-6

\# 病院

当直・宅直勤務が労働時間に当たるかどうか

Point 当直も，宅直勤務も，労働時間に当たる可能性があります

Q ①当院では，医師に当直を行わせ，所定の手当を支給していますが，割増賃金の支払いが必要になる場合もあると聞きました．当直に関して一切割増賃金を支払っておりませんが，問題ないでしょうか．
②当院では，数名の医師が自主的に，当直とは別に，休日でも，突発的な事態の発生による応援要請があれば，病院に急行して診療に当たることができるよう自宅等で待機する宅直勤務という体制を組んでいます．宅直勤務に従事する時間も，労働基準法上の労働時間に当たるのでしょうか．

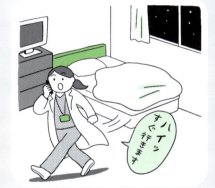

A ①当直は，労働基準法施行規則23条の定める宿日直勤務に当たることが多いですが，病院の指揮命令下にある場合，宿日直勤務に従事する時間も労働時間に当たります．もっとも，手待時間の多い「断続的労働」に従事するものとして，労働基準監督署長より宿日直勤務の許可を受けた場合，労働時間等に関する規定の適用が除外され，時間外労働・休日労働の割増賃金の支払いは不要になります．
　ただし，宿日直勤務中に通常業務に従事した場合，この限りではありません．
②医師が自主的に行うものであれば，宅直勤務に従事する時間は，労働時間に当たらないと考えられます．
　もっとも，病院からの業務命令として行い，例えば自宅を離れないなどの条件が付されたというような事情があれば，労働時間に当たります．この場合，通常の労働時間とは異なる賃金制度を設けることも可能ですが，割増賃金の規定が適用されるなどの法令による制限を受けます．

1　宿日直勤務

(1) 宿日直勤務と労働基準法の関係

　宿日直勤務とは，労働時間に当たるか否かの判断に迷う業務の一つであり，医師の働き方改革においても注目を集めています．宿日直勤務が使用者の指揮命令下にある場合は，宿日直勤務に従事する時間は労働時間に当たります．そのため，宿日直勤務が時間外労働・休日労働に当たる場合については，労働基準法（以下，法）37条の定める割増賃金の支払いが必要となる場合もあります．

　もっとも，法41条3号は，実作業が間欠的に行われ手待時間の多い労働，すなわち「断続的労働」については，行政官庁の許可を受けた場合，労働時間，休憩および休日に関する規定は適用されないものと定めています．

　また，法施行規則23条は，「宿直又は日直の勤務で断続的な業務」について，労働基準監督署長の許可を受けた場合は，労働時間の制限を定めた法32条の規定にかかわらず，労働者を使用することができると定めています．

　これらの規定から，「断続的労働」としての宿日直に当たるものとして労働基準監督署長の許可を受けた宿日直勤務については，労働時間規制などの適用対象とはならず，時間外労働・休日労働の割増賃金の支払対象にはなりません．

(2) 医師，看護師などの宿日直許可基準

　医師，看護師などの宿日直の許可については，厚労省より通達（以下，R1通達）[1]が出されており，R1通達を踏まえた対応が必要となります．

　R1通達で定められた基準の概要は以下のとおりであり，これらの要件を全て満たす必要があります．

> ❶通常の勤務時間の拘束から完全に解放された後のものであること
> ❷宿日直中に従事する業務は，一般の宿日直業務以外には，特殊の措置を必要としない軽度のまたは短時間の業務に限ること（例えば，医師が，少数の要注意患者の状態の変動に対応するため，問診などによる診察などや，看護師などに対する指示，確認を行うこと）
> ❸上記①②以外に，一般の宿日直の許可の際の条件を満たしていること
> ❹（宿直の場合）夜間に十分な睡眠がとり得るものである場合

　なお，③一般の宿日直許可の条件については，昭和22年9月13日（発基17），昭和63年3月14日（基発150）の通達に，概ねの基準として定められています．

---

[1] 令元・7・1厚労省労働基準局長通知（基発0701・8）「医師，看護師等の宿日直許可基準について」
https://www.mhlw.go.jp/web/t_doc?dataId=00tc6286&dataType=1&pageNo=1

その概要は以下のとおりです．

> ● 勤務の態様
> ・常態として，ほとんど労働する必要のない勤務のみを認めるものであり，定時的巡視などを目的とするものに限って許可するものであること
> ・原則として，通常の労働の継続は許可しないこと
> ● 宿日直手当
> ・原則として，宿直勤務1回の宿直手当（深夜割増賃金を含む）または日直勤務1回の日直手当の最低額は，当該事業場において宿直または日直の勤務に就くことの予定されている同種の労働者に対して支払われる賃金（割増賃金の基礎となる賃金）の1人1日平均額の1/3を下らないこと
> ● 宿日直の回数
> ・原則として，許可の対象となる宿直または日直の勤務回数は，宿直勤務は週1回，日直勤務は月1回を限度とすること
> ● その他
> ・宿直勤務は，相当の睡眠設備の設置を条件とすること

(3) 宿日直勤務中における通常業務への従事

宿日直勤務中であったとしても，通常業務に従事することはもちろんあり得ます．

R1通達は，宿日直中に通常の勤務時間と同態様の業務に従事すること（医師が突発的な事故による応急患者の診療または入院，患者の死亡，出産などに対応すること，または看護師などが医師にあらかじめ指示された処置を行うことなど）が稀にあったとき，一般的にみて，常態としてほとんど労働することがない勤務であり，宿直の場合は，夜間に十分な睡眠がとり得るものである限り，宿日直の許可を取り消す必要はないとしています．

一方で，宿日直に対応する医師などの数について，宿日直の際に担当する患者数との関係または当該病院等に夜間・休日に来院する急病患者の発生率との関係などからみて，上記のように通常の勤務時間と同態様の業務に従事することが常態であると判断されるものについては，宿日直の許可を与えることはできないとされています．

下記と関連しますが，宿日直の許可を与えることができない場合は，そもそも宿日直勤務が「断続的労働」に当たらず，宿日直勤務全体が労働時間に当たるものと考えられます．

また，R1通達は，通常の勤務時間と同態様の業務に従事する時間について，必要に応じて時間外労働の手続をとり，割増賃金を支払うことを求めています[2]．

そのため，宿日直勤務中に従事した通常業務については，労働時間として管理することが必要です．

(4) 裁判例の検討

宿日直勤務に従事する時間の労働時間該当性に関するリーディングケースである，大阪高裁判決[3]

の事案では，R1通達でも言及されている，宿日直勤務中に通常業務へ従事することの評価が問題となりました．

上記大阪高裁判決は，産婦人科医の宿日直勤務の実態について，病院に搬送される時間外救急患者数が多く宿日直勤務が過重負担であった，産婦人科当直医に対して予定・要請されている各処置はいずれも通常業務そのものというべきであり，労働密度が薄く精神的肉体的負担も小さく軽度または短時間の業務であるなどとは到底いえない，夜間に宿直室で仮眠をとることはできても睡眠時間はかなり少なくぐっすりと熟睡などはできなかったなどの事情を認定して，この事案における宿日直勤務は，法41条3号の「断続的労働」には当たらないと判断しました．

また，医師らは宿日直勤務時間の全体にわたって病院の指揮命令下に置かれており，宿日直勤務はその勤務時間の全体が労働時間に当たるというべきである，しかも，勤務中に救急患者の対応等が頻繁に行われ，夜間に十分な睡眠時間が確保できないなど，常態として昼間と同様の勤務に従事することとなる場合に該当するため，労働基準監督署長の許可は本来取り消されるべきものであったとして，宿日直勤務時間の全部について，法37条が定める割増賃金を支払う義務があると判断しました．

2　宅直勤務

(1) 宅直勤務と労働基準法の関係

宅直勤務はオンコール勤務などとも言われます．

上記大阪高裁判決は，同事案における宅直制度について，宿日直担当医以外の全ての産婦人科の医師全員が連日にわたって応援要請を受ける可能性があるという過大な負担を避けるため，産婦人科医5人が，プロフェッションの意識に基づいて，緊急の措置要請を拒否することなく受けることを前提として，その受ける医師をあらかじめ定めたものであり，産婦人科医らの自主的な取り組みと認めざるを得ないとして，宅直勤務に従事する時間は，労働時間には当たらないと判断しました．

しかし，これが自主的な取り組みではなく，病院からの業務命令として行われ，例えば，自宅を離れないようにする，飲酒を控えるなどの条件が課されたような場合は，上記大阪高裁判決の射程外として，宅直勤務に従事する時間は労働時間に当たると考えられます．

(2) 宅直勤務と賃金

宅直勤務が労働時間に当たる場合，病院は宅直勤務に従事した対価として賃金の支払義務を負います．しかし，宅直勤務は要するに自宅待機であり，その間に具体的な業務は発生しないことが通常で

2　R1通達の当該記載は，宿日直勤務が，常態としてほとんど労働することがない勤務などであり，宿日直の許可を取り消す必要がない場合について説明したものと考えられます．
　そうではなく，常態として，通常勤務と同態様の業務に従事することが続く場合は，宿日直の許可自体が取り消され，また，宿日直勤務全体について，必要に応じて時間外労働の手続が必要になるのではないかと思われます．

3　大阪高判平成22・11・16労判1026号144頁・奈良県医師時間外手当等請求事件．
　なお，本件は上告受理申立がなされたものの，不受理決定となっています（最決平成25・2・12〔平23（行ヒ）59／平23（行ヒ）87〕）．

あると考えられます．そのため，通常の労働時間における金額よりも減額した異なる賃金制度を設けることも考えられます．

大星ビル管理事件[4]では，労働者の仮眠時間が労働時間に当たる場合について，仮眠時間について賃金請求権が発生するとしても，当然に労働契約所定の賃金請求権が発生するものではなく，労働契約において仮眠時間に対していかなる賃金を支払うものと合意されているかによって定まるものと判断しました．

また，この事案における労働契約では，賃金規定や労働協約が，仮眠時間中の実作業時間に対しては時間外勤務手当や深夜就業手当を支給するとの規定を置く一方，不活動仮眠時間に対する賃金の支給規定を置いていないばかりではなく，仮眠時間を伴う泊まり勤務に対しては，別途，泊まり勤務手当を支給する旨規定していたことなどの事情から，不活動仮眠時間に対しては泊まり勤務手当以外には賃金を支給しないものと解釈するのが相当であると判断しました．

なお，異なる賃金制度を設けることができるとしても，どのような内容であってもよいということではありません．宅直勤務時間が労働時間に当たる場合，法37条の割増賃金の規定が適用される，最低賃金法で定められる最低賃金を下回るような金額とすることはできないなど，法令による制限を受けます．

 トラブルを予防するために

● 宿日直勤務

上記裁判例・通達は，**図1**のとおり整理することができます．

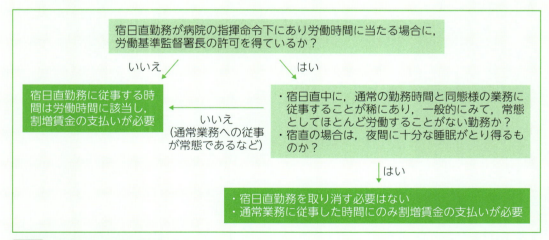

図1 宿日直勤務と労働時間の関係

以上より，宿日直勤務に関する労務上の管理に当たっては，まず前提として，宿日直勤務を労

---

[4] 最判平成14・2・28民集56巻2号361頁．

働時間規制などの適用対象外とするために，労働基準監督署長の許可が必要です．その上で，宿日直勤務について労働基準監督署長の許可を得ているという形式的な事実だけではなく，実態として「断続的労働」に当たるといえるかどうか，当たるとしても宿日直勤務中における通常業務に従事した時間を労働時間として適切に管理しているかどうかが重要になります．

● **宅直勤務**

宅直勤務を病院の業務命令として行わせる場合，通常の労働時間とは異なる賃金制度を設けることはできます．

しかし，法令が適用されることについては通常の労働時間の場合と変わりはない，すなわち，割増賃金の規定が適用されるなどの制限があるということにご注意ください．

（加古洋輔）

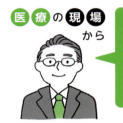

2024年4月から始まった医師の働き方改革により時間外労働時間の上限が制限されることで，運用もより厳格化されます．労働基準監督署の許可を得ていない宿日直は時間外労働時間とみなされ，割増賃金も発生します．

（田渕　一）

Ⅵ-7 自己研鑽が労働時間に当たるかどうか

#病院　#クリニック

Point 労働時間該当性は，医療機関の指揮命令下にある労務提供と評価することができるかどうかにより判断されます

Q 当院の医師が先日死亡しました．遺族からは，過重労働が原因であるとして損害賠償請求訴訟が提起されました．訴訟の中では，過重労働かどうかの判断に当たって，勉強会，学会への参加など自主的な研鑽活動にその医師が従事した時間についても，労働基準法上の労働時間に当たるとの主張を受けています．

当院としては，医師には，業務遂行に広範な裁量があり，かつ，自主的な研鑽活動と業務との区別が困難であるという特殊性を考慮すれば，自主的な研鑽活動は労働時間には当たらないものと考えていますが，いかがでしょうか．

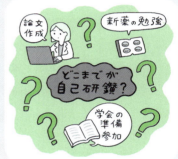

A ①勉強会，学会への参加といった活動の名称だけで，労働時間に当たるかどうかが決まるわけではありません．これらの活動への参加を断ることが困難であるため上司からの指示と評価でき，また，内容も医師の通常業務と関連するなど，使用者である医療機関の指揮命令下にある労務提供と評価することができる場合は，労働時間に当たると考えられます．
②一方で，そのような事情がなく，自主的な研鑽の範囲内にあるといえるのであれば，労働時間には当たらないと考えられます．

解説

1　自己研鑽と労働時間の考え方

勉強会，学会への参加，自主的な研鑽など，いわゆる自己研鑽といわれる活動のための時間について，労働時間に当たらないと整理されている医療機関が多いのではないかと思います．

もっとも，自己研鑽のための時間が，一律に労働時間に当たらないわけではなく，使用者の指揮命

令下にある労務提供と評価される場合には，その活動のための時間は労働時間に当たります．

(1) 医師の研鑽に係る労働時間に関する考え方

厚労省より通達[1]（以下，R1通達）が出されており，R1通達を踏まえた対応が必要となります．R1通達で定められた基準[2]の概要は以下のとおりです．

> ● 所定労働時間「内」の研鑽
>   使用者に指示された勤務場所（院内など）において研鑽を行う場合，研鑽に係る時間は，当然に労働時間となります．
> ● 所定労働時間「外」の研鑽
>   研鑽が，本来業務と直接の関連性なく，かつ，上司の明示・黙示の指示によらずに行われる限り，在院して行う場合でも，一般的に労働時間に該当しません．他方，研鑽が，上司の明示・黙示の指示により行われる場合，所定労働時間外に行われるものであっても，診療などの本来業務との直接の関連性なく行われるものであっても，一般的に労働時間に該当します．

所定労働時間外の研鑽について，類型ごとに考え方を整理すると，**表1**のとおりになります．

(2) 研鑽の労働時間該当性を明確化するための手続および環境の整備

R1通達では，研鑽の労働時間該当性を明確化するための手続・環境の整備として，**表2**に掲げる事項が有効であると考えられています．

2　裁判例の検討

医師の自己研鑽が労働時間に当たるかどうかについては，実際に起こった事件の中で争点になりました．最近の裁判例として，長崎市立病院事件[3]を紹介します．

a 事案

病院に勤務していた心臓血管内科医（以下，勤務医）が内因性心臓死により死亡した（死亡時33歳）ことに対し，遺族らが，過重労働が原因であるとして，安全配慮義務違反に基づく損害賠償請求など

1　令元・7・1厚労省労働基準局長通達（基発0701・9）「医師の研鑽に係る労働時間に関する考え方について」
https://www.mhlw.go.jp/content/12601000/000530052.pdf

2　R1通達が発出されるに先立ち，「医師の働き方改革に関する検討会」において，医師の研鑽と労働時間に関する考え方について検討されていますが，同検討会の資料も参考になります．同検討会の資料については，同様に厚労省のウェブサイトをご覧ください．
https://www.mhlw.go.jp/content/10800000/000404613.pdf

3　長崎地判令和元・5・27労判1235号67頁．
　なお，R1通達は，本判決が言い渡された後に発出されていることもあり，本判決の中で言及されていないのかと思われます．

表1 所定労働時間外の研鑽に関する類型と考え方

具体例

①一般診療における新たな知識，技能の習得のための学習
診療ガイドラインについての勉強，新しい治療法や新薬についての勉強，自らが術者などである手術や処置などについての予習や振り返り，シミュレーターを用いた手技の練習など．

②博士の学位を取得するための研究および論文作成や，専門医を取得するための症例研究や論文作成
学会や外部の勉強会への参加・発表準備，院内勉強会への参加・発表準備，本来業務とは区別された臨床研究に係る診療データの整理・症例報告の作成・論文執筆，大学院の受験勉強，専門医の取得や更新に係る症例報告作成・講習会受講など．

③手技を向上させるための手術の見学
手術・処置などの見学の機会の確保や症例経験を蓄積するために，見学〔見学の延長上で診療（診療の補助を含む）を行う場合を含む〕を行うことなど．

労働時間該当性についての考え方

■労働時間に該当しない場合
・①〜③いずれの場合でも，業務上必須ではない行為を，自由な意思に基づき，自ら申し出て，上司の明示・黙示による指示なく行う時間（在院して行う場合も含む）．ただし，以下（労働時間に該当する場合）に記載する場合を除く．

■労働時間に該当する場合
・①のうち，診療準備・診療に伴う後処理として不可欠なもの．
・②のうち，
　 i 研鑽の不実施について就業規則上の制裁などの不利益が課されているため，その実施を余儀なくされている場合．
　 ii 研鑽が業務上必須である場合．
　 iii 業務上必須でなくとも上司が明示・黙示の指示をして行わせる場合．
・③のうち，
　 i 見学中に診療を行った場合については，当該診療を行った時間．
　 ii 見学中に診療を行うことが慣習化，常態化している場合については，見学の時間全て．

を行いました．

本事案で勤務医は，通常業務，当直業務，拘束業務（平日夜間や所定休日において緊急のカテーテル治療を行う必要が生じた場合に，病院の要請に応じて来院できるようオンコールの態勢で備えるように命じられていた），看護師専門学校での派遣講師業務に加え，学会への参加，抄読会（2週間に1回程度の頻度で，担当者が英語の論文の要旨の発表を行うというもの）・看護師勉強会・救命士勉強会および症例検討会への参加，自主的研鑽に従事していましたが，これらに従事する時間が労働時間に当たるかどうかが争点となりました．

表2 研鑽の労働時間該当性を明確化するための手続・環境の整備

①医師の研鑽の労働時間該当性を明確化するための手続

業務との関連性，制裁などの不利益の有無，上司の指示の範囲を明確化する手続を講ずること．
例えば，労働に該当しない研鑽を行う場合には，医師が上司に申し出，上司は医師との間で，研鑽に関し以下の確認を行う．
・本来業務および本来業務に不可欠な準備・後処理いずれにも該当しないこと．
・研鑽を行わないことについて制裁などの不利益がないこと．
・上司として研鑽を行うよう指示しておらず，かつ，研鑽を開始する時点で本来業務および本来業務に不可欠な準備・後処理は終了しており，本人は本来業務などから離れてよいこと．

②医師の研鑽の労働時間該当性を明確化するための環境の整備

・労働に該当しない研鑽を行う場合は，下記に留意する．
　ⅰ 在院する医師については，診療体制に含めず，突発的な必要性が生じた場合を除き，診療などの通常業務への従事を指示しない．
　ⅱ 院内に勤務場所とは別に労働に該当しない研鑽を行う場所を設けること，白衣を着用せずに行うこととすることなどにより，通常勤務ではないことが外形的に明確に見分けられる措置を講ずる．
　ⅲ 手術・処置の見学などであって，研鑽の性質上，場所や服装が限定されるためにこのような対応が困難な場合は，研鑽を行う医師が診療体制に含まれていないことについて明確化する．
・医療機関ごとに，研鑽に対する考え方などを明確化し，書面などに示す．
・書面などに示したことを院内職員に周知する．周知に際しては，上司のみではなく，医師本人に対しても内容を周知し，必要な手続の履行を確保する．また，診療体制に含めない取扱いを担保するため，医師のみではなく，医療機関における他の職種も含めて，取扱いなどを周知する．
・①の手続をとった場合，医師本人からの申出への確認や医師への指示の記録を保存する．なお，保存期間は，労働基準法109条において労働関係に関する重要書類を3年間保存するとされていることも参考とする．

b 裁判所の判断：看護師勉強会，救命士勉強会および症例検討会

(1) 上司からの指示の有無

心臓血管内科の主任診療部長が，講義や発表の担当を行うよう打診し，あるいは割り振りを行っていたと認められ，若手医師である勤務医にとって断ることが困難であったことから，上司から指示されていたものと評価することができると判断しました．

(2) 通常業務との関連性

看護師勉強会については，新たに心臓血管内科に配属となった看護師に対する教育を内容とするものであり，救命士勉強会および症例検討会は，心臓血管内科で扱われた症例を前提とした意見交換や知識の共有を目的とするものであるから，通常業務との関連性が認められると判断しました．

(3) 結論

看護師勉強会の講義時間・準備時間，救命士勉強会および症例検討会の発表時間・準備時間は，使用者の指揮命令下にある労務提供と評価することができ，労働時間に該当すると判断しました．

c 裁判所の判断：抄読会，学会への参加および自主的研鑽

(1) 抄読会への参加

通常業務が繁忙である場合には中止となることも多かったと認められ，その内容も英語の論文の要旨を発表するというもので，心臓血管内科における症例についての検討などを内容とする救命士勉強会および症例検討会と比較すると，業務との関連性が強いとは認められず，自主的な研鑽の色合いが強かったと推認されることから，抄読会の準備時間が労働時間に該当するとはいえないと判断しました．

(2) 学会への参加

心臓血管内科の主任診療部長が勤務医に対して学会への参加を提案し，これに応じたということがあったと認められるものの，勤務医はカテーテル治療の習熟に熱心に取り組んでおり，知識の習得に積極的であったといえることに照らせば，学会への参加は自主的研鑽の範疇に入るものといえ，学会への参加やその準備に要した時間は労働時間とはいえないと判断しました．

(3) 自主的研鑽

自身の担当する患者の疾患や治療法に関する文献の調査は労働時間に該当するが，他方，自身の専門分野やこれに関係する分野に係る疾患や治療方法に関する文献の調査に関しては，この部分に要した時間を労働時間と認めることはできないと判断しました．

⚠ トラブルを予防するために ⚠

勉強会，学会への参加などの名称だけで，それらの活動に従事する時間が労働時間に該当するかどうかが決まるわけではありません．実態に鑑みて，使用者の指揮命令下にある労務提供と評価することができるかどうかにより決せられることになります．

2024（令和6）年4月1日より，医業に従事する医師についても，働き方改革関連法により時間外労働の上限規制が適用されています．上記裁判例とR1通達の基本的な考え方は同じであると考えられますので，これらを基に，医師の自己研鑽が労働時間に当たるかどうか，これを機に改めて見直しをされてはいかがでしょうか．

（加古洋輔）

> 当院でも医師の働き方改革実施に向け労働時間の管理方法と定義を改めて見直しています．特にトラブルになりやすい自己研鑽の取り扱いについては，上長の指示の有無を必ず記録するよう周知しています．また，時間外労働申請はシステムの導入などで，簡便で分かりやすい運用にすることも重要だと考えています．
>
> （田渕　一）

Ⅵ-8

\#病院　\#クリニック

労働組合の要求に対してどのように対処すればよいか

Point 労働三権〔団結権，団体交渉権，団体行動権（ストライキ権など）〕は，医師・看護師らでも認められます

Q ①民間の医療機関である当院で勤務する医師・看護師らが加入する労働組合から，労働条件の改善を求めて，団体交渉の申し入れがなされました．当院としても可能な限りで待遇向上に努めてきたつもりです．話し合ったところで，話が平行線となることは目に見えていますし，拒否してもよいでしょうか．

②団体交渉を拒否したところ，A県労働委員会から，調査開始通知書とともに，同労働組合が申立人となる不当労働行為救済申立書が届きました．調査を行うので出席してくださいなどと記載されています．どのように対応すればよいのでしょうか．

③団体交渉を拒否したところ，同労働組合から，労働条件の改善を求めてストライキを行うと通告されました．患者の命を預かる医師・看護師が，ストライキをして診療を放棄するなど許されるのでしょうか．

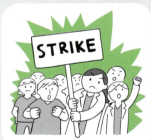

A ①労働条件の改善を求められた場合，基本的に使用者である医療機関には団体交渉義務があります．話し合ったところで話が平行線となることが目に見えているとしても，それだけでは，団体交渉を拒否することに正当な理由があるとはいえず，不当労働行為に当たると考えられます．たとえ交渉がまとまらなくても，誠実に交渉すれば不当労働行為には当たりませんので，誠実に交渉しましょう．

②医療機関としては，定められた日時に出頭し，適切に手続を進めるべきでしょう．都道府県労働委員会で不当労働行為に当たると判断されれば，救済命令が発せられます．救済命令に不服があれば，中央労働委員会に再審査の申立てをしたり，地方裁判所に取消しを求める行政訴訟を提起したりすることができます．命令が確定したにもかかわらず，命令の内容を履行しない場合は過料に処せられます．

③医師・看護師でも，正当性が認められる場合には，ストライキをすることができます．

その場合，ストライキに参加した者については，刑事・民事で免責され，ストライキに参加したことを理由に解雇・懲戒などの不利益取扱いをしたとしても無効となります．

解説

これからの人口減少社会でよりよい人材を確保するためには，職員の待遇改善が不可欠です．とはいえ，厳しい経営状況では労働組合からの全ての要求に応じることは難しいでしょう．しかし，争議行為にまで発展するとダメージも深刻です．本項では，労働組合とよい関係を築くために守るべき法的ポイントについて解説します．

1　労働組合と労働三権

労働組合は，労働者の労働条件の維持改善などを目的とする団体です．

労働者は，労働組合を結成・運営する権利（団結権），労働者が使用者と団体交渉を行う権利（団体交渉権），争議行為（ストライキなど）・組合活動を行う権利（団体行動権）という，いわゆる労働三権が，憲法28条で保障されています．正当な団体交渉，団体行動は，刑事上・民事上の違法性が阻却されます．

労働組合に関する諸権利などについて具体的に定めた法律が，労働組合法（以下，労組法）です[1]．なお，公務員の労働三権は制限されており，本項では民間の医療機関を前提としています．

2　労組法上の労働者

労働組合法の保護を受ける労働者（以下，労組法上の労働者）は，労働契約法や労働基準法で定められた労働者よりも広い概念です．

例えば，請負や委任などの契約により労務提供する者も労組法上の労働者に当たる場合があります．また，失業中の者も労組法上の労働者に当たると考えられています．ですので，労働組合の構成員が，現在，医療機関と労働契約を締結していないというような形式的な理由だけでは，後述する団体交渉などを拒否することはできません．

冒頭のQの医師・看護師らも，基本的には労組法上の労働者に当たると考えられます．

1　なお，本項の「労働組合」とは，労働組合法上の労働組合をいいます．

3　団体交渉

(1) 義務的団交事項

団体交渉とは，労働組合が代表者を通じて，使用者と労働条件などについて交渉することをいいます．

団体交渉では，使用者が処理しうる事項で，かつ，任意に応じる限りでは，どのような事項も対象とすることができます．一方で，使用者が，労組法上，団体交渉を義務付けられる事項（以下，義務的団交事項）は，一定の範囲に限定されます．

具体的には，組合員たる労働者の労働条件その他の待遇[2]や団体的労使関係の運営に関する事項であって，使用者に処分可能なものをいうものと解されています[3]．一方で，労働条件等と関係がない，例えば，SDGsに沿わない業務に反対するというような組合の使命感に基づく要求は，一般的に義務的団交事項にはあたらないと考えられます．

(2) 誠実交渉義務

義務的団交事項について，使用者は，労働者の代表者と交渉する義務がありますが，単に労働組合の話を聞くだけでは，義務を履行したことにはなりません．誠実に交渉する義務，いわゆる誠実交渉義務があるといわれています．

裁判例では，「使用者は，自己の主張を相手方が理解し，納得することを目指して，誠意をもって団体交渉に当たらなければならず，労働組合の要求や主張に対する回答や自己の主張の根拠を具体的に説明したり，必要な資料を提示するなどし，また，結局において労働組合の要求に対し譲歩することができないとしても，その論拠を示して反論するなどの努力をすべき義務がある」と判示されています[4]．

冒頭のQ①では，労働条件の改善を求められており，団体交渉に応じる義務があると思われます．医療機関としては，最終的に労働組合の要求に応じられないとしても，誠実に交渉する義務があります．

4　不当労働行為救済申立て

(1) 不当労働行為の成立

労組法7条は，不当労働行為として禁止される行為をいくつか規定しています．そのうちの一つが，団体交渉拒否です．労組法7条2号は，「使用者が雇用する労働者の代表者と団体交渉をすることを

---

[2] 賃金，労働時間，配転，懲戒，解雇などが含まれます．
[3] 東京地判平成9・10・29労判725号15頁など参照．
[4] 東京地判平成元・9・22労判548号64頁．
　もっとも，誠実に交渉すればよいのであり，労働組合の要求に応じたり，譲歩したりする義務まではありません．

正当な理由がなくて拒むこと」を禁止しています．

同号の「使用者」は，いわゆる労組法上の使用者をいい，労働契約上の使用者よりも広く捉えられています．判例では，「一般に使用者とは労働契約上の雇用主をいうものであるが…雇用主以外の事業主であっても，雇用主から労働者の派遣を受けて自己の業務に従事させ，その労働者の基本的な労働条件等について，雇用主と部分的とはいえ同視できる程度に現実的かつ具体的に支配，決定することができる地位にある場合には，その限りにおいて，右事業主は…『使用者』に当たる」と判示されました[5]．

同号の「正当な理由」がある場合とは，義務的団交事項ではない事項について要求がなされたとか，交渉日時・場所・人数に問題がある場合などをいいます．

冒頭のQ①では，交渉事項は義務的団交事項であり，また，話が平行線となることが見えているだけでは正当な理由があるとはいえませんので，団体交渉の拒否は基本的に不当労働行為に当たると考えられます．

(2) 不当労働行為救済手続

団体交渉拒否などの不当労働行為に対しては，労働委員会に救済申立てをすることができます（労組法27条）．

不当労働行為事件の審査手続は，当事者双方が主張・立証を行い，最終的に中立の機関により事実認定がなされ，法的判断が示されるという点において，裁判に似た手続です[6]．原則として，申立ては各都道府県にある労働委員会になされます．手続の流れは以下のとおりです[7]．

---

❶救済申立て

❷調査
　当事者の主張を聴き，争点や審問に必要な証拠の整理等を行います．

❸審問
　公開の審問廷で，証人尋問等が行われます．

❹合議（公益委員会議）
　公益委員による合議で，事実を認定し，この認定に基づいて不当労働行為に当たるか否かを判断し，当事者に命令書を交付します．
　・救済命令：申立人の請求する内容について，その全部又は一部を救済する命令
　・棄却命令：申立人の申立てを棄却する命令

---

[5] 最判平成7・2・28民集49巻2号559頁．
[6] ただし，裁判とは全く別の手続であり，一見似ているものの実際にはかなり違う点もあります．
[7] 厚労省のウェブサイトからの抜粋です．詳細は，以下のURLをご確認ください．
https://www.mhlw.go.jp/churoi/shinsa/futou/futou02.html

都道府県労働委員会の命令に不服があれば，中央労働委員会に再審査の申立てをすることができます．再審査手続の流れは，概ね都道府県労働委員会と同じです．

　都道府県労働委員会の命令および中央労働委員会の命令に対しては，地方裁判所に取消しを求める行政訴訟を提起することができます（なお，都道府県労働委員会の命令に対しては，再審査の申立てと訴訟提起を選択できることになります）．取消訴訟は三審制（地裁→高裁→最高裁）となっていますので，本格的に争うことになると長期戦になる可能性があります．

　冒頭のＱ②に関して，医療機関としては，労働委員会により定められた日時に出頭し，上記の流れに沿って適切に手続を進めるべきでしょう．

(3) 救済命令

　団交拒否に対する救済命令は，例えば，団体交渉に応じることが義務付けられるとか，「Ａ県労働委員会において，労組法７条２号に該当する不当労働行為と認められました．今後，当法人は，このような行為を繰り返さないようにいたします」と記載された文書の交付を命じられるなどの内容があります．

　使用者が取消訴訟を提起しないで命令が確定してそれに違反した場合は，50万円[8]以下の過料に処されます（労組法32条）．また，取消訴訟で救済命令の全部または一部が確定したにもかかわらず使用者が違反した場合，その行為をした者は，１年以下の禁錮もしくは100万円以下の罰金に処され，またはこれを併科されます（労組法28条）．

　冒頭のＱ②において，例えば，労働委員会から通知書が届いたにもかかわらず，医療機関が何もせずに放置し，救済命令が確定すると，このような制裁が加えられる可能性があります．その意味でも，通知書が届いた場合は，労働委員会において，医療機関の主張を伝えるとともに，適切に手続を進めるべきです．

5　ストライキ

(1) 争議行為

　前述のとおり，労働者には憲法28条により争議行為・組合活動を行う権利（団体行動権）が認められています．争議行為の主なものがストライキ（労務提供の停止による争議行為）です．ストライキが正当なものであれば，刑事・民事で免責され，ストライキに参加したことを理由に解雇・懲戒などの不利益取扱いをしたとしても無効となります．

(2) 争議行為の正当性

　争議権が保障される趣旨は，主として労働条件の維持改善にありますから，争議行為が正当であるかどうかは，この趣旨と争議行為の目的や手段などの関係から判断されると考えられます．

---

[8] 作為命令のときは，命令の日の翌日から起算して不履行の日数が５日を超える場合には，超える日数１日につき10万円の割合で算定した金額を加えた金額となります．

例えば，労働条件から離れて，主に政治目的で行うストライキは正当性が認められにくいと考えられます．また，単なる労務提供の停止にとどまらず，事業場の機械などを破壊するような態様のストライキは，手段の正当性が認められません．

冒頭のQ③についていえば，医師・看護師らが患者の命を預かる立場にあるとしても，労働条件の改善を求めてストライキを行うことは，手段などの内容にもよりますが，基本的には正当な争議行為として認められるものといえます．

⚠️ トラブルを予防するために ⚠️

医師・看護師らは，医師に応召義務があるなど一般の労働者とは異なる側面がありますが，憲法や労組法といった法令の範囲内で，労働三権が認められます．

医療機関の経営は一筋縄ではいかないものであり，医師・看護師らの状況を理解することができたとしても，その要求に応えることが難しい場面もあります．

もっとも，団体交渉を通じて，医師・看護師らにしっかりと説明して医療機関の考えを理解してもらったり，お互いの妥協点を見出して譲歩したりすることができれば，よりよい労使関係を築くことができ，ひいてはよりよい医療の提供に資するといえます．

そのため，トラブル予防の観点にとどまらず，よりよい職場環境を構築するという観点からも，従業員である医師・看護師らの声に耳を傾け，話を聞いてみることを意識してはいかがでしょうか．

（加古洋輔）

医師・看護師らの専門職は労働条件の不満が蓄積すると，声をあげずに退職というケースが多いように感じます．その結果，労働条件の改善が進まず同じことが繰り返されることは労使双方に不利益ですので，当院では定期的に労働条件について意見交換する場を設けるようにしています．

（田渕 一）

Ⅵ-9 トランスジェンダーの職員への合理的配慮

#病院　#クリニック

Point 本人の申出の趣旨や状況等を確認し,「性自認に基づいた性別で社会生活を送る本人の利益」と,「他の職員等への配慮・適切な職場環境の構築」との調整を図ることが必要です

Q これまで男性として勤務してきた職員（性別適合手術を受けておらず,戸籍上の性別は男性）から,自分はトランスジェンダーであり,これからは女性として勤務し,女性用トイレを使用したいと相談がありました．どのように対応すればよいでしょうか．

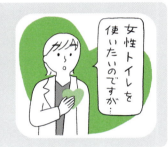

A ①個人が自らの性自認（自分の性別をどのように考えているかという自己認識）に基づいた性別で社会生活を送ることは,法律上保護された利益です．
②もっとも,男女別のトイレが設置されている状況下では,医療機関としては,トイレを利用する他の職員や患者などへの配慮も必要であり,その調整が求められます．
③性自認に基づくトイレの利用に一定の制限が必要な場合もありますが,その制限の方法や態様は「必要かつ合理的」なものでなければなりません．また,当該職員に対して「状況に応じた合理的な配慮」が求められます．
④具体的な調整は,ケースバイケースの判断となりますが,一定の制限を行った場合は,状況の変化に応じて,適時に制限を見直していくことが必要です．

解説

1 性の多様性

(1) 潜在的なLGBTの数

　LGBTとは,レズビアン（Lesbian；女性同性愛者）,ゲイ（Gay；男性同性愛者）,バイセクシャル（Bisexual；両性愛者）,トランスジェンダー（Transgender；身体の性に違和感を覚える者）の

頭文字をとった言葉で，性的マイノリティの総称として使用されています[1]．

2019年に行われたアンケートによれば，LGBTおよびアセクシャル（異性も同性も恋愛対象としては見ない者）にあてはまる人の割合は3.3%[2]，すなわち約30人に1人，これに「決めたくない・決めていない」という人を含めると8.2%になるとの結果が出ています．

職場で自身がLGBTであることを明らかにしている（カミングアウトしている）人はまだ少ないですが，潜在的にはそれだけの割合のLGBTが存在しますので，職場環境について具体的な配慮を求められる場面は増えると予想されます．

(2) 性別の取扱いの変更

2003年に「性同一性障害者の性別の取扱いの特例に関する法律」が制定され，性同一性障害者[3]のうち，一定の要件を満たす者は，家庭裁判所で性別の取扱いの変更申立をして，戸籍上の性別を変更することができるようになりました[4]．

この性別の取扱いの変更の審判は，これまで，性別適合手術を受けることを前提とされてきました．もっとも，性別適合手術については，身体的負担，経済的負担も大きく，積極的に望まない人もいるため，性自認に基づくトイレの使用を認めるにあたり，戸籍上の性別の変更を求めるのは適切ではありません．

この点，戸籍上は男性で，ホルモン治療を受けているが，性別適合手術を受けていない申立人が女性への性別変更を求めた事件で，2023年10月25日の最高裁決定[5]は，「生殖腺がない又は生殖腺の機能を永続的に欠く状態にあること」という要件は「個人の尊重」を定めた憲法13条に反して違憲との判断をし，「他の性別の性器に近似する外観を備えていること」という要件は高裁で判断していないので，更に審理を尽くすため高裁に差し戻しました．そして，2024年7月10日，広島高裁は，外観要件について，「性別適合手術が行われた場合に限らず，他者の目に触れたときに特段の疑問を感じないような状態で足りる」として，ホルモン治療で女性的な体になっていることなどから要件を満たすと判断し，性別変更を認めました．同特例法の性別変更の要件については，改正に向けて検討されています．

---

1 性的マイノリティを包括する「クィア」，特定の枠に属さない「クエスチョニング」の頭文字Qを加えて，LGBTQと表すこともあります．
2 「働き方と暮らしの多様性と共生」研究チーム「大阪市民の働き方と暮らしの多様性と共生にかんするアンケート」（2019年11月）(https://osaka-chosa.jp/results.html) 参照．なお，電通ダイバーシティ・ラボが，2020年に行った調査では，LGBTを含むセクシュアル・マイノリティの割合は「8.9%」，約11人に1人とされています (https://www.dentsu.co.jp/news/release/2021/0408-010364.html)．
3 同法2条において，「『性同一性障害者』とは，生物学的には性別が明らかであるにもかかわらず，心理的にはそれとは別の性別（以下「他の性別」という．）であるとの持続的な確信を持ち，かつ，自己を身体的及び社会的に他の性別に適合させようとする意思を有する者であって，そのことについてその診断を的確に行うために必要な知識及び経験を有する2人以上の医師の一般的に認められている医学的知見に基づき行う診断が一致しているものをいう」と定義されています．
4 同法3条および最高裁判所「性別の取扱いの変更」参照．
https://www.courts.go.jp/saiban/syurui/syurui_kazi/kazi_06_23/index.html
5 最決令和5・10・25民集77巻7号1792頁，判タ1517号67頁．

2　トランスジェンダーの職員によるトイレの使用

トランスジェンダーについては，「障害」ではなく「性の多様性」として捉えるのが適切とされています[6]が，アプローチとしては，障害者に対する合理的配慮（「障害を理由とする差別の解消の推進に関する法律」7条，8条参照）を検討する場合と類似します．

(1) トランスジェンダーの人格権と企業秩序

個人が自らの性自認に基づいた性別で社会生活を送る利益は，尊重する必要があります（後述の経済産業省事件参照）．自認する性別に対応するトイレの使用を制限されることは，個人の人格権に関わる法的利益の制約にあたり，トランスジェンダーの場合，**自認する性と異なる性別として扱われることにより多大な精神的苦痛を被る**可能性があります．

他方で，企業は，企業秩序を維持するため，「企業の円滑な運営上必要かつ合理的な」諸事項を規則で一般的に定め，具体的に労働者に指示命令することができます[7]．トイレなどの企業の施設（医療機関では，更衣室や仮眠室も該当します）は，企業の施設管理権に服しますので，その使用目的，利用方法についても同様です．

トイレの使用の場合，他の職員も同じ施設を利用するため，他の職員が利用する際にどのように感じるかにも配慮し，**全職員にとっての適切な職場環境**を構築する必要があります．また，患者やその付添いの方が同じトイレを利用する場合には，それらの利用者への配慮も必要になります．

かかる観点から，自認する性別に合ったトイレの利用を制限せざるを得ない場合であっても，その制限の方法や態様は，「企業の円滑な運営上必要かつ合理的」なものでなければならず，代替措置など，状況に応じた具体的な配慮を行うことが必要です．

(2) 経済産業省事件

具体的な対応を検討するにあたっては，国家公務員に関する裁判例ですが，経済産業省事件が参考になります．

同事案では，経産省で勤務する国家公務員の原告は，生物学的には男性であるが，性同一性障害との医師の診断を受け，女性として生活するようになり（性別適合手術を受けておらず，戸籍上は男性），2009年7月に職場でも女性として勤務したいと希望を出しました．経産省は，原告の承諾を得て職場で説明会を開き，その内容を踏まえて，2010年7月，原告に対して，「執務している階とその上下の階の女性トイレの使用は認めず，それ以外の階の女性トイレの使用を認める」という処遇を開始しました．2013年12月，原告が人事院に処遇の改善（全ての階の女性トイレの使用の許可）を求めたところ，2015年5月，人事院はそれを認めない（本件処遇を継続する）という判定をしたので，

---

[6] WHOは，2019年5月に「国際疾病分類」（ICD-11）において「性同一性障害」をこれまでの「精神障害」の分類から除外し，「性の健康に関連する状態」という分類の中の「性別不合」に改訂しています（2022年1月発効）．

[7] 最判昭和52・12・13民集31巻7号1037頁は「企業秩序は，企業の存立と事業の円滑な運営の維持のために必要不可欠なものであり，企業は，この企業秩序を維持確保するため，これに必要な諸事項を規則をもって一般的に定め，あるいは具体的に労働者に指示，命令することができ」るとしています．

原告が人事院の判定の取り消しを求めるとともに，経産省の違法な本件処遇により精神的苦痛を受けたとして損害賠償を求めて提訴したというものです．

東京地裁[8]は，経産省の本件処遇は違法で，人事院の判定も違法であるとして取り消しました．これに対し，東京高裁[9]は，経産省の本件処遇は違法とは言えず，人事院の判定は違法ではないとしました．そして，最高裁は，経産省の本件処遇が違法でないという高裁の判断については，上告を受理せず（高裁の判断が確定），人事院の判定は違法としました．

では，同じ事実関係に基づきながら，異なる結論となったのはなぜでしょうか．

①東京地裁の判断

東京地裁は，トイレの利用の制限は個人の重要な法的利益の制限にあたるとした上で，当該職員は女性ホルモンの投与によって女性に性的危害を加える可能性が低い状態になっていたこと，女性用トイレの構造から，利用者が他の利用者に見えるような態様で性器などを露出するような事態が生ずるとは考えにくいこと，当該職員は行動様式や振る舞い，外見からも女性として認識される度合いが高かったことなどに着目しています．

②東京高裁の判断

これに対し，東京高裁は，女性用トイレを使用している他の女性職員の性的羞恥心や性的不安も考慮する必要があったこと，経産省が積極的に対応策を検討し，関係者の対話と調整を行ったこと，その上で一切女性トイレの使用を認めなかったのではなく，他のフロアの女性トイレの使用は認めていることなどを重視して，著しく不合理な処遇ではないと判断したものです．

③最高裁の判断

そして，最高裁は，高裁よりも，トランスジェンダーが自己の性自認に基づいて社会生活を送る利益を重視し，また，きめ細かな調整を求めています．

すなわち，最高裁は，トランスジェンダーの原告が，自認する性別と異なる男性用のトイレを使用するか，執務階から離れた階の女性トイレなどを使用せざるを得ないことによって，日常的に相応の不利益を受けていたとしました．その上で，以下の事実を指摘し，人事院が本件処遇を継続するという判定をした時点においては，原告が女性トイレを自由に使用することでトラブルが生じることは想定しがたく，原告に本件処遇による不利益を甘受させるだけの具体的な事情は見当たらないから，本件処遇を継続するという人事院の判定は違法だとしました．

- 原告は，性衝動に基づく性暴力の可能性は低いとの医師の診断を受けている
- 原告が，執務階から離れた女性トイレを使用するようになったことで，トラブルが生じたことはない
- 説明会において，原告が執務階の女性トイレを使用することについて，数名の女性職員が違和

---

[8] 東京地判令和元・12・12 労判 1223 号 52 頁．
[9] 東京高判令和 3・5・27 労判 1254 号 5 頁．

感を抱いているように見えたが，明確に異を唱える職員はいなかった
● 約4年10か月の間，本件処遇の見直しが検討されなかった

(3) 医療機関としての対応

　なお，この最高裁判決によって，男性として働いてきたトランスジェンダーの職員が女性として勤務し女性トイレを使用したいと求めてきた場合に，それを常に直ちに認めなければならなくなったわけではありません．最高裁判決は，あくまで，経産省の事件を前提とした事例判断です．

3　医療機関に求められる対応の実際

(1) 真摯に検討し，対応を決定するプロセス

　経産省事件の判決に照らしても，トランスジェンダーの職員から係る申出を受けたときは，その申出の趣旨や，本人の状況を確認して，真摯に対応を検討するプロセスをとることが重要といえます．
　経産省事件では，本人と複数回面談し，申出の趣旨や状況をヒアリング，本人および関係者と共に対応を協議，同種事例を調査，顧問弁護士へ相談，本人の同意を得て，同じ部署の全職員に対して2回にわたって説明会を開催，説明会後に本人の退席後，他の職員の意見を聴取したなどの経緯が認定されています．
　真摯な検討をすることで，状況に応じた配慮が可能になり，また本人の納得が得られることも多くなります．

(2) 具体的な事情に応じた配慮

　とるべき対応は，職場の組織，規模，施設の構造その他職場を取り巻く環境，職種，関係する職員の人数や人間関係，当該トランスジェンダーの職場での執務状況などの事情を踏まえた，ケースバイケースの判断になります．
　経産省事件では，例えば，当該職員に関わる具体的な事情として，専門医に性同一性障害と診断されている，女性ホルモンの投与を受けていた，当該申出の後は女性として勤務していた，本人の女性用トイレの利用に違和感を抱いているように見える女性職員が数名いるように見えたが，明確に異を唱える職員はいなかったなどの事情が認定されています．
　また，社会的な状況として，2000年代前半までに，トランスジェンダーの職員に，特に制限なく女性用トイレの使用を認めた民間企業の例が少なくとも6件存在すること，人事院に照会したものの国家公務員に関する同種の事例は存在しなかったこと，裁判例や取扱指針がなかったことなどが考慮されています．
　自認する性別に合ったトイレの利用を認める場合，他の職員の不安や意見を十分聞き，研修や個別の面談などを通して他の職員の理解を求めるなど，職場環境の調整を行うことが重要です．当該職員の行動様式や振る舞い，外見によっては，患者やその付添いなどの利用者に与える不安にも配慮が必要です．

他方で，自認する性別に合ったトイレの利用を制限せざるを得ない場合には，制限の方法や態様についてその合理性を十分検証し，また，本人にどのような配慮ができるか，どのような代替的対応を取り得るかを検討します[10]．利用を制限する理由が具体的で説得力がなければ，当該職員の理解を得るのは難しく，訴訟を起こされるリスクもあります．

(3) 多目的トイレの利用だけでは解決しない

　法律上の性別変更をしていないトランスジェンダーによるトイレの利用については，多目的トイレ（男女共用トイレ，身障者用トイレ）の使用を推奨する考え方も存在します．

　もっとも，上記の東京地裁判決は，性同一性障害の者は，多目的トイレの利用者として本来想定されている高齢者，障害者等ではなく，多目的トイレの利用を奨励することは，その設備を利用しなければならない者による利用の妨げとなる可能性もあると述べています．また，経産省の建物には複数の多目的トイレの設置がありましたが，東京高裁判決も，当該職員が多目的トイレを利用できたことをもって，違法でないという判断をしたものではありません．

　多目的トイレを設置し，性別を問わず多目的トイレを利用できるようにすることは重要ですが，それで根本的な解決となるわけではないことに，留意が必要です．

(4) 利用制限の見直し・再調整

　さらに，「自認する性別に即した社会生活を送る利益」と「他の職員に対する配慮・適切な職場環境の構築」との調整は，一度行ったらそれっきりでよいというものではありません．

　これまで男性として勤務してきた職員が，ある日から女性として女性トイレを使用するようになると，当該女性トイレを使用している職員に戸惑いや混乱が生じます．上記最高裁判決も，トランスジェンダーの職員が女性トイレの利用を求めた当初にそれを制限したことを違法とはしていません．その後約5年間，制限を継続する必要性があるかの調査など，制限の見直しの検討もせず，制限を継続していたことから，人事院が本件処遇を継続すると判定した時点においては，制限を正当化するだけの理由が認められないとして，人事院の判定を違法だとしたのです．

　したがって，医療機関としても，職員間の利益を調整した結果，当該時点では一定の制限を課すのが合理的であると判断した場合でも，その後の年月の経過により，その制限を必要とする事情が継続しているのか，状況の変化によりトランスジェンダーの不利益を軽減・解除できないかなどを検討し，適時に制限を見直していく必要があります．

4　トランスジェンダーの患者の入院への対応

　それでは，戸籍上は男性のトランスジェンダーの患者から女性部屋への入院希望の申し出があった場合には，どのように対応したらよいでしょうか．

---

[10] 研修や話し合いの実施，医療機関を取り巻く環境の変化によっては，自認する性別に合ったトイレの利用を認める状況に変わる可能性があることを踏まえて，当該職員と話し合いを重ねることが重要です．

上記のとおり，個人が自らの性自認に基づいた性別で社会生活を送ることは，法律上保護された利益です．当該法的利益が人格権に係わる重要な利益であることに鑑みると，具体的な事情いかんにかかわらず，患者を戸籍上の性別である男性の部屋に入室させることは，違法とされることがあり得ます．

他方で，多床室では，他に女性の入院患者がいますので，医療機関としては，他の入院患者に不安感を与えたり，トラブルが生じたりすることを避ける必要があります．

a 具体的な事情に応じた配慮

戸籍上は男性のトランスジェンダーといっても，性別適合手術を受けた人／受けていない人，ホルモン治療を受けている人／受けていない人，第三者から見て外観上女性として違和感がある人／違和感がない人など，具体的な事情は異なります．まずは，当該患者から事情を聴取し，具体的な状況を確認することが必要です．

性別適合手術を受けていない場合であっても，当該患者が，性同一性障害の治療で女性ホルモンの継続的な投与を受けるなどし，女性部屋で性的な問題を生じさせるとは考えにくく外観上も女性として認識される場合などには，当該患者が女性部屋に入ってもトラブルが生じる可能性は低く，女性部屋に入院させることも考えられます．

当該患者が性別適合手術を受けておらず，外観上も女性として違和感がある場合でも，同室者に事情を説明して承諾を得られた場合には女性部屋に入院することも考えられます．もっとも，**トランスジェンダーであることは当該患者の重要なプライバシーですので，本人の同意なくその情報を第三者に伝えること（アウティング）は許されません**．当該患者とよく協議して，当該患者がそのような対応を希望する場合にしか，かかる対応は取れないことに留意が必要です．

当該患者を女性部屋に入院させる場合には，カーテンなどで視界を遮断できるようにする措置などを併せて検討することが考えられます．

当該患者を女性部屋に入院させることが難しい場合であっても，性自認と異なる性別の多床室に入院させると，当該患者に著しい精神的な苦痛を与えることになります．女性部屋とすることが難しい理由を患者に十分説明した上で，患者の希望も踏まえて，個室とするなど，当該患者に配慮した別途の対応を検討することになります．

b 実際の裁判例

医療機関での裁判例ではありませんが，以下が参考となります．

(1) ゴルフクラブ入会に関する事案

性同一性障害を有し，戸籍上の性別を女性に変更した者が会員制のゴルフクラブに入会申込をしたが拒絶され，慰謝料請求を求めた事案について，平成 27 年 7 月 1 日の東京高裁判決は，人格の根幹部分に係わる精神的苦痛を与えたもので，ゴルフクラブが構成員選択の自由を有することを考慮しても，社会的に許容しうる限界を超えて違法であるとしました[11]．

(2) スポーツクラブの更衣室利用に関する事案

また，性同一性障害で女性への性別適合手術を受け，未成年の子がいるため戸籍上の性別は変更していない者（戸籍上は男性）がスポーツクラブで女性更衣室の使用を求めたところ，スポーツクラブは戸籍上の性別の更衣室の利用しか認めなかった事案について，平成27年に京都地裁で人格権侵害を理由に慰謝料請求の訴訟が提起されました．報道によれば，同事案は，裁判所の和解勧告を受けて和解が成立したとのことです．

医療機関への入院は，ゴルフクラブやスポーツクラブの利用と比較してより重要な問題であり，性同一性障害を有する患者が実質的に排除されてしまうことのないよう慎重な対応が求められます．

⚠ トラブルを予防するために ⚠

● **多様性に寛容な職場に**

職員から相談や要請を受けたときに，適切に職場環境の調整を図るためには，性的指向及びジェンダーアイデンティティの多様性について理解ある職場とすることが重要です．

上記の最高裁判決では，経産省は，研修を実施し，トランスジェンダーに対する理解の増進を図るなど，職場環境を改善する取り組みが不十分であったと指摘されています．

また，令和5年6月に公布・施行された「性的指向及びジェンダーアイデンティティの多様性に関する国民の理解の増進に関する法律」では，事業主に，労働者に対し，情報の提供，研修の実施，就業環境に関する相談体制の整備等，性的指向及びジェンダーアイデンティティの多様性の理解の増進のために必要な措置を講じる努力義務を課しています．医療機関においても，職場においてトランスジェンダーに対する理解が十分でない場合には，雇用者として研修を実施する等の取り組みをすることが望ましいでしょう．

（髙橋直子）

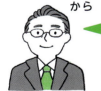

当院では職員がカミングアウトした事例があまり多くはありませんので，個別に対応をしています．例えばトランスジェンダーの方には，ご本人と相談の上，更衣室は個別に用意し，（問題が生じないか検討した上で）トイレは自認している性別の方を使用してもらうように対応しています．

（田渕 一）

---

11 東京高判平成27・7・1〔平26（ネ）5258〕．第1審は，静岡地浜松支判平成26・9・8〔平24（ワ）627号〕．

Ⅵ-10

\# 病院　\# クリニック

医師の働き方改革

Point 経過措置として暫定的な特例措置が設けられていますので，措置の内容や要件を確認し，必要であれば措置を受けるための手続を行います

Q 私の経営する医療機関は地方にあり，県内では数少ない児童精神科にも対応しています．長年，医師不足に悩まされており，特に，最近は近くの医療機関が廃業したことで来院する患者数も増え，勤務する医師の労働時間が長くなっており，このままいけば時間外労働時間が年960時間を超える医師が出てくるのは間違いないと思います．このままでは医師の働き方改革に対応できないと思うのですが，どうしたらよいでしょうか．

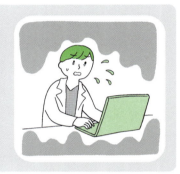

A ①医師の時間外労働規制に関する改正法においては，医師の時間外・休日労働時間については<u>原則として年960時間および月100時間が上限</u>とされます．
②もっとも，これを超える時間外・休日労働がある場合でも，地域医療提供の必要性から，暫定的な特例措置（地域医療確保暫定特例水準）を受けることができます．
③そして，この措置を受けると，時間外・休日労働時間の上限を<u>年1,860時間まで延長</u>することができます．
④Qの医療機関は県内で数少ない児童精神科にも対応しているとのことですので，「特に専門的な知識・技術や高度かつ継続的な疾病治療・管理が求められ，代替することが困難な医療を提供する医療機関」[1]として，上記の特例措置を受けることができる可能性がありますから，そのための手続を行いましょう．
⑤もっとも，あくまで暫定的な経過措置[2,3]であることに留意しなければなりません．

1　医療法附則113条1項3号．項目末尾の参考文献3）4〜7頁には，地域医療確保暫定特例水準の適用要件が記されています．
2　参考文献2）に掲載されている「連携B・B・C水準の指定を希望する医療機関向け資料」4頁や参考文献3）34頁などに，2035年度末までには地域医療確保暫定特例水準を解消する旨記載されています．

解説

1　働き方改革

　労働基準法（以下，労基法）をはじめとする労働関係の法律が改正され，2019年4月から段階的に適用が開始され，いわゆる働き方改革がスタートしました．医療機関においても既に医師以外の医療従事者には適用されていましたが，医師については，その業務の特殊性から時間外労働に関する規制の適用が5年間猶予されていました（労基法141条）．そして，とうとう2024（令和6）年4月1日から医師についても時間外労働規制が適用され，医師の働き方改革がスタートしました[4]．以下では，医師の働き方改革の概要を説明しますが，詳細については，本項末尾の参考文献のとおり，厚労省のホームページ等に医療機関向けの各種資料が掲載されていますので，そちらもご確認ください．それでは，医師の働き方改革とはどのようなものか，解説していきます．

2　労働時間に関する原則

　まず，一般の労働者[5]に適用されている時間外労働時間に関する規制を解説します．原則として，労使間の時間外・休日労働協定，いわゆる三六協定（36協定）で定めることにより時間外・休日労働が可能になり，その上限時間は月45時間，年360時間までとされています（労基法36条4項）．例外的に，通常予見することのできない業務量の大幅な増加等に伴い臨時的に限度時間を超えて労働させる必要がある場合（「臨時的な必要がある場合」）には，必要な事項を定めることにより，月45時間，年360時間の上限を超えて時間外労働を行うことができます（労基法36条5項）．

　もっとも，臨時的な必要がある場合でも以下の事項は守らなければなりません（労基法36条5項，6項）．

- 時間外労働が年720時間以内
- 時間外労働と休日労働の合計が複数月平均80時間以内
- 時間外労働と休日労働の合計が月100時間未満

3　上記「連携B・B・C水準の指定を希望する医療機関向け資料」34頁に「2024年4月以降は，年960時間超の時間外・休日労働が可能となるのは，都道府県知事の指定を受けた医療機関で指定に係る業務に従事する医師（連携B・B・C水準の適用医師）のみ」とあります．同様に，参考文献3）でも，「医師個人については，医療機関がB・連携B・C水準の対象医療機関として指定される事由に係る業務に従事する期間のみ当該水準が適用される」とあります．

4　医師の働き方改革に関し，「良質かつ適切な医療を効率的に提供する体制の確保を推進するための医療法等の一部を改正する法律」（令和3年法律第49号）が令和3年5月21日に成立し，改正医療法が令和6年4月1日から施行されました．

5　医師の他にも，自動車運転業務等，特例が設けられている職業があります．

- 時間外労働が月 45 時間を超えることができるのは年 6 か月以内

　以上が，既に一般の労働者に適用されている働き方改革における労働時間の時間外規制の原則です．

3　医師の時間外労働規制の原則：A 水準

　それでは，いよいよ医師の時間外労働に関する規制について見ていきましょう．基本的には，医師も一般の労働者と同等の働き方を目指すという視点から，一般の労働者と同様に，「臨時的な必要がある場合」以外においては，月 45 時間，年 360 時間の上限が設けられています（労基法 36 条 4 項）[6,7]．

　もっとも，医療の公共性・不確実性を考慮した上で医療提供体制の確保が必要であり，さらに，医療の質の維持・向上のためには知識習得や技能向上のための研鑽を行う必要があるなどの理由から，診療に従事する医師については，「臨時的な必要がある場合」における時間外労働の規制に関し，一般の労働者とは異なる規制（A 水準）が設けられています．具体的には，以下の点で違いがあります．

- 「臨時的な必要がある場合」における時間外・休日労働の上限時間は**年 960 時間以内および月 100 時間未満**[8]
- 「臨時的な必要がある場合」は，その適用を年 6 か月に限らない[9]

　冒頭の Q の医療機関においても，後述する手続を行わない場合には診療に従事する全ての医師について上記の規制が適用されますので[10]，時間外労働時間が年 960 時間を超える医師がいれば労働基準法に違反することになります．

4　特例措置

(1) B 水準・連携 B 水準（暫定措置）

　上記のとおり医師には他の労働者とは異なる規制が設けられていますが，地域医療提供確保の観点

6　労基法で定める労働時間の規制が適用されるためには「労働者」であることが前提になります．労働者といえるかについては，指揮監督の有無や報酬の労務対償性という視点をベースに様々な要素を総合的に考慮して判断されますが，基本的には勤務医が労働者と認められない場合は多くはないと思われます．

7　労働基準法施行規則 69 条の 3 第 5 項．

8　労働基準法 141 条 1，2 項．項目末尾の参考文献 1）第 1・4．

9　労働基準法 36 条 5 項では，月 45 時間を超えることができるのは年 6 か月以内に限ると定められています．

10　対象となるのは，「医業に従事する医師」のうち「医療提供体制の確保に必要な者として厚生労働省令で定める者」（労基法 141 条 1 項）であり，具体的には，病院若しくは診療所で勤務する医師（医療を受けるものに対する診療を直接の目的とする業務を行わない者を除く．）又は介護老人保健施設若しくは介護医療院において勤務する医師（労働基準法施行規則附則第 69 条の 2．「特定医師」）をいいます．

からやむを得ず A 水準を超える必要が生じる場合も想定されます．そこで，地域での医療提供体制を確保するための経過措置として暫定的な特例として地域医療確保暫定特例水準（B 水準・連携 B 水準）が設けられています．連携 B 水準は医療提供体制の確保のために必要と認められる医師の派遣を行う医療機関を対象とし，派遣先での労働時間と通算した時間数について B 水準と同じ上限が設けられています[11]．

(2) C 水準

また，A 水準では，一定の知識・手技を身につけるために必要な診療経験を得る期間が長期化し，学習・研鑽に積極的な医師の意欲に応えられず，医師養成の遅れにつながるおそれがあります．また，わが国の医療水準の維持発展に向けて高度な技術を有する医師を育成することが公益上必要な分野においては，高度に専門的な知識・手技の修練に一定の期間集中的に取り組むことを可能とする必要もあります．

そこで，一定の期間集中的に技能向上のための診療を必要とする医師向けの水準として集中的技能向上水準（C-1 水準および C-2 水準）が設けられています．

(3) 適用する水準の考え方

B 水準，連携 B 水準，C-1 水準および C-2 水準においては，「臨時的な必要がある場合」の 1 年当たり延長することができる時間数の上限は，**1,860 時間**とされています[12]．

冒頭の Q の医療機関においては，B 水準の対象医療機関に該当し，後述する手続を行うことで，B 水準の適用を受けることができる可能性があります．そうすると，年 960 時間を超える医師がいても労基法に違反しません．ただし，全ての医師において B 水準が適用されるのではなく，B 水準が適用される業務（Q の医療機関では児童精神科での業務などが対象になると思われます）に従事する医師のみに適用されるので，当該業務や人数を 36 協定において特定する必要があります．

なお，時間外・休日労働の時間規制に関しては B 水準，連携 B 水準，C-1 水準および C-2 水準間で基本的には異なるわけではありませんが，後述するとおり，これらの特例措置を受けるためには手続が必要となります．各水準の要件についても厚生労働省から示されており[13]，どの水準の適用を受けるかで手続も若干異なります．どの水準が適当なのか，各医療機関の業務内容を踏まえて判断しましょう．

---

[11] ただし，連携 B 水準の特定医師は，自らの医療機関での時間外労働時間は 36 協定上，年 960 時間に限られます〔参考文献 4）Q3-3〕．

[12] 医療法 128 条の規定により読み替えて適用する労働基準法 141 条 2 項の厚生労働省令で定める時間等を定める省令 2 条．参考文献 1）参照．

[13] 参考文献 3）4〜11 頁，「医師の働き方改革 2024 年 4 月までの手続ガイド」のほか，「特定労務管理対象機関（連携 B・B・C 水準）の指定を希望する医療機関に必要な情報」や「連携 B・B・C 水準の指定を希望する医療機関向け資料」として各種資料が掲載されています．

表1 追加的健康確保措置

①連続勤務時間制限・勤務間インターバル・代償休息

・連続勤務時間制限

　連続勤務時間制限については，労働基準法上の宿日直許可を受けている場合を除き，28時間までとされている．

・勤務間インターバル

　当直及び当直明けの日を除き，24時間の中で，通常の日勤後の次の勤務までに9時間のインターバルを確保することとされている．

　宿日直許可がない場合の当直明けの日については，連続勤務時間制限を28時間とした上で，勤務間インターバルは18時間とされている．宿日直許可がある場合の当直明けの日については，通常の日勤と同様，9時間のインターバルを確保することとされている．

・代償休息

　連続勤務時間制限及び勤務間インターバルを実施できなかった場合の代償休息の付与方法については，対象となった時間数について，所定労働時間中における時間休の取得または勤務間インターバルの延長のいずれかによることとされている．

②面接指導，就業上の措置

・面接指導

　産業医を含め，長時間労働の医師の面接指導に必要な知見に係る講習を受講した医師により面接指導を行うこととし，面接指導実施医師は面接指導において勤務の状況，睡眠の状況，疲労の蓄積の状況，心身の状況等について確認することとされている．

　また，医療機関の管理者は，原則として，当該月に100時間以上の時間外・休日労働が見込まれる場合に100時間に到達する前に睡眠及び疲労の状況等について確認を行い，面接指導を行う．

・就業上の措置

　就業上の措置は，面接指導を受けた医師の健康状態に応じて，面接指導実施医師の意見を踏まえて医療機関の管理者が行う．なお，当該月の時間外・休日労働が155時間を超えた場合の就業上の措置については，労働時間短縮のための具体的措置を遅滞なく行うこととされている．

[医師の働き方改革の推進に関する検討会「医師の働き方改革の推進に関する検討会　中間とりまとめ」（令和2年12月22日）13～16頁，「長時間労働医師への健康確保措置に関するマニュアルの改訂のための研究」研究班「長時間労働医師への健康確保措置に関するマニュアル（改訂版）」（https://www.mhlw.go.jp/content/10800000/001214392.pdf）19～26頁をもとに作成］

5　追加的健康確保措置

　A水準であっても，一般労働者に適用される時間外労働の上限（前述の**2**参照）を超えて医師が働かざるを得ない場合には，通常の健康確保措置[14]に加えて，追加的健康確保措置を行う必要があります．具体的には，医療機関の管理者が主体となって行う措置は**表1**のとおりです[15]．

---

[14] 労働基準法施行規則17条1項5号の「限度時間を超えて労働させる労働者に対する健康及び福祉を確保するための措置」をいい，「労働基準法第36条第1項の協定で定める労働時間の延長及び休日の労働について留意すべき事項等に関する指針」8条に詳細が定められています．

[15] 参考文献3）13～17頁．また，「医師の働き方改革2024年4月までの手続ガイド」においても，勤務間インターバル・代償について17頁，面接指導について21頁に説明があります．

```
医師労働時間短縮計画の作成[16]
        ↓
医療機関勤務環境評価センターによる評価[17]
        ↓
都道府県に対する指定申請
        ↓
36協定の締結
（B・C水準の対象事業・人数を特定）
        ↓
業務の開始
（追加的健康確保措置の実施，労働時間短縮に向けた取組）
```

図1 B・C水準の手続

　冒頭のQの医療機関においても，どの水準が適用されるかにかかわらず，時間外労働時間が年720時間を超えて働かざるを得ない場合には，当該医師に対して**表1**の追加的健康確保措置を行う必要があります．もっとも，A水準の場合には**表1**の①は努力義務にとどまります．なお，宿日直勤務に関しては，**Ⅵ-6**（167頁）で詳細を説明しています．

6　B・C水準の手続

　B水準やC水準が適用されるためには，医療機関から申請を行い，当該医療機関の所属する都道府県から指定を受ける必要があります．本項では指定を受けるための要件を割愛しますが，B水準やC水準に共通する基本的な手続の流れは**図1**のとおりです．

　なお，A水準とは異なり，B水準やC水準は，指定を受けた医療機関に所属する全ての医師に適用されるのではなく，指定される事由となった業務に従事する医師にのみ適用されます．したがって，一つの医療機関においてB水準とC水準についてそれぞれ指定を受けることもできます．

7　応召義務との関係

　ところで，医師には応召義務がありますので[18]，医師が緊急で診療する必要がある事態は避けられ

---

[16] 厚生労働省「医師労働時間短縮計画作成ガイドライン　第1版」（令和4年4月）
https://www.mhlw.go.jp/content/10800000/000919910.pdf
また，厚生労働省では，医療機関等情報支援システム（G-MIS）を利用した時短計画の作成が紹介されています．
[17] 医療機関勤務環境評価センター（https://sites.google.com/hyouka-center.med.or.jp/hyouka-center）のHPに「医療機関の医師の労働時間短縮の取組の評価受審手順（医療機関用）」なども掲載されています．
[18] 医師法19条1項には，「診療に従事する医師は，診察治療の求めがあった場合には，正当な事由がなければ，これを拒んではならない」として医師の応召義務が定められています．

ず，労働時間の上限規制を超える可能性も考えられます．

この点について，厚生労働省は，医師の働き方改革の一環として，応召義務が問題となるケースを示しながら，診療拒否をすることが正当化される場合を明確にしました[19]．これによると，診療を求められたのが診療時間内・勤務時間内においては，緊急対応が必要な場合，応急的に必要な処置をとることが望ましいが，正当な事由があれば，診療拒否をしたとしても，原則として公法上・私法上の責任に問われることはないとされています．

医療機関の管理者にとって医師の働き方改革は重要課題です．厚労省から詳細な資料[20]が示されていますが，ご存じのとおり，労基法に違反すると使用者には罰則[21]が科されることもあります．疑問に思われる点がある場合はもちろん，念のために弁護士に相談してみてはいかがでしょうか．

（堀田克明）

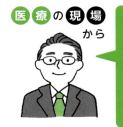

現場では宿日直許可が認められるかが大きなポイントになっています．特に医師の不足している医療機関では，大学病院等からの当直派遣に影響を及ぼす死活問題です．また，医師の充足している医療機関でも，A水準が確保できなければ，ブラック医療機関扱いを受け，臨床研修医のマッチングに影響する可能性があります．

（田渕　一）

参考文献

1) 令4・1・19厚労省労働基準局長通知（基発第119009号）「労働基準法施行規則の一部を改正する省令等の公布等について」
https://www.mhlw.go.jp/web/t_doc?dataId=00tc6801&dataType=1&pageNo=1
2) 厚労省「医師の働き方改革」
https://www.mhlw.go.jp/stf/seisakunitsuite/bunya/kenkou_iryou/iryou/ishi-hatarakikata_34355.html
3) 医師の働き方改革の推進に関する検討会「医師の働き方改革の推進に関する検討会　中間とりまとめ」（令和2年12月22日）
https://www.mhlw.go.jp/content/10800000/000708161.pdf
4) 厚労省労働基準局「医師の時間外労働の上限規制 に関するQ＆A」
https://www.roudoukyoku-setsumeikai.mhlw.go.jp/briefing/20240215/90e281303c26421490979c715d43c8be.pdf
5) 厚労省「『医師の時間外労働の上限規制に関するQ＆A』の解説」
https://www.roudoukyoku-setsumeikai.mhlw.go.jp/briefing/20231016/e3a68e40060248bbacc4a73ac89d9e1c.pdf
6) 「長時間労働医師への健康確保措置に関するマニュアルの改訂のための研究」研究班「長時間労働医師への健康確保措置に関するマニュアル（改訂版）」https://www.mhlw.go.jp/content/10800000/001214392.pdf

---

19 令元・12・25厚労省医政局長通知（医政発1225・4）「応招義務をはじめとした診察治療の求めに対する適切な対応の在り方等について」．
20 参考文献2）に種々の資料が掲載されています．
21 6か月以下の懲役または30万円以下の罰金（労基法141条5項）．

VII

その他の
トラブル

Ⅶ-1

\#病院　\#クリニック

医療機関の不祥事と第三者委員会の設置

Point 不祥事はある日突然発覚します．平時から，第三者委員会を設置する趣旨目的，手続などを確認しておきましょう

Q 当院では，最近，複数の職員が逮捕される不祥事があり，大きく報道されました．組織ぐるみの不正への関与が疑われており，当院を経営する医療法人の理事会では，「この際，第三者委員会を設置して徹底的に調査してもらった方がよいのではないか」と意見が出ました．地方紙の記事にも，第三者委員会の設置を求める有識者のコメントが掲載されたようです．第三者委員会の設置について，どのように考えていけばよいでしょうか．

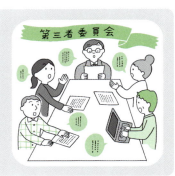

A ①第三者委員会を設置する目的は，利害関係者（ステークホルダー）に対する説明責任を果たし，**不祥事により失われた信頼と持続可能性の回復を図る**ことにあります．
②第三者委員会の設置の要否は，（1）**ステークホルダーの関心**が大きい不祥事か否か，（2）不祥事の調査検討に**第三者性（客観性および公平性）**が強く要求されるか否かなどの要素を考慮して決定することになります．

解説

1　第三者委員会とは何か

　組織において不祥事が発生した場合，その組織が，いわゆる調査委員会を設けて不祥事の調査を依頼することがあります．日本弁護士連合会のガイドライン（以下，日弁連ガイドライン）[1]は，このような委員会のうち，その組織から独立した委員のみをもって構成され，徹底した調査を実施した上で，専門家としての知見と経験に基づいて原因を分析し，必要に応じて具体的な再発防止策などを提

---

[1] 日本弁護士連合会「企業等不祥事における第三者委員会ガイドライン」（2010年12月17日改訂）．

言するタイプの委員会を，第三者委員会というものとしています[2]．

　組織が第三者委員会を設置する目的は，ステークホルダーに対する説明責任を果たし，不祥事により失われた信頼と持続可能性の回復を図ることにあります．組織内の調査のみで不祥事対応を終了すれば，ステークホルダーに対し，徹底した対応がとられていないという印象を与え，信頼をさらに低下させるおそれがあります．そのため，第三者による徹底した調査が有益となるのです．

　このように，当事者の法的責任の追及を直接の目的としない調査である点は，医療機関にとってなじみの深い医療事故調査制度と共通します．もっとも，実際に不祥事が発生した場面では，患者，地域住民，内外の医療関係者など[3]のステークホルダーにも，また調査を依頼する医療機関側にも，当事者の法的責任を含む「全て」を明らかにするとの誤解が生じやすいように見受けられます．そのような誤解が生じないように，正しい理解に基づいて，ステークホルダーらに説明をする必要があります．

　以下では，どのような場合に第三者委員会を設置すべきかという問題のほか，実務上疑問が生じやすい，委員の選任，第三者委員会への協力，報告書の取り扱い，および予算について解説します．

2　どのような場合に第三者委員会を設置すべきか

　医療機関経営との関係では，医療法が定める医療事故[4]が発生した場合は，医療法6条の11に基づく医療事故調査を実施することになりますから，主に，次のような問題が生じた場合に，第三者委員会の設置を検討することになります．

- 情報セキュリティインシデント
- 職員間のハラスメント
- 患者に対する不適切行為
- 研究に関する不適切行為
- 不適切会計
- 刑事事件
- （医療事故調査制度の対象外となる）事故など

　第三者委員会の設置の要否は，①ステークホルダーの関心が大きい不祥事か否か，②不祥事の調査

---

[2] 特に公立病院では，しばしば，経営改善に関する委員会を「第三者委員会」と呼ぶことがありますが，本項の第三者委員会（調査委員会）は，これとは別物です．
[3] マスメディアやインターネット上の言論は，これらステークホルダーの代弁者的な役割を持つと考えられます．
[4] 医療法6条の10第1項「当該病院等に勤務する医療従事者が提供した医療に起因し，又は起因すると疑われる死亡又は死産であって，当該管理者が当該死亡又は死産を予期しなかったものとして厚生労働省令で定めるものをいう」．

検討に第三者性（客観性及び公平性）が強く要求されるか否かなどの要素を考慮して決定することになります．特に，組織ぐるみの不祥事への関与が疑われる場合や，組織のトップによる（業務に関する）不祥事である場合には，一般論として，組織の自浄作用が働かないおそれが高いといえますから，不祥事の調査検討に第三者性が強く要求されるといえます．

なお，病院が，監督官庁などの外部から第三者委員会による調査を求められることもあります．最近の事例として，神戸市が病院に対し改善命令において第三者委員会を設置して虐待事件の調査を行うことを命じたもの[5]や，設立団体（東金市および九十九里町）が地方独立行政法人である医療機関に対し是正命令において第三者委員会の設置，調査および報告を求めたもの[6]などがあります．このような事例は，社会において第三者委員会の機能が評価されていることの現れといえます．

3　どのように委員を選任すべきか

(1) 委員の属性

第三者委員会の業務の中心は，証拠の収集，ヒアリング，証拠の分析，事実認定を行い，その結果を的確に報告書にまとめることにあるため，これらの業務に長けている弁護士はほぼ必須であると考えられます．実際の業務においても，報告書原案の作成は，委員会全体の方針をもとに，弁護士である委員および調査補助者が行うことが多いでしょう．

また，ハラスメントなど直接医療とは関係がない不祥事であっても，医療機関という医療専門職集団の問題を分析するためには，一般に，医師，看護師などの委員を選任することが有益であると考えます．例えば，問題の背景にある現場感覚，職種間の関係性などは，同じ医療専門職であれば理解しやすいでしょう．

加えて，研究者（大学教授）などの学識経験者を選任し，調査検討に理論的な厚みを持たせることも有益です．特に，院内における再発防止策を検討する上では，心理学，組織論，医療政策，情報セキュリティなどのバックグラウンドを持つ学識経験者である委員の意見が，委員会内でも説得力を持つことが多いように感じます．

そのほか，不祥事の内容により，委員の属性を検討します．例えば，不適切会計など，病院の会計が問題となる場合には，公認会計士はほぼ必須であると考えられます．

(2) 委員の人数

日弁連ガイドラインは，委員数は3名以上を原則としています．複数の委員により合議することは，調査検討の妥当性を確保するために有益であるといえますが，一方で，委員の人数が多すぎると，日

---

[5] 神出病院における虐待事件等に関する第三者委員会「神出病院における虐待事件等に関する調査報告書【公表版】」（令和4年4月）参照．

[6] 地方独立行政法人東金九十九里地域医療センター 不適切な業務運営の調査等に関する第三者委員会「不適切な業務運営の調査等に関する第三者委員会調査報告書（公表用）」（令和3年7月）参照．
https://www.city.togane.chiba.jp/cmsfiles/contents/0000010/10037/daisansyaiinkaihoukokusyo.pdf

程調整や意思決定に時間がかかり，迅速な業務遂行が困難になるおそれがあります．限られた調査期間の中で，多忙な医師，学識経験者らの日程を調整し，多様なバックグラウンドを持つ委員の意見をまとめることは，想像以上に難度が高いものです．したがって，委員の人数は，通常，3〜5名程度が適当であると考えます．

なお，ヒアリング対象の人数や，分析を要する証拠などの量が大きくなったとしても，ほとんどの場合，委員自体の数を増やすのではなく，弁護士，公認会計士などの調査補助者を選任すれば足りるでしょう．選任に当たっては，第三者委員会の意向を尊重することになります．

(3) 委員の選任

実際の選任ルートは様々ですが，迅速性を重視する場合には，病院関係者による直接の打診や，顧問弁護士の推薦などにより，まず，不祥事調査の実務に通じた委員候補者（弁護士，公認会計士など）[7]に接触し，その候補者から委員就任の内諾を得て，次に，その候補者に意見を聴き，またはその推薦などにより，ほかの委員を選任することが多いと考えられます．第三者委員会は，基本的に全員一致のもとで業務を遂行しますから，このような選任方法は，円滑な遂行にも資すると考えられます．

また，医療機関が直接，職能団体などに対し，委員候補者の推薦依頼をかける方法もあります．職能団体の推薦がステークホルダーへの説明にどの程度影響するか，医療機関側の事務負担[8]，推薦までにかかる時間などの要素を考慮して，検討することになります．なお，医療機関の第三者委員会について定めたものではありませんが，日本弁護士連合会「いじめの重大事態の調査に係る第三者委員会委員等の推薦依頼ガイドライン」（2018年9月20日）では，「推薦依頼の回答期限については，依頼から少なくとも2か月程度は必要です」とされており，参考になります．

(4) 委員の利害関係

日弁連ガイドラインは，組織と「利害関係を有する者」は，委員に就任することができず，顧問弁護士は，「利害関係を有する者」に該当するが，その組織の業務を受任したことがある弁護士や社外役員が「利害関係を有する者」に該当するか否かは，ケースバイケースであるとしています．

利害関係を有する（と，ステークホルダーに評価される可能性がある）委員が調査委員会に関与する場合，実務上の工夫として，第三者性を標榜する文言を避け，「特別調査委員会」などの名称を用いることがあります．そのため，委員会の構成などが決まっていない段階で，外部に対し「第三者委員会を立ち上げる」と宣言するか否かは，慎重に検討する必要があります．

なお，上記神戸市の改善命令の事例では，後に設置された第三者委員会の報告書[9]において，当初，

---

7 これらの士業は，第三者委員会の経験を通じて，（第三者委員会の業務に通じた）他業種の委員候補者との人的つながりを有する場合が多く，円滑な選定に資すると考えられます．

8 依頼にあたり明らかにすべき事項（例えば，事案の概要，委員の報酬金額，宿泊交通費などの費用の支払基準，全体のスケジュールや会議の回数の見込み，各委員の作業分担など）が団体ごとに異なるため，これらを事前に準備する必要があります．

9 脚注5の報告書参照．

病院は，神戸市の要請である第三者委員会の設置を，「危機管理委員会」で代替しようとしたものの，同委員会発足当初の委員 28 名のうち，第三者性が認められることが明白なのは 2 名だけであった，同委員会によって第三者委員会以上の効能を持たせることを目指すなど堂々と表明すること自体が隠蔽体質の現れであるなどと，厳しい批判がなされています．

このように調査委員会の第三者性が問題となることがありますが，一般論として，第三者のみの調査委員会よりも，（第三者であるとまではいえないものの）その組織の特殊な慣行などをよく知る委員を加えて構成される調査委員会の方が，より迅速かつ適切に事案を解明できる場合があり得ること自体は否定できません．また，迅速性が要求される初動の段階で，第三者委員会を設置するか否かの判断に先立って，内部調査を実施すること自体も否定されるべきではないと考えます．もっとも，ステークホルダーが第三者委員会の設置を求めている場面では，内部調査の状況などを踏まえて，その段階で第三者委員会を設置しない理由を真摯に説明し，理解を得ることが重要です．

4 第三者委員会への協力

(1) 医療機関に求められる事項

第三者委員会がその業務を遂行するためには，医療機関側の全面的な協力が不可欠です．日弁連ガイドラインは，第三者委員会を設置する組織（企業等）に対し，**表1**の事項を求めています．

特に，事務局担当者については，当然のことながら，不祥事およびその当事者（部署）と関係がない職員を充てる必要があります．また，病院の職員のみを充てるか，それとも，適宜，第三者委員会が選任する外部の者を充てるかによって，予算に影響を与えるため，できる限り事前に委員候補者と協議し，体制を検討しましょう．

(2) 医療機関特有の問題：ヒアリングに際して

通常，不祥事の事実経過は，詳細に記録されていません．したがって，関係者へのヒアリングが必須となります．また，不祥事の調査に精通した委員は，しばしば，ヒアリングの「順番」を重要視します．

ところが，医療機関の職員（特に医療従事者）は，シフト制により勤務する者が多いことから，ヒアリングの日程調整が難航することも珍しくありません．事案によりますが，第三者委員会と協議の上，病院側からも，職員の勤務状況，シフト調整の可否／期限など，円滑に調査を進めるための情報提供をすることが考えられます．

5 第三者委員会の報告書の取り扱い

(1) 報告書原案の確認

日弁連ガイドラインは，「第三者委員会は，調査報告書提出前に，その全部又は一部を企業等に開示しない」としており，基本的に，医療機関側が報告書原案を事前に確認することは期待できません．

表1 第三者委員会を設置する組織に求められる事項

①企業等が，第三者委員会に対して，企業等が所有するあらゆる資料，情報，社員へのアクセスを保障すること．
②企業等が，従業員等に対して，第三者委員会による調査に対する優先的な協力を業務として命令すること．
③企業等は，第三者委員会の求めがある場合には，第三者委員会の調査を補助するために適切な人数の従業員等による事務局を設置すること．当該事務局は第三者委員会に直属するものとし，事務局担当者と企業等の間で，厳格な情報隔壁を設けること．

〔日本弁護士連合会「企業等不祥事における第三者委員会ガイドライン」（2010年12月17日改訂）4頁より作成〕

表2 第三者委員会による報告書の開示

第三者委員会は，受任に際して，企業等と，調査結果（調査報告書）のステークホルダーへの開示に関連して，下記の事項につき定めるものとする．
①企業等は，第三者委員会から提出された調査報告書を，原則として，遅滞なく，不祥事に関係するステークホルダーに対して開示すること．
②企業等は，第三者委員会の設置にあたり，調査スコープ，開示先となるステークホルダーの範囲，調査結果を開示する時期を開示すること．
③企業等が調査報告書の全部又は一部を開示しない場合には，企業等はその理由を開示すること．また，全部又は一部を非公表とする理由は，公的機関による捜査・調査に支障を与える可能性，関係者のプライバシー，営業秘密の保護等，具体的なものでなければならないこと．

〔日本弁護士連合会「企業等不祥事における第三者委員会ガイドライン」（2010年12月17日改訂）3頁より作成〕

もっとも，事案によっては，事実認定の正確を期すなどの目的から，第三者委員会が必要と認めた範囲で，事実関係などについて医療機関側の事前確認を求められる場合もあり得ます．ただし，この場合も，調査内容の一部に限定して確認を求められることになるでしょう．

(2) 報告書の開示

日弁連ガイドラインは，報告書の開示に関し，**表2**のとおり定めています．

ポイントとしては，必ず「公表」しなければならないわけではないということです．個人のプライバシーとの関係で緊張をはらむ事案などでは，限られたステークホルダーのみに対し開示することも許容されるでしょう．

また，日弁連ガイドラインでも，第三者委員会は，必要に応じて，調査報告書原文とは別に，開示版の調査報告書を作成できるとされています．実際に，第三者委員会が，調査報告書原文とは別に，「公表版」の報告書を作成することは，しばしば行われています．もっとも，同ガイドラインでも，非開示部分は，第三者委員会が決定するとされており，医療機関の独断で報告書原文を黒塗りして開示するなどの行為は，適当ではありません．仮にそのような行為をした場合，第三者委員会から厳重に抗議があると予想され，さらにステークホルダーの信頼を失うおそれがあります．

6　第三者委員会の予算

　第三者委員会の費用は，依頼者である医療機関が負担することになります．その規模は，案件の大小，調査の方法などによりまちまちです．その内訳は，概ね，委員報酬[10]と，実費の2つに分かれます．委員報酬は，（特に，弁護士[11]，公認会計士の委員らについては）時間制（タイムチャージ方式）による場合が多く，予算の制約が厳しいときには，あらかじめ調査スコープを限定するなどの工夫が必要です．実費は，旅費（交通費・宿泊費），職員アンケートなどの郵送費用，資料のコピー代金，ヒアリングの録音データの文字起こし費用などが想定されますが，特に，デジタル調査（消去されたデータの復元，アクセスログの技術的な分析など）を実施する場合，実費が比較的高額になる傾向があります．予算の制約が厳しいときには，あらかじめ委員候補者と調査方法について協議するなどの対応が考えられます．

（増田拓也）

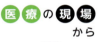

　医療事故調査制度では，第三者である外部委員の選任に関して支援団体の支援が受けられます．一方，医療機関の不祥事等に関する第三者委員会の構成員については，こうした枠組みが通常ありません．恣意的な人選を疑われないためにも，選任手続きについて，事前に検討しておくとよいでしょう．

（荒神裕之）

10　調査補助者の報酬を含みます．
11　第三者委員会の委員になるクラスの弁護士のタイムチャージは1時間あたり5万円±1万円程度との指摘があります〔久保利英明「『第三者委員会』の報酬に関わる問題点と提言」法の支配206号（2022年）140頁〕．

VII-2

\#病院　\#クリニック

院内で発生した刑事事件の捜査に対して、どのように対応するべきか

Point　刑事事件の捜査への対応においては、被害者が警察の捜査等に協力できるかどうかなど事案に応じた慎重な検討が必要です

Q　①当院で診察中に患者（A）が主治医（X）に殴りかかり、Xがけがを負いました。Aは以前から医療機関職員を怒鳴るなど迷惑行為が指摘されていたこともあり、医療機関としては、本件を傷害事件として警察に告発することを考えていますが、留意点について教えてください。

②入院中の患者（B）と見舞客（Y）とが病室で口論になり、揉み合って転倒したYが大けがを負いました。YがBに殴られたとして被害届を出したようで、警察官が来て、Bが自身の症状（脳梗塞後の右腕の麻痺）を理由に犯行を否認しているため、Bの病名・症状について医療機関から情報提供してもらいたいとして捜査関係事項照会書を持参されました。応じてよいものでしょうか。

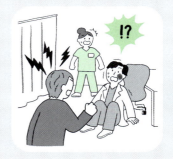

A　①迷惑患者への対応など、医療機関として厳正な姿勢を示すために告訴・告発を検討すべき場合がありますが[1]、警察に事件を告発した場合、Xには**取調べなどの協力**が求められますし、起訴された場合には**証人として呼び出される場合**もあります。被害者であるXが**捜査・公判への協力ができるのか**十分に検討した上で判断する必要があります。

②①警察の捜査関係事項照会に応じて患者の個人情報を提供することについては、個人情報保護法違反、秘密漏示罪やプライバシー権の侵害となることのないように、提供する必要性、提供する情報の範囲の相当性、また提供する個人情報の内容などを勘案して慎重に検討する必要があります。
②患者の個人情報を警察に提供することで、**患者との信頼関係**を損ねて後々トラブルにならないように、という観点からの検討も必要です。
③可能なケースについては患者の同意を得て行い、同意を得ることができないケースについては、個別具体的な事情を踏まえて判断する必要があるため、迷われた際には弁護士に適宜相談しましょう。

1　迷惑行為を行う患者への対応については、Ⅰ-2（7頁）、Ⅰ-3（13頁）をご参照ください。

解説

院内で傷害や盗難など刑事罰の対象となる事件が発生し，被害届の提出や告訴・告発がなされた場合，警察による捜査が開始され，その後事件が検察庁に送致されると，検察による捜査により，起訴・不起訴の判断が行われます．本項では，捜査の流れと，医療機関が協力を依頼された場合に検討すべき事項について説明します．

1 刑事事件の流れ：被害届や告訴・告発から刑事処分まで（図1）

(1) 捜査機関における捜査

警察は，被害届や告訴状・告発状[2]を受理した場合，事件の捜査を開始します．冒頭のQ①の事案であれば，医療機関内の防犯カメラ映像の入手，事件現場となったフロアの実況見分，写真撮影，主治医Xや現場に居合わせたスタッフ・患者の取調べ，Xのけがに関する診断書などの入手，これまでの患者Aの医療機関内での言動に関するスタッフの取調べ，患者Aの取調べなどの捜査が想定されます．

警察による一連の捜査が終わると，事件は検察庁に送致されます．具体的には，警察官が作成した現場の実況見分調書や供述調書などの書類が検察庁に送付されます[3]．

検察庁では担当の検察官が，警察から送られてきた書類を検討の上，起訴・不起訴の判断をするために必要な捜査を行います．多くの事案では，検察官自身による被害者・被疑者の取調べが行われます[4]．

このようにして，警察と検察官による捜査が行われた後，検察官によって，起訴・不起訴の判断がなされます[5]．

(2) 起訴・不起訴の処分

起訴には2つの方法があり，公開の法廷で裁判が開かれる①公判請求がほとんどですが，100万

---

[2] 「被害届」は被害事実を申告する届出の意味にすぎませんが，「告訴」「告発」は，当該事実について被疑者の処罰を求める意思表示を含みます．「告訴」は被害者しかできませんが（刑事訴訟法230条），「告発」は誰でもできます（同法239条）．警察官は，告訴・告発のあった事件については特に速やかに捜査を行うよう努めなければならないとされています（犯罪捜査規範67条）．実際には告訴状・告発状を警察署に持参しても，受理までに時間を要する場合が多いため，個別事案に応じた対応を検討するには弁護士に相談するのがよいでしょう．

[3] 被疑者を逮捕しない在宅事件の場合には，（身柄は移さず）書類だけが検察庁に送付されるので「書類送検」と言われます．

[4] 警察の捜査に当たっては，被疑者が事実を否認している場合や，逃亡・罪証隠滅のおそれがある場合で，警察官が捜査のために必要であると考えた場合は，裁判官に逮捕令状を求め，逮捕の上で捜査を進める場合もあります．この場合，警察は早期（被疑者の身柄拘束から48時間以内）に検察官に事件を送致しなければならず，送致を受けた検察官は，身柄拘束が必要かどうかを検討し，必要と判断した場合には，送致を受けてから24時間以内かつ身柄拘束から72時間以内に裁判官に勾留請求をします．裁判官がこれを認めると，被疑者が勾留（最大20日）され，身柄拘束されたまま（ほとんどの事例で所轄の警察署の留置場が勾留場所となります）捜査が進められることになります．

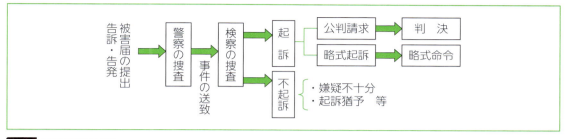

図1 刑事事件の流れ

円以下の罰金または科料が相当な単純軽微な事案で、被疑者が事実を認めている場合などには、被疑者本人の同意の下、②略式起訴（略式命令請求）（刑事訴訟法461条、以下、刑訴法）という方法がとられることもあります。略式起訴がなされた場合、公開の法廷での裁判は行われず、検察官から裁判所に起訴状とともに証拠書類などが送付され、裁判官がこれらの書類を検討して罰金または科料の額を決め、略式命令を出すという流れになります。このように略式起訴は、公判請求よりも省略された簡易な方法による起訴といえます。

次に、不起訴処分ですが、一口に不起訴といっても、犯罪を立証する証拠が不十分な場合（嫌疑不十分）だけが不起訴となるわけではなく、例えば示談が成立している場合や、初犯の軽微な事案で本人が反省している場合など、当該事案の程度や情状を考慮し、犯罪事実は認められるものの刑罰をもって臨むまでもないとの判断により不起訴（起訴猶予）となる場合があります[6]。

(3) 処分結果の通知

告訴・告発事案の場合には、告訴人や告発人には、検察官が処分を通知しなければならないこととなっています（刑訴法260条）。この通知は面談あるいは電話で行う場合もありますが、「処分通知」と題する起訴・不起訴の処分が記載された書面により通知されることが多いです。

告訴・告発事案以外の場合、例えば、被害者が被害届を提出して捜査が進められたような場合は、被害者本人から検察官に対して通知の希望を伝えれば、原則として処分結果の通知を受けることができます[7]。また、被害者ではない目撃者など参考人であっても検察官が相当と認めたときには処分結果の通知を受けることができます。

---

[5] 告訴・告発から起訴・不起訴の処分が決するまでの期間は事案によって様々です。被疑者が身柄拘束されている事案では勾留期間（最大20日）内に処分が決することがほとんどですが、そうでない事案では、事件が検察庁に送致されるまでに1〜2か月、さらに検察官が捜査を遂げて処分を決するまでに1〜2か月程度はかかる事案が多いです。事実関係が複雑であったり慎重に裏付捜査を行ったりする事件では、さらに長期間を要する場合もあります。

[6] そのほか、「罪とならず」「嫌疑なし」、被疑者の責任能力が認められない場合の「心神喪失」などによる不起訴もありますが、実際には「嫌疑不十分」「起訴猶予」の事案が多いです。

[7] 「被害者等通知制度実施要領」（令和2年10月21日法務省刑総第1022号）では、被害者その他の刑事事件関係者に対し、事件の処理結果、公判期日、刑事裁判の結果等を通知することにより、被害者をはじめとする国民の理解を得るとともに、刑事司法の適正かつ円滑な運営に資することを目的として、通知の要領（被害者が通知を受ける内容の範囲など）が定められています。実際には、取調べ時や電話での聴取時に、検察官から処分結果の通知の要否を確認されることが多いです。

2 捜査・公判への協力の必要性

(1) 取調べ

冒頭のQ①の事案で仮に医療機関が告発した場合，被害者であるXは，警察官による取調べ（および供述調書の作成），検察官による取調べ（および供述調書の作成）などの捜査協力を求められます．また，どのような体勢で殴られたのかなどを説明して警察官に再現してもらう再現実況見分への立会などを求められることもあります．

このような捜査機関からの捜査協力要請は，あくまで任意の捜査ですから法律上応じる義務はありません．もっとも，Q①のように被害者がいる事案では，犯罪事実の立証に被害者の供述が必須である場合が多く，被害者の協力が得られないとなれば，不起訴処分となるでしょう．

(2) 証人としての出廷

起訴（公判請求）がなされて以降も，引き続き捜査機関への協力が必要となる場合もあります．例えば，Aが事実を争っている場合には，Xは証人として公判廷に呼び出されることもあります．証人として召喚された場合に，正当な理由なく出頭しない場合や証言を求められて正当な理由なくこれを拒んだ場合には，10万円以下の過料に処せられることもあり得ます（刑訴法150条1項，160条1項）．このように，起訴後も捜査機関への協力は必須となるため，告訴・告発を行い，あるいは被害届を提出する際には，被害者の立場にある医療機関関係者がこれらの捜査協力に応じることができるかどうかも検討しておく必要があります．

また，被害届の提出，告訴・告発により事件として警察が捜査を開始した場合，マスコミにより報道される可能性もありますので，この点も併せて検討しておくべきでしょう．

(3) 供述調書の作成時や証人尋問に呼ばれたときの留意事項

供述調書の内容に，少しでも違うと思うことがあれば，何度でも訂正の申立をするべきです．供述調書の内容確認には時間と労力がかかりますし，取調べをなるべく早く終えたいと考えて訂正まで求めない医療従事者も少なくないですが，警察官や検察官が誤解している場合もありますから，慎重にご確認ください．ここで確認を疎かにすると，証人尋問でいざ証言を求められた場合に，供述調書には違うことが記載されているなどと追及されることもあります．供述調書を作成する場面では，記載されている内容がそのまま自身の証言として評価されるという意識で，警察官や検察官に遠慮することなく，訂正を申し立てましょう．

3 個人情報の提供

警察の捜査に協力する場合でも，いくつかの注意点があります．冒頭のQ②の事案では，患者Bの病名・症状は，個人情報保護法[8]で定める「個人情報」（2条1項）にあたり，「要配慮個人情報」（2条3項）にも該当します．医療機関では，Bの病名や症状などを診療録として体系的に取り纏めていますので，これらは「個人データ」（16条3項）にも該当します．このような「個人データ」を，本

人であるBの承諾なく第三者に伝えることは原則として禁止されています（27条1項）．また，医師は守秘義務を負い，正当な理由なく業務上知り得た人の秘密を漏えいしたときは秘密漏示罪が成立し（刑法134条1項），プライバシー権の侵害と評価される場合には，医師や医療機関は民事上の損害賠償責任を負います（民法709条など）．

もっとも，個人情報保護法との関係では，「法令に基づく場合」には本人の同意なく個人データを第三者に提供することができるとされています（27条1項1号）．

Q2の病名・症状の情報提供依頼が捜査関係事項照会（刑訴法197条2項）として書面で行われている場合には，「法令に基づく場合」と整理できる場合が多いと思われます[9]．ただし，「法令に基づく場合」とは，法令に基づき適法になされた捜査関係事項照会に対して，必要かつ相当な範囲で個人情報を提供する場合を意味しますので，照会の必要性，提供する情報の範囲の相当性，また提供する個人データの内容等も勘案して，「法令に基づく場合」と言えるかどうかを検討する必要があります．また，秘密漏示罪や不法行為責任との関係においても同様の観点から検討して「正当な理由」がある，違法性を欠くと整理できるケースもあります．このようなケースでは，医療機関において，Bの同意なく，その病状等を警察官に伝えることができます．

なお，警察官からの口頭での問合せに対して情報提供した場合には，警察による捜査の必要性，提供を求められている情報の範囲などについて客観的な証拠が残らず，「法令に基づく場合」と言えるかも疑義がありますので，警察官からの問合せに応じるのであれば，必ず書面（捜査関係事項照会書）を交付してもらうようにしましょう．その他にも次の点に留意する必要があります．

(1) 書面での回答

冒頭のQ2のように病名・症状などシンプルな事実関係であれば，捜査関係事項照会書に対して，医療機関から書面で回答することで足りることが多いと思われます．もっとも，病状について複数の質問があり多岐にわたって回答する必要がある場合には，警察の照会書に，報告に代えて診療録の写しを添付することでもよいと記載されていることがあります．シンプルに書面で回答することが難しい場合には，照会事項との関係で不必要な部分まで提供することのないよう注意して，必要最低限の範囲の診療録の写しを添付して回答することも選択肢となります[10]．

(2) Bに対する説明と同意

医療機関では今後もBの診療を行う必要がありますので，信頼関係を損ねることのないよう，B

---

[8] 令和3年改正法の施行（令和5年4月1日）前は，公立病院や地方独立行政法人には個人情報保護法は適用されず別途の規律に服していますが，施行日以降は個人情報保護法の適用を受けます．本項では，医療法人等いわゆる民間の医療機関を想定して解説します．

[9] 東京地判令和3・7・19金判1656号31頁も，照会を受けた公私の団体は，個人と異なり一定の社会的機能を持つ存在として，情報主体の同意を前提とせず，報告義務を課されており，捜査関係事項照会は「法令に基づく場合」に該当すると判示しています．

[10] 診療録は，当該患者の個人情報であるとともに，当該診療録を作成した医師らの個人情報でもあるという二面性のある情報が含まれます．そのため，医師らが情報提供に反対するケースでは医師らの個人情報の提供という観点からの検討が必要になりますが，本項では医師らは情報提供には反対していない前提で，患者の個人情報の提供という観点のみから検討しています．

に対して**警察への情報提供**について話をして同意を得ることも検討しましょう[11]．医療機関の提供する情報が患者にとってプラスになる（患者の言い分を裏付ける）ケースでは病状などを警察に伝えることについて同意を得やすいと考えられます．他方で提供する情報が患者にマイナスになる（患者の主張と矛盾する）ケースでは，医療機関や医師が勝手に自分の情報を警察に伝えたとしてBの反発を招き，不法行為，個人情報保護法違反や秘密漏示罪が成立するといった主張がなされることが考えられます．そのため実際には，情報提供の必要性や提供する情報の範囲の相当性，提供すべき情報の内容などについて判断が難しいため，患者から後に違法であると争われるリスクを考慮し，患者の同意を得ることができないケースでは捜査関係事項照会（刑訴法197条2項）に応じないということもあります[12]．なお，警察は，捜査関係事項照会により回答が得られなかった場合，照会した当該情報が事件の捜査に必要不可欠なときは，裁判官に令状を請求して患者の診療録等を差押えることがあります（刑訴法218条1項）．このように警察が差押えを行うという場合には，事前に警察官と協議して調整の上，例えば警察が必要としている範囲に限った診療録の写しなど必要な情報が記載された資料を準備して，これのみを差押えの対象としてもらうことも考えられます．

以上のとおり，刑事事件への対応にあたっては，患者との関係に禍根を残すことがないように慎重な対応が求められます．

（小林京子・久保田萌花）

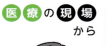

> 盗難や盗撮，暴言や暴力，居座りや恫喝など，医療機関もこれらの犯罪行為と無縁ではいられません．安全管理部門は，こうした故意の犯罪行為の専門ではないので，速やかに専門的な支援を求める姿勢が重要です．警察への通報も対応フローを整え，院内職員に周知しておくと，いざというときに役立ちます．
>
> （荒神裕之）

---

[11] 同意を得た場合には，個人情報の提供について「法令に基づく場合」と整理する必要はなくなり，また秘密漏示罪やプライバシー侵害による損害賠償請求といった懸念もなくなります．

[12] 捜査関係事項照会による照会に対しては報告義務があると解されていること，提供する情報の内容，情報提供の必要性，提供する情報の範囲の相当性等は，事案によって異なるため個別具体的な事案に応じて判断する必要があることから，迷われた際は適宜弁護士に相談しましょう．

Ⅶ-3 医療過誤を主張された場合の対応

\#病院　\#クリニック

Point 問題とされる医療行為に関する調査を行い，弁護士や保険会社とも連携して，有責・無責，賠償の範囲などの方針を決めます

Q 手術後に神経障害が生じたとして，患者から，どうして神経障害が生じたのか説明してもらいたい，医療ミスではないのか，損害賠償を求めるなどと言われています．どのように対応したらよいでしょうか．また，今後の流れも教えてください．

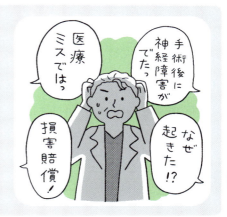

A ①医療機関は患者に対して診療に関し説明する義務がありますので，事案を調査し，患者に対して神経障害の原因等について説明をする必要があります．
②紛争化した，あるいは紛争化が見込まれる場合には，弁護士にも相談するなどして，事案の方針（有責か無責か，有責の場合どこまでの損害を賠償するかなど）を決めて対応します．
③賠償責任保険を利用する場合には保険会社にも報告し，連携します．利用する保険によっては医師会への報告や連携が必要となります．

解説

1　紛争の端緒

医療現場においては，患者の希望どおりの治療効果が得られないことなどもあり，患者や遺族との間でのトラブルが起きてしまう場合もあります．医療ミスではないかと指摘を受けても，患者や家族に対して丁寧に説明した結果，納得を得られるケースも少なくはありませんが，特に患者が死亡した

り，後遺症が残ったりするような重大な結果が生じた事案では，患者や遺族から損害賠償を請求されるなど，紛争に発展してしまうことも多くあります．

もっとも，患者側からいきなり金銭の支払を求められるケースは少なく，まずは死亡や後遺症が残るに至った原因の説明を求められるのが通常です．

2　原因に関する調査

当然のことながら，まずは，問題となっている事案について，医療行為の内容を確認し，問題がなかったかどうかを調査することが必要です．この調査にあたっては，執刀医や主治医のみならず，判断に資する専門的知見を有する医師も加わった上で，画像や検査結果，診療録の記載など客観的な資料を踏まえて判断することが重要であり，再発防止策なども併せて検討します．

なお，医療法により，医療機関は，「医療事故（当該病院等に勤務する医療従事者が提供した医療に起因し，又は起因すると疑われる死亡又は死産であって，当該管理者が当該死亡又は死産を予期しなかったものとして厚生労働省で定めるもの）」（6条の10第1項）について，医療事故調査・支援センターへの医療事故の報告義務や院内での事故調査が義務付けられていますので（6条の10第1項，6条の15第1項，6条の11第1項），医療機関の管理者は上記医療事故に該当しないかどうか判断し，該当する場合には同法に基づく手続を行う必要があります．

3　患者や遺族への説明

医療機関は，患者との間で締結した診療契約に基づき，患者に対して診療経過に関して説明する義務を負うことから，2で述べた調査の結果に基づき，医療機関としての見解を説明することが必要です．

説明にあたっては，画像所見など客観的な所見を示して具体的に説明することを心がけ，カルテなどの記載やこれまでに（例えば事案の発生直後等の時期に）患者側に対して行った説明と矛盾する点があるとすればその理由についても説明しておくことが望ましいといえます．また，回答が必要と考えられる事項で改めて調査，検討しなければ回答できないものについては，今後調査・検討を行う旨を説明し，憶測などを述べて不正確な回答をすることのないようにしましょう．

特に紛争化しそうなケースでは，説明を録音される可能性があることを念頭に置きましょう．後日紛争化した場合には，医療機関が当初どのような説明を行っていたかということも重要となります（医療機関の説明が変遷した場合には，医療機関の主張の信用性が低くなります）ので，顧問弁護士がいる場合には事前に弁護士の意見を聞くことも検討するとよいでしょう．

なお，診療契約は患者との間で締結するため，患者が亡くなった場合に，医療機関は遺族に対して診療契約に基づく説明義務を負うかという点が問題になりますが，医療機関は信義則上遺族に対して患者の死因について適切に説明を行うべき義務を負うとした裁判例[1]もあり，患者が亡くなった場合

には，基本的には遺族に対して患者の死因に関する説明をする必要があると考えられます[2].

4 弁護士への相談

　弁護士に相談すべきタイミングは事案によって異なりますが，紛争化が見込まれるような事案では，3で述べたとおり，医療機関としての見解を説明する前の段階で弁護士に相談し，医療行為に関する法的な評価も踏まえて説明内容を検討することが有用です．医療機関として過誤であると考えていない事案などでは，患者側に医療機関が過失を認めたとの誤解を招かず，見解が正確に伝わるように，どのような説明の仕方が望ましいか事前にアドバイスを得ることも考えられます．

5 賠償責任保険の利用

　医療紛争事案では，患者や遺族に支払う損害賠償金や示談金・和解金が多額になることも多いため，医療機関や医師が付保している賠償責任保険を利用するかどうかを検討すべきでしょう．賠償責任保険を利用する場合には保険契約上，保険会社に事故の報告をしておく必要があるとされているのが通常です．実際にどのような手続が必要か，また弁護士費用を含めどの範囲まで保険の対象となるのか等については，約款などを確認した上で，不明点があれば保険会社に確認すればよいでしょう．

　賠償責任保険により保険金が支払われるのは，基本的には，保険会社が当該事案について医療機関に過失があったと判断する場合ですので，賠償責任保険を利用する場合には，保険会社との間でも，事案に関する法的責任の有無や患者側との交渉の進め方について協議しながら対応していく必要があります．

　なお，利用する賠償責任保険によっては日本医師会や都道府県医師会への報告が必要とされているものもありますので，留意が必要です．

6 カルテの開示請求

　患者や遺族は，医療機関に対する損害賠償請求や，場合によっては医師等の刑事責任の追及を具体的に検討している場合には，医療機関に対してカルテの開示を請求します．

　患者本人によるカルテの開示請求については，個人情報保護法に基づき，医療機関は開示義務を負い，特段の理由（例えば，開示することにより本人や第三者の権利利益を害する場合など，同法33条2項ただし書に列挙された事由）がないにもかかわらず開示請求に応じない場合には，同法に違

---

1 例えば，東京高判平成16・9・30判時1880号72頁，大阪高判平成25・12・11判時2213号43頁など．
2 脚注4の指針9にも，「医療従事者等は，患者が死亡した際には遅滞なく，遺族に対して，死亡に至るまでの診療経過，死亡原因等についての診療情報を提供しなければならない」と定められています．

反することになりますし（同法33条2項）[3]，患者の不信感を増幅させ，患者からの証拠保全の申立てを招くことになりかねません．したがって，速やかに対応する必要があります．

また，厚労省の指針[4]においても，一定の場合を除き，医療機関は原則として患者本人からの開示請求に応じなければならないと定められています[5]．

基本的には死者の情報は個人情報保護法に定める個人情報に該当しないと考えられているため，患者が死亡した場合の開示請求については個人情報保護法の対象外となりますが，上記指針には，一定の遺族〔患者の配偶者，子，父母及びこれに準ずる者（これらの者に法定代理人がいる場合の法定代理人を含む）〕からの開示請求には原則として応じなければならないと定められています（同指針9）．

7 対応の流れ

(1) 折衝

患者から具体的な請求があった場合には，弁護士に折衝を委任するのが適当でしょう．折衝は，医療機関，弁護士及び保険会社などで協議して決めた方針に従って行うことになります．

過失を争うことが困難な有責事案の場合，訴訟に至った際には一定額の損害賠償金に加えて遅延損害金の支払いが認められること，医療機関が依頼する弁護士費用のみならず，患者側の弁護士費用も損害賠償の範囲に含まれると判断される可能性があること，訴訟追行には医療機関や医師に相当の負担がかかり時間も要することなどから，法的手続に至らないよう，合理的な金額での示談を目指して交渉することになります．

他方，無責の方針であっても，患者側から訴訟が提起されること自体に上記のデメリットがあることから，合意により解決するのが望ましい場合もあり得ますので，事案の内容等，諸々の事情を踏まえて方針を検討することになります．

(2) 法的手続

①折衝が打切りになった場合，医療機関としては，基本的には患者側のアクションを待つほかありません．訴訟提起されることが大半ではありますが，選択肢としては，民事調停や裁判外紛争解決手続（ADR）も考えられます．

民事調停は裁判所による手続，ADRは弁護士会による手続ですが[6]，いずれも第三者を介した

---

[3] 個人情報保護法に反して診療記録を開示しなかった場合，個人情報保護委員会による勧告があり（同法148条1項，33条），これに従わない場合には措置命令（148条2項）がなされる可能性があり，これにも従わなかった場合には1年以下の懲役又は100万円以下の罰金が科される可能性があります（178条）．なお，公的な病院においては，開示等に関する規律について同法33条ではなく公的部門の規律（第5章第4節）が適用されます（58条1項参照）．

[4] 平15・9・12厚労省通知（医政発0912001）「診療情報の提供等に関する指針」
https://www.mhlw.go.jp/shingi/2004/06/s0623-15m.html

[5] 同指針8では，診療情報の一部または全部の提供を拒み得る場合として，(1)診療情報の提供が，第三者の利益を害するおそれがあるとき，(2)診療情報の提供が，患者本人の心身の状況を著しく損なうおそれがあるときが挙げられています．

合意による解決を目指すものであり，訴訟に比して解決までの時間が短いことがメリットとして挙げられます．もっとも，合意が得られない場合には最終解決に至らず，訴訟に移行することが多いため，結果的に紛争解決までの時間が長期化するケースもあります．

②訴訟が提起されると，裁判所から被告である医療機関や医師に訴状が送達されますので，患者側の主張に対する医療機関等の反論を纏めた準備書面や反論を立証するための証拠（カルテや医学文献等）を提出する訴訟活動を行うことになります．また，多くの事案では担当医師の証人尋問や原告の本人尋問が行われます．

医療過誤事案の場合，裁判所から当事者双方に和解についての意向が確認され，証人尋問や本人尋問が行われる前後の段階で和解が試みられるケースも多いと思われます．

和解が成立せず，判決に至るような場合には，訴訟提起から判決言渡しまで数年かかることもあり，その間に担当医師が他の医療機関に移籍するケースもありますので，移籍後も連携をとることができるようにしておく必要があります．

（堀田克明）

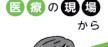

医療過誤との疑いを持つ患者や家族，遺族などから医療者が説明を求められた場合，医療者側に大きなプレッシャーがかかります．感情的なケアと当事者間の情報共有を支援する医療対話推進者（メディエーター）が関わる医療対話の枠組みは，金銭賠償に至る前の問題解消の枠組みとして有効な仕組みです．

（荒神裕之）

---

6 医療 ADR は，一般には，医療事件に精通する者があっせん委員に選ばれることが特徴で，札幌，仙台，千葉，東京（東京には弁護士会が3つあり，各弁護士会にADRが設置されています），愛知，京都，大阪，愛媛，岡山，広島，福岡の各弁護会（令和6年2月29日執筆現在）で設けられた制度です．制度設計は各弁護士会により様々です．詳細については，日本弁護士連合会のホームページをご確認ください．

Ⅶ-4

#病院　#クリニック

裁判所の差押命令への対応

Point 差押命令が届いた後は，職員（債権者）に支払うことはできなくなります

Q ①裁判所から，職員Aの給与・賞与を差し押さえるという内容の「債権差押命令」と，同封の「陳述書」用紙に記入して陳述することを求める「催告書」が届きました．当院では，給与支払日の3営業日前に銀行にデータを送信して振込依頼をしており，差押通知を受け取った時点では振込処理済みだったのですが，その場合も，職員Aへの給与支払いは有効な弁済とはならず，改めて差押債権者に支払う必要があるのでしょうか．

②当院が，納入業者B社から購入した医療機器の代金支払債務について差押えがなされました．差押債権者からの支払請求を受けて支払う準備をしていたところ，裁判所から「B社が破産手続きを開始した」旨の通知が届きました．このまま差押債権者に支払ってよいでしょうか．

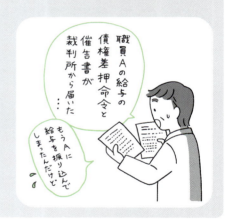

A ①①差押命令が医療機関に送達された時点で，先日付振込（先の日付を指定した振込予約）の方法により振込依頼していたとしても，振込依頼を撤回して振込入金されるのを止める必要があります．

②「人的又は時間的余裕がなく，振込依頼を撤回することが著しく困難であるなどの特段の事情」がない限り，当該振込による支払いをもって差押債権者には対抗できず，差押債権者から請求を受けると二重払いせざるを得ないことになります．

②①破産手続開始決定がなされると，原則として，差押えは破産財団[1]に対する関係で効力を失います．破産者が有していた財産については破産管財人が管理処分権を有することになりますので，医療機関

---

1 破産手続開始時に破産者に帰属する財産は，破産財団とよばれる財産の集合体を形成し，破産管財人の管理下におかれます（破産法34条1項）．

は，破産管財人に対して支払うこととなります．

②ただし，税務署などが滞納者の有する債権に対し，差押えの処分をしている場合は例外となっており，既に実施されている国税滞納処分は続行されるため，破産管財人ではなく，税務署などに対して支払う必要があります．

解説

1 差押えの効力

医療機関に突然裁判所からの郵便が届き，職員の給与・賞与などが差し押さえられることがあります．例えば，職員が配偶者と別居して離婚協議中であるときに，配偶者から婚姻費用を請求され，支払わない場合に給与・賞与を差し押さえられるケース，職員が消費者金融などからお金を借りて約束どおり返済しない場合に，給与・賞与を差し押さえられるケースなどがあります．

給与・賞与の4分の3に相当する部分（ただし差押債権者が扶養義務などに係る定期金債権を請求するときは，2分の1に相当する部分）については，差押えが禁止されています（民事執行法152条）ので，差押命令はこれを除いた金額の範囲で行われます．そのため，差押命令の送達を受けた医療機関は，差し押さえされた部分の給与・賞与は差押債権者に，差し押さえされていない部分の給与は職員に，分けて支払う必要があります．

差押えの効力は，差押命令が第三債務者である医療機関に送達されたときに生じ（民事執行法145条5項），それ以降，医療機関は，差し押さえされた部分の給与・賞与を職員Aに支払うことが禁止されます（同条1項）．そして，医療機関は，職員Aに差し押さえされた部分の給与・賞与を支払っても，差押債権者にはこれをもって対抗できず，差押債権者からは支払いの請求を受けると，これを拒否することはできないため，二重払いせざるを得なくなります（民法481条）．

では，冒頭のQ1のように，差押命令が医療機関に送達された時点で，既に取引銀行に，先日付振込の方法により職員Aの預金口座への入金の依頼をしていた場合は，どのように解されるのでしょうか．

(1) 最高裁判所による判断

平成18年7月20日の最高裁判決[2]をもとに解説します．

同事案では，原告Xが，Y社の従業員の退職金債権の4分の1について仮差押えをし，その後これを差し押さえてY社に支払いを求めたところ，Y社が，仮差押えを受けた時点では，既に退職金の振込入金を取引銀行に依頼した後だったので，翌日振り込みが行われ，退職金債権が消滅し，原告Xに対する支払義務はないと争いました．

最高裁は，前提として，先日付振込について，一般に，振込依頼をしても，その撤回が許されない

---

[2] 最判平成18・7・20判タ1222号86頁．

わけではなく，銀行実務上，一定の時点までに振込依頼が撤回された場合には，仕向銀行は被仕向銀行に対しいわゆる組戻しを依頼し，一度取り組んだ為替取引を解消する取り扱いが行われていることを認定しています．

その上で，同判決は，取引銀行に先日付振込の依頼をした後に仮差押命令の送達を受けたY社は，振込依頼を撤回して従業員の預金口座に振込入金されるのを止めることができる限り，弁済をするかどうかについての決定権を依然として有しており，取引銀行に先日付振込を依頼したというだけでは，仮差押命令の弁済禁止の効力を免れることはできないと判断しました．そして，仮差押命令の送達を受けた時点で，取引銀行に対し他の金融機関の受取人の預金口座に先日付振込の依頼をしていたとしても，その振込入金が未了であったときは，「人的又は時間的余裕がなく，振込依頼を撤回することが著しく困難であるなどの特段の事情」がない限り，送達後になされた振込による弁済をもってXに対抗することはできないと判断しました[3]．

(2) 冒頭のQ①における対応

上記の最高裁判決を踏まえると，医療機関としては，**差押命令の送達を受けた時点で，取引銀行に先日付振込の依頼をしていたとしても，振込依頼を撤回して振込入金されるのを止める**必要があります．職員Aの口座への振込入金が未了である以上，差押命令による弁済禁止の効力が生じ，原則として，当該振込みによる職員Aに対する支払いをもって差押債権者には対抗できず，差押債権者から請求を受けるとこれを拒否することはできず，結果的に二重払いせざるを得ないことになります．

もっとも，振込指定日が迫っていること，組戻しの依頼をするためには，差押命令により支払いが禁止される金額を正確に計算したり，必要な書類を用意する必要があることなどから，職員の預金口座への振り込みを止めるだけの人的または時間的な余裕がなかった場合には，例外的に免責され，差押債権者からの請求を拒否できることがありますが，差押命令の送達を受けた医療機関としては，振込依頼の撤回に向けた具体的な行為を直ちにとることが必要です．

差押債権者に二重払いをすることになった場合，医療機関は，職員Aに連絡して，二重払いした金額の返還を求めることになります（民法481条2項）．

2　陳述書用紙への記入と返送

裁判所から，「差押命令」を医療機関に送達するときには，通常，第三債務者である医療機関に陳述を求める「催告書」と「陳述書」の用紙が同封されています．医療機関は，送達日から2週間以内に，差し押さえされた債権の存否，債権額，弁済の意思の有無，先行する差押えの有無などについて陳述すべき義務を負います（民事執行法147条1項）．第三債務者が，故意・過失により陳述しな

---

[3] 最高裁は，原判決を破棄し，具体的な事情についてさらに審理を尽くさせるため，本件を原審に差し戻しました．差し戻し後の原審（東京高裁）は，Y社において，仮差押命令に対応し，振込依頼の撤回の事務を行うのに，人的にも時間的にも著しく余裕がなかったとは認められないなどとして，原告Xに対する支払義務を認めました．

かったり，不実の陳述をしたために差押債権者に損害が発生したりしたときは，差押債権者に対してその損害を賠償する必要があります（同法147条2項）．したがって，上記の期限内に，「陳述書」用紙に記入して返送し，もし提出後に陳述の内容に誤りがあったことに気づいたときは，速やかにその訂正をすべきでしょう．

3 差押債権者からの取り立てに対する対応

冒頭のQ2において，納入業者B社について破産手続開始決定がなされず，単に差押えがなされた段階では，差押債権者からの取り立てに対してどのように対応することになるでしょうか．

差押債権者は，B社に差押命令が送達された日から1週間（ただし，給料債権などの差押えの場合で，請求債権に扶養義務などに係る金銭債権が含まれていない場合は4週間）を経過したときは，直接，第三債務者である医療機関から債権を取り立てることができます（民事執行法155条1項本文，2項）．医療機関は，差し押さえされた金額を限度に差押債権者に支払うことにより免責されます．医療機関は，供託することにより，その債務の免責を得ることもできます（権利供託，民事執行法156条1項）．

もっとも，差押えが他の差押え，仮差押え，配当要求と競合する場合などには，債権者間の公平な配当を確保するため，差押債権者に支払うことなく，供託することが義務づけられています（民事執行法156条2項）．

供託をした場合，供託した事情を裁判所に届け出る必要があります（民事執行法156条3項）ので，「債権差押命令」に同封されている「事情届」を記入して提出します．

差し押さえられた買掛債務を差押債権者に支払ったり，供託したりする前には，医療機関が納入業者B社に対して，返品などにより金銭債権（お金の支払いを求める権利）を有していないかどうかの確認が必要です．医療機関が，差押えを受ける前にB社に対して債権を有していた場合，当該債権による相殺をもって差押債権者に対抗することができます（民法511条1項後段）．また，差押え後に医療機関がB社に対する金銭債権を取得した場合であっても，それが差押え前の原因に基づいて生じた債権であるときは，相殺をもって差押債権者に対抗できます．したがって，医療機関の債権を確実に回収できるように，まずB社に相殺通知書を出して対当額で相殺した上で，それでも残る残額の代金支払債務について支払うことが適当です．

4 納入業者が破産した場合

納入業者B社について破産手続きが開始すると，破産手続開始時に破産者B社が有していた財産については，破産管財人が管理処分権を有することになりますので（破産法78条1項），医療機関は，破産者B社ではなく，破産管財人に対して支払うべきこととなります．

次に，差押命令との関係ですが，破産手続開始決定がなされた場合，強制執行・差押えは破産財団

に対する関係で効力を失います（破産法42条2項）．したがって，医療機関は，差押債権者ではなく，破産管財人に対して支払う必要があります．

ただし，税務署が滞納者の有する債権に対し差押えなどの処分を行っている場合[4]は例外となっており，既に実施されている国税滞納処分は続行されます（破産法43条2項）．したがって，医療機関は，破産管財人ではなく，税務署に支払う必要があります．国税以外の地方税や社会保険料などについても，国税滞納処分と同様の手続きにより回収を図ることが認められているものがあり[5]，同様に差押債権者に支払うことになります．

⚠ トラブルを予防するために ⚠

● 裁判所からの書類を受領後直ちに，判断できる人に回付する

上記のとおり，裁判所から差押命令が届いた場合は，直ちに，振込依頼を撤回して振込入金を止めるといった対応が必要となります．したがって，裁判所からの書類を受領したときは，直ちに対応を判断できる者（医療機関によりますが，総務・法務・人事等の担当者であることが多いと思います）に回付する体制をとることが必要です．そして，当該担当者は，直ちに当該書類の内容を確認し，迷うときは，適宜弁護士にとるべき対応を確認しましょう．

（髙橋直子）

裁判所から郵便物が届くと誰でもドキッとしますよね．裁判所から医療機関に届く郵便物には，差押命令のほかに，診療記録などの証拠保全決定，訴状などがあります．いずれの文書も速やかな対応が望ましいものばかりなので，受領した際には，直ちに顧問弁護士など法律家に相談することをお勧めします．

（荒神裕之）

---

[4] 国税（国税徴収法2条1号）について納税者に滞納があった場合には，国は裁判所による強制執行手続を介さず，直接，滞納者が有する資産を差し押さえ，国税の回収を図ることができます（国税徴収法62条）．
[5] 破産法25条で，「国税滞納処分」は，「国税滞納処分の例による処分を含み，交付要求を除く」とされています．

索引

本文中の主要な説明頁を太字で示した．

数字・欧文

数字

36 協定	193
37 告示	137

欧文

A 水準	194
ADR	216
B 水準	194
C 水準	195
CP	57
DDoS 攻撃	66
informed consent	26
ISP	57
LGBT	184
MS 法人	107
――との付き合い方	106
SNS に関する職員の教育	63
SQL インジェクション攻撃	100

和文

あ

アウティング	190
朝日放送事件	144
安全配慮義務	14,149
――，患者への	20
――の整備	159

い

医学的判断の確定，迷惑行為への	14
意見照会	54
医師の時間外労働規制の原則	194
医師の働き方改革	168,177,**192**
異時廃止	**45**,46
遺族への説明	214
違約金請求，入札談合への	127
医療過誤訴訟の立証への備え	97
医療過誤の主張への対応	213
医療行為に関する調査	214
医療事故	214
医療費の未払い	
――，患者が死亡したとき	38
――，請求の手段	32
――，患者が破産したとき	44
医療法人 K 会事件	164
医療用医薬品と入札談合	**124**,128
威力業務妨害罪	9
インターネットサービスプロバイダ（ISP）	57
インターネット上の誹謗中傷への対応	50,56
インフォームド・コンセント	26

う

請負業者の選定の重要性	138
請負労働者と医療機関職員とのトラブル	138
請負労働者の労務管理	136
「宴のあと」事件	74

え・お

営利目的による病院開設禁止	107
応召義務	10,15,183
――，安全配慮義務とのジレンマ	14
――，医師の働き方改革との関係	197
――と患者の破産	47

か

開示請求，カルテの	215
解除，民法 641 条に基づく	114
加重収賄罪	130
課徴金減免制度	126
課徴金納付命令	125
仮処分命令の申立て	10
カルテの開示請求	215
カルテル	125
看護学校修学資金貸与事件	164
患者への説明	214
――，診療上の	3
患者名の呼び出し・掲示	75
官製談合	129
監督義務，医療機関の	62

き

起訴	208
器物損壊罪	9
義務的団交事項	180
救済命令	182
供述調書の作成	210
供託	221
脅迫罪	9
業務請負	135
業務請負契約の終了	138
業務起因性，業務災害の認定における	155
業務災害	154
業務上の疾病	156
業務遂行性，業務災害の認定における	155
強要罪	9
協力義務違反，ベンダへの	113
極度額	39
記録化の方法，紛争に備えて	5
記録による証拠化	11

く

クーリング	143
具体的患者説	27
クレームへの対応	8

け

警告	9,17
経済産業省事件	186
警察への通報	9
刑事事件の捜査への対応	207
刑事事件の流れ	208
契約条件の明確化，ベンダとの	115
結果回避義務	21
研修費用の立替金の返還請求	162
権利供託	221

こ

公正証書	36
江沢民講演会事件	74
公判請求	208
合理的医師説	27
合理的患者説	27
合理的配慮，トランスジェンダーの職員への	184
コードホワイト	12
告訴	208
告発	208
個人情報	**74**,93,210
―― の提供，警察への	210
個人情報保護	25,71,73,93,210
個人情報保護法に関する職員の教育	63
個人根保証	39
雇用管理上の措置義務，ハラスメントへの	149
コンテンツプロバイダ（CP）	57

さ

債権者が破産した場合	221
債権調査票	44
サイバー攻撃	66
―― とベンダの責任	98
裁判外紛争解決手続（ADR）	216
裁判所の差押命令への対応	218
裁判手続，削除を求めるための	55
裁判手続選択のポイント，医療費未払いにおける	35
債務不履行責任による損害賠償請求の消滅時効	95
削除依頼，インターネット上の情報の	52
削除依頼のリスク	54
差押債権者からの取り立て	221
差押えの効力	219
差押命令への対応	218
三六協定	193

し

時間外労働規制の原則，医師の	194
自己研鑽の労働時間該当性	173
事実関係の調査，迷惑行為への	14
事実調査体制の整備	160
事実調査，ハラスメントの	157
事情聴取，ハラスメントの	150
支払督促，医療費未払いへの	34
支払不能	45
指名停止	126
集中的技能向上水準	195
宿日直許可基準，医師，看護師などの	168
宿日直勤務	168,171
宿日直勤務中における通常業務への従事	169
宿日直勤務と労働基準法の関係	168
出廷，証人としての	210
受任通知	44
傷害罪	9
奨学金の返還請求	162
少額訴訟手続	35
証拠化，記録による	11
証拠化，ヒアリングの	151
証拠保全，インターネット上の情報の	51
証拠保全，肖像権侵害の	81
使用者責任，医療機関の	62
肖像権	77,**81**
―― への配慮，広報における	80
肖像権侵害の成否	82
証人尋問	210
証人としての出廷	210
情報システム開発の遅滞と契約解除	111
剰余金分配の禁止	107
職業安定法が定める人材紹介サービス	117
職業紹介	117
職業紹介優良事業者認定制度	120
職場環境配慮義務	149
処分結果の通知，検察による	209
書面による請求	
――，医療機関名義の	33
――，代理人弁護士名義の	34
書面による説明	28
書類送検	208
事例判決	22
申告窓口設置等の義務	139
人材紹介会社とのトラブル回避	117
人材紹介会社に対する責任追及	121
身体拘束の可否	21
診療拒否	
――，医療機関による	10,15
――，患者による	2
――，迷惑行為に対する	13
―― の正当性の判断基準	16
診療契約	26
診療録開示請求への対応	93
診療録	
―― の改ざん	89
―― の望ましい記載	85
―― の保存期間	92,94

す・せ

ストライキ	182
請求の手段	32
誠実交渉義務，団交における	180
性同一性障害者	185
性別の取扱いの変更	185
誓約書の限界，医療機関側の責任を問わない旨の	6
責任限定条項	101
説明，書面による	28
説明義務	26
――，患者への	25
説明義務違反，患者への	3
説明経過の記録	30
説明書面の交付，患者に対する	5
善管注意義務	69
――，ベンダの	100

そ

争議行為	182
早期離職の防止	120
捜査機関における捜査	208
相続人	
―― が承継する債務の範囲	39
―― の調査	40
―― への請求	39
―― も分からない場合	42
相続放棄	**38**,42
訴訟，医療費未払いへの	34
損害賠償請求権に関する消滅時効期間，生命・身体の侵害による	95
損害賠償請求	
――，入札談合	126
――，労災	158

た

第三者委員会	200
—— の報告書の取り扱い	204
大星ビル管理事件	171
宅直勤務	167, 170, 172
—— と賃金	170
—— と労働基準法の関係	170
団結権	179
断続的労働	168
団体交渉	180
団体交渉権	179
団体行動権	179

ち

地域医療確保暫定特例水準	195
注意義務違反の認定，転倒・転落	21
陳述書，差押命令への	220

つ

追加的健康確保措置	196
通勤災害	154
通報，警察への	9

て

抵触日	143
適正な有料職業紹介事業者の認定制度	120
電子内容証明	33
転倒・転落事案への対応	22
転倒・転落事故の責任	19

と

同一労働・同一賃金の原則	145
同時廃止	**45**, 46
当直→宿日直勤務も見よ	167
トランスジェンダーの患者の入院への対応	189
トランスジェンダーの職員への合理的配慮	184
取調べ	210

な

内容証明郵便	33
長崎市立病院事件	174
奈良県医師時間外手当等請求事件	170

に

二重基準説	27
二重脅迫	66
入札談合	125
——，医療用医薬品の	124

の

納期徒過の原因の検討	113
納期の合意，ベンダとの間の	112
納入業者（債権者）が破産した場合	221

は

賠償責任保険の利用	215
排除措置命令	125
配当類似行為	108
派遣可能期間	142
派遣労働者選別の禁止	142
派遣労働者との団体交渉	144
派遣労働者の途中交代	143
破産財団	218
破産手続の概要	45
働き方改革	193
発信者情報開示請求権	57
発信者情報開示請求のリスク	58
発信者の責任追及	59
ハラスメント	
—— の事実調査	157
—— の評価	152
—— への対応	147
ハラスメント認定後の措置	152
パワーハラスメント	147
パワハラ防止法	148

ひ

ヒアリング	
——，第三者委員会による	204
——，ハラスメントに対する	150
被害届	208
非正規従業員の労務リスク	140
被相続人の遺言がある場合	41
誹謗中傷への対応，インターネット上の	50, 56

ふ

不起訴	209
富士重工事件	151
不退去罪	10
不当な取引制限に対する制裁	125
不当労働行為救済申立て	180
不法行為責任による損害賠償請求の消滅時効	95
プライバシー	**74**, 77
—— の漏えい，患者の	61
—— への配慮	73
プライバシー権侵害，患者本人の	25
プロバイダ責任制限法	57
分割払いの合意，医療費未払いにおける	35

へ

ベンダとの契約交渉段階，システム開発初期段階の留意点	102
ベンダの損害賠償責任の成否	99
返戻金制度	119

ほ

暴言への対応	7
暴行罪	9
防犯カメラの設置	77
暴力への対応	7

ま・み

窓口対応，クレームへの	11
ミスマッチの防止，求人の	120
身代金要求への対応	67
民事調停	216

む・め・も

無期転換制度，有期労働契約の	145
名誉毀損	52
迷惑行為に対する診療拒否	13
免責	44
免責手続，破産における	47
黙示の合意，セキュリティ対策に関する	100

や・ゆ

役職員の兼務禁止，医療法人の役員とMS法人の	108
有期労働契約の無期転換制度	145

よ

要配慮個人情報	210
予見可能性	21
四重脅迫	66

ら・り

ランサムウェア ……………………… 66
略式起訴 ……………………………… 209
療養指導義務違反 …………………… 3
連携B水準 …………………………… 194
連帯保証契約 ………………………… 43

ろ

労災事故への対応 …………………… 154
労災申請手続 ………………………… 155
労働基準法の規制，奨学金や研修費用に関する ………………… 162
労働組合の要求への対応 …………… 178
労働組合法の保護を受ける労働者 …………………………………… 179
労働三権 ……………………………… 179
労働時間に関する原則 ……………… 193
労働施策総合推進法（パワハラ防止法） …………………………… 148
労働者派遣 ……………………… 135, 141
―― の禁止 …………………… 142
労務管理 ……………………………… 134
――，請負労働者の ………………… 136

わ

和歌山カレー事件 …………………… 81